机器人辅助膝髋关节置换术

Robotics in Knee and Hip Arthroplasty

原　著　Jess H. Lonner

主　译　田　华　王坤正

副主译　赵旻暐　杨　佩

译　者（按姓氏汉语拼音排序）

蔡　宏　冯　辉

耿　霄　李　锋

李　杨　李子剑

刘延青　王　程

王鑫光　于振国

赵　然　周　歌

北京大学医学出版社

JIQIREN FUZHU XIKUAN GUANJIE ZHIHUANSHU

图书在版编目（CIP）数据

机器人辅助膝髋关节置换术 /（美）伦纳
(Jess H. Lonner) 著；田华，王坤正译 . – 北京：北
京大学医学出版社，2021.5
书名原文：Robotics in Knee and Hip Arthroplasty
ISBN 978-7-5659-2320-3

Ⅰ . ①机… Ⅱ . ①伦… ②田… ③王… Ⅲ . ①机器人
技术 - 应用 - 膝关节 - 移植术（医学） ②机器人技术 - 应用
- 髋关节置换术 Ⅳ . ① R687.4-39

中国版本图书馆 CIP 数据核字 (2020) 第 223765 号

北京市版权局著作权合同登记号：图字：01-2021-0452

First published in English under the title
Robotics in Knee and Hip Arthroplasty: Current Concepts, Techniques and Emerging Uses
edited by Jess H. Lonner
Copyright © Springer Nature Switzerland AG, 2019
This edition has been translated and published under licence from
Springer Nature Switzerland AG.

机器人辅助膝髋关节置换术

主　　译：田　华　王坤正
出版发行：北京大学医学出版社
地　　址：（100191）北京市海淀区学院路 38 号　北京大学医学部院内
电　　话：发行部 010-82802230；图书邮购 010-82802495
网　　址：http ://www.pumpress.com.cn
E － mail：booksale@bjmu.edu.cn
印　　刷：北京信彩瑞禾印刷厂
经　　销：新华书店
责任编辑：冯智勇　　责任校对：靳新强　　责任印制：李　啸
开　　本：787 mm × 1092 mm　1/16　印张：14.5　字数：366 千字
版　　次：2021 年 5 月第 1 版　2021 年 5 月第 1 次印刷
书　　号：ISBN 978-7-5659-2320-3
定　　价：168.00 元

版权所有，违者必究
（凡属质量问题请与本社发行部联系退换）

原著者

Mark W. Allen, DO Department of Adult Reconstruction, The CORE Institute, Phoenix, AZ, USA

William L. Bargar, MMAE, MD Department of Orthopaedic Surgery, University of California at Davis School of Medicine, Sutter General Hospital, Sacramento, CA, USA

Cécile Batailler, MD Department of Orthopedic Surgery, Hôpital de la Croix Rousse, Lyon, France

Christopher P. Bechtel, MD Department of Orthopedics, University Hospitals Westlake Health Center, Westlake, OH, USA

Joseph A. Bosco, MD Department of Orthopaedic Surgery, NYU Langone Medical Center, Hospital for Joint Diseases, New York, NY, USA

Anthony E. Bozzio, MD Texas Back Institute, Plano, TX, USA

Kevin K. Chen, MA Department of Orthopaedic Surgery, NYU Langone Medical Center, Hospital for Joint Diseases, New York, NY, USA

Pak Lin Chin, MD The Orthopaedic Centre, Mount Elizabeth Medical Centre, Singapore, Singapore

Marius Dettmer, PhD Memorial Bone and Joint Research Foundation, Houston, TX, USA

Ameer M. Elbuluk, MD Department of Orthopaedic Surgery, NYU Langone Medical Center, Hospital for Joint Diseases, New York, NY, USA

Michael J. Feldstein, MD Department of Orthopaedic Surgery, Kaiser Permanente, San Francisco, CA, USA

James F. Fraser, MD, MPH Department of Orthopedic Surgery, Novant Health, Charlotte, NC, USA

Kenneth Gustke, MD Florida Orthopaedic Institute, Tampa, FL, USA
Department of Orthopaedic Surgery, University of South Florida College of Medicine, Tampa, FL, USA

Brian Hamlin, MD Department of Orthopaedics, Magee Womens Hospital of UPMC, Pittsburgh, PA, USA

Aaron Hofmann, MD Department of Orthopaedic Surgery, Center for Precision Joint Replacement, Salt Lake Regional Medical Center/Hofmann Arthritis Institute, Salt Lake City, UT, USA

Xiaobang Hu, PhD Scoliosis and Spine Tumor Center, Texas Back Institute, Texas Health Presbyterian Hospital, Plano, TX, USA

Richard Iorio, MD Department of Orthopaedic Surgery, Brigham and Women's Hospital, Boston, MA, USA

David J. Jacofsky, MD Department of Orthopedics, The CORE Institute, Phoenix, AZ, USA

Dugal James, MBBS FRACS (Orth) Bendigo Orthopaedic & Sports Medicine Practice, Bendigo, VIC, Australia

Seth A. Jerabek, MD Department of Orthopaedic Surgery, Hospital for Special Surgery, New York, NY, USA

Alexander H. Jinnah, MD Department of Orthopaedic Surgery, Wake Forest School of Medicine, Winston Salem, NC, USA

Riyaz H. Jinnah, MD, FRCS Department of Orthopaedic Surgery, Wake Forest School of Medicine, Winston Salem, NC, USA

Department of Orthopaedic Surgery, Southeastern Regional Medical Center, Lumberton, NC, USA

Kelvin Y. Kim, BA Department of Orthopaedic Surgery, NYU Langone Medical Center, Hospital for Joint Diseases, New York, NY, USA

Laura J. Kleeblad, MD Department of Orthopedic Surgery, Noordwest Hospital Group, Alkmaar, The Netherlands

Gregg R. Klein, MD Hartzband Center for Hip and Knee Replacement, Paramus, NJ, USA

Department of Orthopedic Surgery, Hackensack University Medical Center, Hackensack, NJ, USA

Department of Orthopaedic Surgery, Hackensack Meridian School of Medicine at Seton Hall, Hackensack, NJ, USA

Jan A. Koenig, MD Department of Orthopaedic Surgery, NYU-Winthrop Hospital, Mineola, NY, USA

Stefan W. Kreuzer, MD, MSc INOV8 Orthopedics/Memorial Bone and Joint Research Foundation, Houston, TX, USA

Jesua Law, DO Department of Orthopedics, Valley Orthopedic Surgery, Modesto, CA, USA

Isador H. Lieberman, MD, MBA, FRCSC Scoliosis and Spine Tumor Center, Texas Back Institute, Texas Health Presbyterian Hospital, Plano, TX, USA

Ming Han Lincoln Liow, MBBS, FRCSEd Department of Orthopaedic Surgery, Singapore General Hospital, Singapore, Singapore

Jess H. Lonner, MD Department of Orthopaedic Surgery, Rothman Orthopaedic Institute, Sidney Kimmel Medical College, Thomas Jefferson University, Philadelphia, PA, USA

T. David Luo, MD Department of Orthopaedic Surgery, Wake Forest School of Medicine, Winston Salem, NC, USA

Sébastien Lustig, MD, PhD Department of Orthopedic Surgery, Hôpital de la Croix Rousse, Lyon, France

Stefany J. K. Malanka, MD Memorial Bone and Joint Research Foundation, Houston, TX, USA

David J. Mayman, MD Department of Orthopaedic Surgery, Hospital for Special Surgery, New York, NY, USA

Patrick A. Meere, MD Department of Orthopaedic Surgery, NYU Langone Medical Center, Hospital for Joint Diseases, New York, NY, USA

Alexandria Myers, BS Hofmann Arthritis Institute, Salt Lake City, UT, USA

Nathan A. Netravali, PhD Think Surgical, Inc., Fremont, CA, USA

P. Neyret, MD Albert Trillat Center, Orthopedic Surgery, Lyon North University Hospital, Lyon, France

Michael J. O'Malley, MD Department of Orthopaedic Surgery, University of Pittsburgh Medical Center, Pittsburgh, PA, USA

Douglas E. Padgett, MD Department of Orthopaedic Surgery, Hospital for Special Surgery, New York, NY, USA

Andrew D. Pearle, MD Department of Orthopedic Surgery, Sports Medicine, and Shoulder Service, Hospital for Special Surgery, New York, NY, USA

Christopher Plaskos, PhD Technology and Clinical Research, Omni/Corin-Group, Raynham, MA, USA

Johannes F. Plate, MD, PhD Department of Orthopaedic Surgery, Wake Forest School of Medicine, Winston Salem, NC, USA

Martin Roche, MD Department of Orthopedic Surgery, Holy Cross Orthopedic Institute, Fort Lauderdale, FL, USA

Sundeep Saini, DO Department of Orthopaedic Surgery, Rowan University School of Osteopathic Medicine, Stratford, NJ, USA

E. Servien, MD Albert Trillat Center, Orthopedic Surgery, Lyon North University Hospital, Lyon, France

Richard Southgate, MD Department of Orthopaedic Surgery, Division of Adult Reconstruction, University of California, San Francisco, CA, USA

Bradley Stevens, BS, MPAS Hofmann Arthritis Institute, Salt Lake City, UT, USA

Jonathan M. Vigdorchik, MD Department of Orthopaedic Surgery, NYU Langone Medical Center, Hospital for Joint Diseases, New York, NY, USA

Derek Ward, MD Department of Orthopaedic Surgery, University of California, San Francisco, CA, USA

Nathan White, B Physio, MBBS, FRACS Park Clinic Orthopaedics, Melbourne, VIC, Australia

Seng Jin Yeo, MBBS, FRCSEd Department of Orthopaedic Surgery, Singapore General Hospital, Singapore, Singapore

Julian Zangrilli, DO Department of Orthopaedic Surgery, Rowan University School of Osteopathic Medicine, Stratford, NJ, USA

Jason P. Zlotnicki, MD Department of Orthopaedic Surgery, University of Pittsburgh, Pittsburgh, PA, USA

译者前言

以机器人技术为代表的智能化手术，毋庸置疑是关节外科发展的未来，仅从近年来机器人辅助膝髋关节置换数量的快速上升，即可看出这一趋势。机器人辅助膝髋关节置换术，可从术前规划到术中实施等各个方面，提升手术的精准性，甚至有望为整个行业带来革命性的改变。

由 Lonner 教授主编的这本《机器人辅助膝髋关节置换术》，全面、系统地介绍了机器人辅助膝髋关节置换术的历史、现状和未来发展，并对当今主流操作系统进行了客观详尽的介绍，是帮助各年资骨科医生了解该技术的难得佳作。

鉴于国内尚无全面、翔实介绍机器人辅助膝髋关节置换技术的专业书籍，我和同事们非常乐意倾注自己的努力，为大家翻译并推荐这本著作。同时，特别感谢王坤正教授的肯定与亲自指导参与，他带领杨佩教授完成了细致的校对工作，提升了本书的价值与内涵；感谢赵旻暐大夫的组织协调与后期整理工作，他的穿针引线使得整个翻译工作得以顺利流畅完成。最后，感谢北京大学医学出版社的编辑老师，他们的辛勤工作使得本书最终顺利出版。

田 华

原著序言

在过去的几十年里，与人工膝髋关节置换术相关的科学领域发生了巨大的变化。机器人辅助膝髋关节置换术的出现和发展，是这些持续变化中最前沿的部分。

四十年前，当刚刚开展全膝或全髋关节置换手术时，髋臼锉是通过在髋臼底部钻孔来引导的。而全膝关节置换的截骨操作，在胫骨近端是根据平行于胫骨长轴的宽骨刀完成，股骨侧的截骨则是依靠插入股四头肌下的角状滑块引导。然而没有多久，大家就认识到，完美的假体位置安放同精准力线的统一，是获得假体长期生存必不可少的条件。

现在，我们可以赞叹过去几十年里取得的进步。这些技术上的变革开始于工具的改进，例如允许反复磨锉和调整位置的髋臼锉，良好的股骨颈截骨，以及全膝关节置换中的精确胫骨和股骨截骨。多年来，手术工具不断发展和改进，确保了良好的临床疗效不断得以复制。小切口微创器械的逐步发展，计算机导航手术的逐渐引入，如今，我们又有了机器人辅助手术这一新方法。机器人辅助手术这一最新技术，将使人工关节置换手术在同质化和精准性方面，达到近 10 年来未曾企及的高度。

本书向读者全面介绍了机器人辅助膝髋关节置换手术的最新进展。不论是写作，还是编辑，都有很高的水准。本书首次完整阐述了机器人技术在医疗，特别是膝髋关节置换领域中的应用历史和发展，客观综述了机器人辅助技术的优缺点。本书第二、三部分专注于技术实施内容，详细介绍了多种不同的膝髋关节手术机器人的"操作方法"。

这本优质、前沿的著作，将见证机器人辅助外科学的发展：它将成为这一领域的经典书籍，同时也会是全新一代关节置换手术的指南。

Paul A. Lotke

Emeritus Professor of Orthopaedic Surgery

University of Pennsylvania School of Medicine

Philadelphia, PA, USA

感谢外科医生、工程师、行业领军者和高管们，他们为机器人科学和技术在外科领域的发展奉献了大量宝贵的时间和精力，并且，他们已然认识到，这只是机器人科学在医疗卫生领域的一个开始，并将持续在医疗保健的各个方面不断发展和进取。

感谢我的导师、榜样和前合作伙伴——Paul·Lotke博士和已故的Richard·Rothman博士——他们激发了我对机器人领域的好奇心。

对于我们的同事和学生，我希望他们今后能以全新的思考方式，在机器人技术领域进一步探索和发展。

最重要的是，感谢我的妻子Ami，和我们的孩子Carson和Jared——他们是我生命中最快乐的部分。

原著前言

在制造业和仓储业长期倚重机器人技术来提升其产能效率的当下，医疗健康领域（特别是骨科）在机器人技术的融合、推广方面进展缓慢，直到最近，这一局面才逐步有所转变。目前，机器人技术在医疗卫生领域中的应用正处于一个转折点，尤其是在关节置换和其他骨科领域，近年来发展迅猛。考虑到机器人辅助关节置换手术不明朗的发展趋势时，早期的质疑是近十年来大家对这一技术表现出来的普遍态度；除了我们中少数人对于机器人技术不断创新和倡导外，很少有人对此展现出兴趣。2008年，当我第一次在全国性会议上介绍机器人辅助手术时，有很多学者对这种先进技术的真实需求表示怀疑。毕竟，在使用传统工具进行关节置换的几十年里，其结果总体令人满意。令人高兴的是，过去几年经历了令人鼓舞的转变。美国髋膝关节外科医师协会（American Association of Hip and Knee Surgeons）最近对2018年参会的会员进行的一项非正式调查发现，约30%的医师已借助机器人进行单髁关节置换术。此外，在美国的一些地区，有30%的医院现已经开展了机器人辅助膝髋关节置换术，一些医院的手术室里甚至有几个骨科机器人。机器人技术已经开发到第三代，每个大的医疗器械公司都有一个投入使用或正在开发的机器人项目。随着技术的发展、效率的提高和成本的降低，机器人作为一种手术辅助工具将会得到持续发展，这一技术也终将为提升整体诊疗水平而做出贡献。

本书旨在对现有的机器人技术进行全面的概述，篇幅主要集中于膝髋关节置换手术，同时也涵盖脊柱类手术。本书介绍的一些技术在全球范围内已普及，而另有部分技术尚处于待监管机构批准的某个阶段。由于相同的技术可应用于临床工作中的不同场景，因此各章节之间在内容方面可能存在一些重复，但这样的编排方法使得每个章节都相对独立完整。此外，机器人技术对医院管理流程的改进这一新兴领域，也在本书中被作为一个展示"窗口"，以提示在未来5~10年内其可能得到的推广与普及。

在阅读和学习本书时，请读者注意，每位作者都是在分享他们自己作为外科医生时对特定技术、在当下时期对特定疾病诊疗过程中的个人观点。这些观点可能不会被整个机器人技术领域完全接受；不同外科医生，其技术偏好、诊疗流程、基于个人或机构的经验乃至诊疗理念之间，都可能存在着些许微妙的差异。

本书希望能够为读者打造一个基础，从而建立有关新兴机器人技术的知识库。鉴于机器人技术的迅速发展，我认为本书新的版本将需要在短期内完成。

Jess H. Lonner

Philadelphia, PA, USA

致 谢

非常感激我的同事们，他们在本书中分享了对不断发展的机器人技术的宝贵见解和经验。感谢你们从宝贵的家庭和工作中贡献出时间、精力以及各种努力，来参与本书的编写。

还要感谢 Springer 出版社的专业人士，特别是 Kristopher Spring，这位有远见的编辑看到了机器人技术在骨科领域中的价值，还有 Margaret Burns，其专业工作保证了整个团队良好的运作，本人也投入了大量的时间来完善本书。

目 录

第一篇 基本原则

第二篇 膝关节相关技术

第三篇 髋关节相关技术

第四篇 新兴应用

第一篇
基本原则

第1章 机器人手术简史

机器人（robot）一词源自捷克单词 robata，意思是"强迫劳动"，1917 年约瑟夫·卡佩克（Joseph Capek）在科幻小说《奥皮莱克》（Opilec）中首次将它引入大众文化 [1]。在当代《牛津词典》中，机器人被定义为"能够自动执行一系列复杂动作的机器，尤其是可由计算机编程的机器" [2]。机器人科学的现代概念是在 20 世纪 40 年代艾萨克·阿西莫夫（Isaac Asimov）的科幻小说中提出的，他创造了机器人科学的第一定律，其中警告说"机器人不能伤害人类，或者通过不作为，默许人类受到伤害" [3]。这些问题在医疗领域尤为重要。在医疗领域中，机器人干预的重点不仅在于它们在执行复杂的一系列动作方面的潜力，还在于对于患者和与机器人协作的手术团队的安全性。

计算机科学和自动化领域的远见卓识者指出，机器人技术在各行各业（也许可能更多是在医疗领域）的出现已经落后于 30 年前出现的个人电脑了 [4]。尽管如此，机器人在工业领域 [5] 已经获得了早期的立足之地，现在被证明在许多领域都是有用的，从运输到制造，再到仓储等等。事实上，我们正处于第二个机器时代——数字化、人工智能、机器人技术和其他高度先进的智能技术呈指数级、有影响力地增长，创造了无与伦比的提升，影响了许多领域，包括医疗领域 [6]。正如布林约尔松（Brynjolfsson）和迈克菲（McAfee）所指出，正如 1775 年蒸汽机的引入是工业革命的戏剧性的拐点一样，计算机技术和机器人技术在各种行业的最新进展正在对社会的各个方面产生类似戏剧性

的、甚至是超乎寻常的影响 [6]。99% 的农场工人已经被自动化取代，预计到 21 世纪末，70% 的今天的职业——制造业、装配、运输、仓储、军事、库存和医疗将同样被自动化技术所取代 [7, 8]。因为机器人技术的使用已经扩展到广泛的行业，并且越来越多地与人类一起合作，增强我们的能力，而不是取代人类。毫无疑问，这就是为什么现在许多外科手术被认为最适合于机器人辅助。在医疗领域，机器人技术经历了多年缓慢的、谨慎的、几乎无法察觉的进步之后，在过去的 5~10 年里，外科手术取得了更为显著的成长和进步。事实上，以关节矫形手术为例，机器人科学领域的最新专利比目前外科技术发展的大多数其他领域都要多，凸显了对机器人科学领域的巨大兴趣和资源分配 [9]。

除了提高手术效果和手术效率的动力之外，经济压力和区域竞争也是获取机器人技术的主要动力 [10]。机器人增强人类手术能力的主要好处是它们能够以无与伦比的准确性和一致性来执行重复的、可预测的和常规"复杂"任务 [11]。关节置换术和其他外科专科机器人革新的故事也是对定义技术进步和创新的特征模式的研究过程。一般来说，最初的怀疑是对机器的干预作用提出质疑，之后随着干预类别的数据出现指数级发展，随之而来的是资本和维护成本的下降、空间需求的减少、使用范围的扩大和利用率的提高 [6, 12, 13]。尽管目前占主导地位系统的机器人手术的附加成本很高，但是来自制造商日益激烈的竞争和替代技术的广泛传播，应该会降低成本，正如我们在骨科手术机器人系

3

统中所观察到的那样 [6, 12-14]。

　　尽管机器人辅助的效果有所"保证"，但有医生会接受和使用，自然也就会有人拒绝 [15, 16]。通过简化接受和使用的统一理论，可以说，一个人对于技术的实用性和易用性的看法，以及区域竞争、患者要求、技术成本和学习曲线等外在因素就可能立即成为手术中使用机器人的动力 [10, 11, 15, 17, 18]。事实上，在医疗领域，是否采纳和实施新技术很大程度上取决于对该技术价值的认可，传统上是通过评估使用的成本和收益来决定的 [17]。然而，尽管这些因素通常是具体和明确的，但机器人辅助手术的长期益处还不明确，而净成本也不清楚，从而对这一评估提出了挑战。

　　伴随着对手术机器人的兴趣和偏见，机器人技术在医学领域的应用，由最初的缓慢推进，到达了现在的快速发展。在过去的 10 年里，机器人已经在世界范围内进行了近 200 万例手术。除了上述内在和外在的驱动因素外，医疗机器人系统的全球市场还受到其他因素的推进，如医疗行业自动化的技术进步、老龄化人口的上升、各种手术量的增加，以及对微创外科技术的追求。值得注意的是，膝、髋关节置换术正在以极快的速度增长，并且市场潜力巨大 [20]。全球外科机器人市场预计将大幅增长，预估可从 2016 年的 49 亿美元增长到 2021 年的 128 亿美元，而在 2023 年则有望达到 167.4 亿美元，累计年增长率超过 20% [21, 22]。Intuitive Surgical——一家占主导地位的外科机器人公司——估计仅在 2017 年，全世界的外科医生借助其机器人技术完成了大约 87.7 万例手术，而 2007 年这一数字仅为约 8 万例。同样，尽管整体发展较为缓慢，但膝、髋关节置换手术机器人市场已从 2015 年的 8 400 万美元增长到 2017 年的 3.75 亿美元。作为新一代设备和系统，全球骨科医疗机器人市场预计将在未来 5~6 年达到 20 亿至 46 亿美元的规模，在日益增长的骨科病患人群中，越来越多的治疗方法将引入机器人技术。

机器人手术的历史

　　早期手术机器人的历史可以追溯到 20 世纪 80 年代中期，当时创新的外科医生和工程师致力于推进神经外科和骨科领域的进步，利用固定的骨骼标志作为标志点；来引导早期的机器人工具的使用 [11]。第一台外科手术机器人，Puma 560（(Unimate, New Jersey, US）于 1985 年推出，设计上与计算机断层扫描（CT）结合使用，来用于神经外科组织活检 [25]。下一代的神经外科机器人 Minerva 于 20 世纪 90 年代初问世，这是一个立体定向神经外科机器人，利用术中的 CT 扫描仪和连接到机器人上的头架，增加了刚性和精确度 [26, 27]。这些系统都是将三维扫描信息和固定在颅骨刚性点上的基准标志点相结合，以确定活检装置的尖在空间中的准确位置 [11]。除了目前用于获取脑组织活检外，现代机器人还协作用于其他神经外科手术，从神经胶质瘤切除到椎弓根螺钉的植入 [28, 29]。1988 年，ROBODOC（Integrated Surgical Systems, Delaware, US）被引入，允许在全髋关节置换中进行精确规划，并可以对股骨进行磨削。同样是 1988 年，泌尿外科中最早的机器人手术是在帝国学院（London, UK）进行的，在临床试验中使用了 PROBOT。在 1993 年，Computer Motion 公司（Santa Barbara, CA）发布了一种名为 AESOP（Automated Endoscopic System for Optimal Positioning）的机器人手臂，用于辅助腹腔镜摄像机的握持和定位。虽然最早的机器人介入是在骨科、神经外科和心脏外科，但它在泌尿外科的应用是最广泛和接受度最高的，而后扩展到其他专业如普通外科、妇科和头颈外科 [30]。

　　1998 年是手术机器人领域的一个开创

性时期，ZEUS 机器人手术系统（Computer Motion, Inc.）和达芬奇手术系统（Intuitive Surgical Inc., Sunnyvale [CA], US）引入市场，两者都有遥控手术控制台操纵它们的机器人手臂。最初的达芬奇机器人手术是机器人辅助心脏搭桥手术，于 1998 年在德国实施[31]。2000 年，第一次报道的机器人辅助前列腺根治术在法国巴黎进行[32]。美国食品和药品管理局（FDA）于 2000 年 7 月批准了达芬奇机器人用于普通腹腔镜手术（胆囊切除术和胃食管反流手术），2001 年批准用于前列腺手术，2002 年 11 月批准用于二尖瓣修复手术，2005 年批准用于妇科手术[1]。尽管该领域涌现着新的公司，生产着更低的成本、更高的效率和便携性的产品，Intuitive Surgical 公司仍是世界范围内非骨科手术机器人市场的主要生产商。

早期研究发现，机器人非常适合辅助腹腔镜手术，在腹腔镜手术中，复杂的任务是在有限的空间内精确完成的，但与开放式技术相比，机器人辅助手术面临着长学习曲线、人机工程学及其灵活性、机器本身的故障和可视化挑战[33]。外科医生坐在控制台上用触觉传感器控制腹腔镜工具的能力增强了通过微创方法极其精确和灵活地操纵组织的能力，增强了外科医生的便利性和人体工程学，从而改善了传统腹腔镜技术的局限性[34]。

在许多学科分支中，与开放式手术相比，机器人辅助手术已被证明可以缩短住院时间、减少出血和住院死亡率等[35-37]。然而，在目前的迭代中，20 种机器人辅助腹腔镜手术比传统腹腔镜和开腹手术成本更高，也更耗时，增加了 13%（3200 美元）的平均手术总成本[17]。尽管成本增加，机器人辅助已经在普通外科、妇科、头颈外科、心脏外科和泌尿外科使用超过了 150 万例手术，以及超过 13 万例的骨科手术。

泌尿外科

美国绝大多数根治性前列腺切除术（大约 80%）现在都是由机器人完成的，与开放前列腺切除术相比，显著降低了手术失血量、住院时间和并发症率[36]。尽管有这些潜在的益处，但许多研究发现，在效力、尿控和肿瘤治愈率方面，开放手术和机器人手术之间没有显著差异[39]。虽然绝大多数机器人辅助的泌尿科病例与前列腺疾病有关，但在一些中心，机器人技术也扩展到膀胱和肾疾病的治疗，与开放性治疗相比，出院更快，出血更少，治愈率相当[40-43]。

结直肠、普通外科和妇科手术

机器人技术已经被证明在许多其他情况和手术过程中是有效和安全的，例如减肥手术、胃底折叠术、胆囊切除术和子宫切除术，与传统腹腔镜技术相比，失血量、临床疗效、开放性手术的转换率、住院时间和总体并发症相似。而更长的手术时间和更高的机器人手术成本抑制了人们使用机器人进行这些手术的热情[44-49]。诚然，在非骨科和非前列腺相关疾病中，评估机器人技术结果的高质量研究相对较少，这使得关于机器人对这类手术的作用下定论很难[50]。自然腔道机器人技术可能在未来进一步完善机器人在普通外科手术和其他方面的应用。

心胸外科

最早的机器人辅助手术之一是 1999 年在美国进行的内镜下冠状动脉搭桥手术[52]。机器人技术不仅用于冠状动脉搭桥术，还用于修复和替换二尖瓣、闭合房间隔缺损、植入左心室起搏导线，以及切除心肌肿瘤。机器人技术也被用于治疗胸部疾病，包括原发性肺癌、食管肿瘤、胸腺疾病和纵隔肿瘤的切除。虽然在机器人的帮助下，一些指标似乎有所改善，包括并发症和死亡率降低、住院和在重症监护病房的时间缩短、失血量减少，但漫长而危险的学习曲线和额外的手术时间可能使得机器人主要局限于某些中心用于治疗心胸疾病[53-56]。

头颈外科手术

耳鼻喉科也受益于头盖骨及其周围结构的相对刚性，已被证明是引入机器人外科技术的另一片沃土。20世纪90年代，开发了一种用于镫骨钻孔的脚踏机器人控制装置[11]。机器人也被证明在切除良性和恶性甲状腺疾病方面是安全和有效的[57]，而且现在正探索进入视网膜手术、内耳和中耳手术，在这些领域中，精确性对于最佳的效果是至关重要的[58-60]。最近，机器人系统已被用于执行微创经口腔甲状腺切除术，而结果却喜忧参半[61,62]。

骨科机器人

尽管关节和脊柱是机器人技术优先介入的领域，但该技术在关节成形术和脊柱手术中的广泛应用还是一个相对较新的现象。与脑外科手术相似，骨科机器人得益于人类骨骼的结构刚性[11]，这种刚性允许机器人在手术期间将术前影像研究或术中表面标测方法的信息与基准标志物和固定解剖标志相结合[11,63]。一些骨科机器人系统是免成像的，其功能设计上不需要额外的高级成像，而其他系统需要通过术前CT扫描来规划[11,63,64]。

在膝关节和髋关节置换手术中，机器人相对于传统手术的主要优势是在假体植入前精确的截骨和磨锉，从而减少误差和偏移。在膝关节置换中，使用几种目前可用的半自动化机器人技术，可以对膝关节活动范围内的软组织平衡进行量化，能进一步优化膝关节的运动学和功能恢复，这对于假体的远期生存和下肢力线同等、甚至更为重要。虽然我们依赖于假体对线和对位来作为机器人技术的优势，但机器人对于膝关节和髋关节置换在临床结果和远期生存上是否有可测量的影响，数据支持仍十分有限[65-69]。目前的数据表明，机器人技术，包括骨和假体的对线以及软组织平衡的算法，可能确实对膝关节单髁置换(unicompartmental knee arthroplasty, UKA)的功能和早期生存产生影响，而中期和长期研究分析了缺乏软组织平衡算法的全膝关节置换术(total knee arthroplasty, TKA)机器人系统，并没有显示出对功能和生存率的可测量的影响。强调假体精确对位和软组织平衡的新型机器人系统对TKA可能更有益处，但是在我们能够完全确定机器人技术对于TKA和全髋关节置换术(total hip arthroplasty, THA)的重要性之前，进一步的研究是必要的。

事实上，可能有必要改变我们评价机器人技术的思维方式。在膝关节和髋关节置换中没有研究发现半自动机器人的帮助对结果有害。即使我们最终没有令人信服的证明机器人技术在某些步骤中通过优化的对线和软组织平衡对假体耐用性或功能结果有影响，但如果我们能够证明结果的等效性，尤其是如果通过使用机器人工具，我们可能减少库存、减少器械和工具的使用、改善工作流程和手术效率、净成本相当或甚至消减成本，这项技术仍可能证明是有益的。我们正开始使用更新的机器人技术来实现上述目标。最终，机器人可能在某些手术比其他手术更有益处（比如单髁置换相比全膝置换），或者对新手或手术量小的医生有更大的作用，他们可能很难通过传统工具实现足够的精确性和软组织平衡[69-71]。也有可能的是，尽管机器人系统对于实现对线和软组织平衡都是有效的，但是这些能力的相对重要性在不同的手术中可能不同。例如，在 UKA，既要求假体对线的准确也要求软组织平衡，而 TKA，最近的数据表明，只要软组织平衡，假体对线的可变性是可以容忍的。关于我们如何看待机器人对于 TKA、THA 和 UKA 的作用，我们讲一个关于亚伯拉罕·沃尔德（Abraham Wald）的故事，他是一位东欧数学家，在第二次世界大战期间为美国政府工作，考虑到战斗机从海外战场归来时机身和尾部布满弹孔的状况，军方领导人寻求一种方法来加固和保护飞机的尾部和机身，同时又不使飞机的飞行能力下降，沃尔德的回答基于巧妙的统计分析和他的常识，他认为他们对这个问题的看法是错误的，正如他解释的那样，被子弹击中尾部或机身的飞机会安全返航，而需要关注的应该是子弹击中机头和发动机的飞机，因为那些飞机没有返航，因此需要加固的是飞机的发动机和机头[72,73]。与 UKA 不同，考虑到这种非常规智慧，我们可能应该承认，我们在 TKA 努力将假体对线优化到 1°～2° 的范围内的目标虽然是可以实现的，但却是错误的。或许，我们在 TKA 机器人的研发目标应该是更好地量化软组织平衡，提高手术效率以及人体工程学和规模经济学。

不管机器人在膝关节和髋关节置换中的理想用途是什么，很明显的是，在过去的 10 年中，机器人技术在关节置换术领域的应用呈指数级增长，随着数据的出现、价格的提高，更多的机器人进入市场，其应用范围从 UKA 扩展到全膝关节置换术（TKA）和全髋关节置换术（THA）[74,75]。分析师认为，一旦机器人在关节置换的市场渗透率达到 35% 的水平，矫形外科医生和医院将要求开展该技术[74]。鉴于最近对出席 2018 年

美国髋膝关节外科医师协会年会的成员进行的非正式投票发现，30% 的人使用机器人辅助进行单髁置换术，我们可能很快就会达到这个门槛了。在 2008 年至 2015 年间，仅在纽约州就有 15.3% 的医院和 6.8%～17.7% 的医生将机器人技术用于膝关节成形术。预计机器人的作用将在未来 10 年进一步扩大，特别是当我们的重点从 TKA 假体和肢体的对线转移到机器人在软组织平衡、减少器械和库存及其伴随的成本节约和手术效率方面的作用时。关于 2006 年首次使用的一种半自动化机器人技术（MAKO, Stryker, Mahwah, NJ, USA）的报告称，从 2011 年到 2012 年，机器人数量增加了 130%；另外一种 2013 年首先使用的机器人（Navio, Smith and Nephew, Memphis, TN）由于其改进的成本结构、易用性、更小的占地面积、免成像平台以及在门诊手术中心的适用性，在 2013 年至 2014 年期间，其使用量增加了 480%，证明了机器人技术的日益普及[77,78]。此外，最近一项对未来 10 年潜在市场渗透率的分析预测，近 37% 的 UKA 和 23% 的 TKA 将在 10 年内采用机器人技术[79]。截至 2019 年 1 月，这些机器人以及更新的新兴系统正在全球范围内扩大使用，而其他机器人正处于不同的开发阶段。

脊柱外科

脊柱手术机器人已经超越了 Puma 和 Minerva[11,25-29]，最近，全球脊柱手术机器人市场有了巨大的增长[80]。美国食品和药品管理局批准的脊柱手术机器人 Mazor SpineAssist, Mazor X 和 Renaissance（Mazor Robotics, Orlando, FL）在 2004 年获得批准，随后在 2011 年和 2017 年获得批准更新；Rosa Robotics（Zimmer Biomet, Warsaw, IN）于 2016 年获批，Excelsius（Globus Medical,

Audubon, PA）在 2017 年获批[81]。例如，Mazor 机器人系统已在 36 000 例手术中得到应用[82]，其他系统的市场份额也在增长。根据一项分析，到 2022 年，脊柱手术机器人的全球市场预计将从 2600 万美元增长到 277 亿美元[83]。事实上，在未来几年，机器人技术进行脊柱手术的可行性和数量预计将大幅增加。

总结

在过去的 10 年或 20 年里，外科和骨科机器人系统的相对普及是机器人革新的自然过程，这始于 20 世纪中叶的工业领域。20 世纪 60 年代和 70 年代见证了机器人技术在诸多工业领域的快速进步和广泛采用。在与工人并肩工作的协作机器人发展后，机器人变得更有影响力，而不是替代他们。机器人的协作特性非常适合在手术室使用。尽管机器人技术最近已经扩展到现代外科领域，但由于这些技术而增加的额外成本和手术时间必须与各种现有的和新兴的机器人系统在各专业领域的已证实的和迄今未实现的优势相协调。关键利益相关者如医生、医院管理者、患者、监督者和支付者可能会争论机器人在医疗领域的作用，然而，支持者和批评者都不得不承认机器人技术在许多外科专业中越来越普及。

（Jess H. Lonner, James F. Fraser 著　李子剑 译）

参考文献

1. Faust RA. Robotics in surgery: history, current and future applications. New York: Nova Publishers; 2007.
2. Oxford Dictionary. Definition of robot in English. Oxford Dictionaries|English. https://en.oxforddictionaries.com/definition/robot. Accessed 11 Mar 2017.
3. Asimov I. Runaround. I, Robot (The Isaac Asimov Collection ed.). New York City: Doubleday; 1950. p. 40.
4. Bill Gates. A robot in every home: the leader of the PC revolution predicts that the next hot field will be robotics. Sci Am. 2007;2961.
5. Pearce J. George Devol, Developer of Robot Arm, Dies at 99. The New York Times. http://www.nytimes.com/2011/08/16/business/george-devol-developer-of-robot-arm-dies-at-99.html. Published 15 Aug 2011. Accessed 11 Mar 2017.
6. Brynjolfsson E, McAfee A. The second machine age: work, progress, and prosperity in a time of brilliant technologies. New York: W.W. Norton & Company; 2014.
7. Kelly K. Better than human. Wired Magazine. pp 70–83, Jan 2013.
8. Daugherty PR, Wilson HJ. Human + machine: reimagining work in the age of AI. Boston: Harvard Business Review Press; 2018.
9. Dalton DM, Burke TP, Kelly EG, Curtin PD. Quantitative analysis of technological innovation in knee arthroplasty: using patent and publication metrics to identify developments and trends. J Arthroplast. 2016;31:1366e72.
10. Barbash GI, Friedman B, Glied SA, Steiner CA. Factors associated with adoption of robotic surgical technology in US hospitals and relationship to radical prostatectomy procedure. Ann Surg. 2014;259:1–6.
11. Lonner JH. Robotically-assisted unicompartmental knee arthroplasty with a hand-held image-free sculpting tool. Oper Tech Orthop. 2015;25:104–13.
12. Buckingham RA, Buckingham RO. Robots in operating theatres. BMJ. 1995;311(7018):1479–82.
13. Lonner JH, Moretti VM. The evolution of image-free robotic assistance in unicompartmental knee arthroplasty. Am J Orthop. 2016;45:249–54.
14. Ahmed K, Ibrahim A, Wang TT, et al. Assessing the cost effectiveness of robotics in urological surgery: a systematic review. BJU Int. 2012;110:1544–56.
15. BenMessaoud C, Kharrazi H, MacDorman KF. Facilitators and barriers to adopting robotic-assisted surgery: contextualizing the unified theory of acceptance and use of technology. PLoS One. 2011;6(1):e16395. https://doi.org/10.1371/journal.pone.0016395.
16. Yarbrough AK, Smith TB. Technology acceptance among physicians: a new take on TAM. Med Care Res Rev. 2007;64:650–72.
17. Barbash GI, Glied SA. New technology and health care costs – the case of robotic-assisted surgery. N Engl J Med. 2010;363:701–4.
18. Blute ML, Prestipino AL. Factors associated with adoption of robotic surgical technology in US hospitals and relationship to radical prostatectomy procedure volume. Ann Surg. 2014;259:7–9.
19. Cole AP, Trinh QD, Sood A, Menon M. The rise of robotic surgery in the new millennium. J Urol. 2017;197(2S):S213–5. https://doi.org/10.1016/j.juro.2016.11.030.

20. Kurtz SM, Ong KL, Lau E, Bozic KJ. Impact of the economic downturn on total joint replacement demand in the United States: updated projections to 2021. J Bone Joint Surg Am. 2014;96(8):624–30. https://doi.org/10.2106/JBJS.M.00285.

21. https://www.marketresearchengine.com/medical-robots-market. Accessed 3 Sept 2018.

22. https://www.researchandmarkets.com/research/8p4b2q/global_medical?w=5. Accessed 3 Sept 2018.

23. https://www.reportlinker.com/p05653781/Orthopedic-Medical-Robots-Market-to-Global-Analysis-and-Forecasts.html. Accessed 25 Dec 2018.

24. https://www.researchmoz.us/hip-and-knee-orthope-dic-surgical-robots-market-shares-strategy-and-fore-casts-worldwide-2016-to-2022-report.html. Accessed 12 Sept 2018.

25. Davies B. A review of robotics in surgery. Proc Inst Mech Eng H. 2000;214(1):129–40. https://doi.org/10.1243/0954411001535309.

26. Glauser D, Fankhauser H, Epitaux M, Hefti JL, Jaccottet A. Neurosurgical robot Minerva: first results and current developments. J Image Guid Surg. 1995;1(5):266–72.

27. Fankhauser H, Glauser D, Flury P, et al. Robot for CT-guided stereotactic neurosurgery. Stereotact Funct Neurosurg. 1994;63(1–4):93–8.

28. Schatlo B, Molliqaj G, Cuvinciuc V, Kotowski M, Schaller K, Tessitore E. Safety and accuracy of robot-assisted versus fluoroscopy-guided pedicle screw insertion for degenerative diseases of the lumbar spine: a matched cohort comparison. J Neurosurg Spine. 2014;20(6):636–43. https://doi.org/10.3171/2014.3.SPINE13714.

29. Maddahi Y, Zareinia K, Gan LS, Sutherland C, Lama S, Sutherland GR. Treatment of Glioma using neuroArm surgical system. Biomed Res Int. 2016;2016:9734512. https://doi.org/10.1155/2016/9734512.

30. Menon M, Tewari A, Baize B, Guillonneau B, Vallancien G. Prospective comparison of radical ret-ropubic prostatectomy and robot-assisted anatomic prostatectomy: the Vattikuti urology institute experience. Urology. 2002;60:864–8.

31. Pugin F, Bucher P, Morel P. History of robotic surgery: from AESOP® and ZEUS® to da Vinci®. J Visc Surg. 2011;148(5 Suppl):e3–8.

32. Abbou CC, Hoznek A, Salomon L, et al. Remote laparoscopic radical prostatectomy carried out with a robot. Report of a case [in French]. Prog Urol. 2000;10:520–3.

33. Oleynikov D. Robotic surgery. Surg Clin North Am. 2008;88:1121–30. https://doi.org/10.1016/j.suc.2008.05.012.

34. Peters BS, Armijo PR, Krause C, Choudhury SA, Oleynikov D. Review of emerging surgical robotic technology. Surg Endosc. 2018;32:1636–55. https://doi.org/10.1007/s00464-018-6079-2.

35. Yu HY, Hevelone ND, Lipsitz SR, Kowalczyk KJ, Hu JC. Use, costs and comparative effectiveness of robotic assisted, laparoscopic and open urological surgery. J Urol. 2012;187:1392–8.

36. Trinh QD, Sammon J, Sun M, et al. Perioperative outcomes of robot-assisted radical prostatectomy compared with open radical prostatectomy: results from the nationwide inpatient sample. Eur Urol. 2012;61:679–85.

37. Smith JA Jr, Herrell SD. Robotic-assisted laparoscopic prostatectomy: do minimally invasive approaches offer significant advantages? J Clin Oncol. 2005;23:8170–5.

38. Skarecky DW. Robotic-assisted radical prostatectomy after the first decade: surgical evolution or new paradigm. ISRN Urol. 2013;2013:157379.

39. Jackson MA, Bellas N, Siegrist T, Haddock P, Staff I, Laudone V, Wagner JR. Experienced open vs early robotic-assisted laparoscopic radical prostatectomy: a 10-year prospective and retrospective comparison. Urology. 2016;91:111–8. https://doi.org/10.1016/j.urology.2015.12.072.

40. Benway BM, Bhayani SB, Rogers CG, et al. Robot-assisted partial nephrectomy versus laparoscopic partial nephrectomy for renal tumors: a multi-institutional analysis of perioperative outcomes. J Urol. 2009;182:866–72.

41. Luciani LG, Chiodini S, Mattevi D, Cai T, Puglisi M, Mantovani W, Malossini G. Robotic-assisted partial nephrectomy provides better operative outcomes as compared to the laparoscopic and open approaches: results from a prospective cohort study. J Robot Surg. 2017;11(3):333–9. https://doi.org/10.1007/s11701-016-0660-2. Epub 2016 Dec 20

42. Kader AK, Richards KA, Krane LS, Pettus JA, Smith JJ, Hemal AK. Robot-assisted laparoscopic vs open radical cystectomy: comparison of complications and perioperative oncological outcomes in 200 patients. BJU Int. 2013;112:E290–4.

43. Sathianathen NJ, Kalapara A, Frydenberg M, Lawrentschuk N, Weight CJ, Parekh D, Konety BR. Robotic-assisted radical cystectomy vs open radical cystectomy: systematic review and meta-analysis. J Urol. 2018. pii: S0022-5347(18)43984-5. https://doi.org/10.1016/j.juro.2018.10.006. [Epub ahead of print].

44. Delaney CP, Lynch AC, Senagore AJ, Fazio VW. Comparison of robotically performed and traditional laparoscopic colorectal surgery. Dis Colon Rectum. 2003;46:1633–9.

45. Pinar I, Fransgaard T, Thygesen LC, Gögenur I. Long-Term Outcomes of Robot-Assisted Surgery in Patients with Colorectal cancer. Ann Surg Oncol. 2018;25(13):3906–12. https://doi.org/10.1245/s10434-018-6862-2. Epub 2018 Oct 11

46. deSouza AL, Prasad LM, Park JJ, Marecik SJ, Blumetti J, Abcarian H. Robotic assistance in right hemicolectomy: is there a role? Dis Colon Rectum. 2010;53:1000–6.

47. Wright JD, Ananth CV, Lewin SN, et al. Robotically assisted vs laparoscopic hysterectomy among women with benign gynecologic disease. JAMA. 2013;309:689–98.

48. Liu H, Lu D, Wang L, Shi G, Song H, Clarke J. Robotic surgery for benign gynecological disease. Cochrane Database Syst Rev. 2012;(2):CD008978.

49. Swenson CW, Kamdar NS, Harris JA, Uppal S, Campbell DA Jr, Morgan DM. Comparison of robotic and other minimally invasive routes of hysterectomy for benign indications. Am J Obstet Gynecol. 2016;215(5):650.e1–8. https://doi.org/10.1016/j.ajog.2016.06.027. Epub 2016 Jun 22

50. Tan A, Ashrafian H, Scott AJ, Mason SE, Harling L, Athanasiou T, Darzi A. Robotic surgery: disruptive innovation or unfulfilled promise? A systematic review and meta-analysis of the first 30 years. Surg Endosc. 2016;30(10):4330–52.

51. Minjares-Granillo RO, Dimas BA, LeFave JJ, Haas EM. Robotic left-sided colorectal resection with natural orifice IntraCorporeal anastomosis with extraction of specimen: the NICE procedure. A pilot study of consecutive cases. Am J Surg. 2018. pii: S0002-9610(18)31234-0. https://doi.org/10.1016/j.amjsurg.2018.11.048.

52. Loulmet D, Carpentier A, d'Attellis N, et al. Endoscopic coronary artery bypass grafting with the aid of robotic assisted instruments. J Thorac Cardiovasc Surg. 1999;118:4–10.

53. O'Sullivan KE, Kreaden US, Hebert AE, Eaton D, Redmond KC. A systematic review and meta-analysis of robotic versus open and video-assisted thoracoscopic surgery approaches for lobectomy. Interact Cardiovasc Thorac Surg. 2018. https://doi.org/10.1093/icvts/ivy315.

54. Wang A, Brennan JM, Zhang S, Jung SH, Yerokun B, Cox ML, Jacobs JP, Badhwar V, Suri RM, Thourani V, Halkos ME, Gammie JS, Gillinov AM, Smith PK, Glower D. Robotic mitral valve repair in older individuals: an analysis of the Society of Thoracic Surgeons database. Ann Thorac Surg. 2018;106(5):1388–93. https://doi.org/10.1016/j.athoracsur.2018.05.074. Epub 2018 Jun 30

55. Cerfolio RJ, Bryant AS, Skylizard L, Minnich DJ. Initial consecutive experience of completely portal robotic pulmonary resection with 4 arms. J Thorac Cardiovasc Surg. 2011;142:740–6.

56. Doulamis IP, Spartalis E, Machairas N, Schizas D, Patsouras D, Spartalis M, Tsilimigras DI, Moris D, Iliopoulos DC, Tzani A, Dimitroulis D, Nikiteas NI. The role of robotics in cardiac surgery: a systematic review. J Robot Surg. 2018. https://doi.org/10.1007/s11701-018-0875-5.

57. Roizenblatt M, Grupenmacher AT, Belfort Junior R, Maia M, Gehlbach PL. Robot-assisted tremor control for performance enhancement of retinal microsurgeons. Br J Ophthalmol. 2018. pii: bjophthalmol-2018-313318. https://doi.org/10.1136/bjophthalmol-2018-313318.

58. Caversaccio M, Gavaghan K, Wimmer W, Williamson T, Ansò J, Mantokoudis G, Gerber N, Rathgeb C, Feldmann A, Wagner F, Scheidegger O, Kompis M, Weissstanner C, Zoka-Assadi M, Roesler K, Anschuetz L, Huth M, Weber S. Robotic cochlear implantation: surgical procedure and first clinical experience. Acta Otolaryngol. 2017;137(4):447–54. https://doi.org/10.1080/00016489.2017.1278573. Epub 2017 Feb 1

59. Ahn D, Sohn JH, Lee GJ, Hwang KH. Feasibility of using the retroauricular approach without endoscopic or robotic assistance for excision of benign neck masses. Head Neck. 2017;39(4):748–53. https://doi.org/10.1002/hed.24678. Epub 2017 Jan 9.

60. Chai YJ, Lee KE, Youn Y-K. Can robotic thyroidectomy be performed safely in thyroid carcinoma patients? Endocrinol Metab (Seoul). 2014;29(3):226–32. https://doi.org/10.3803/EnM.2014.29.3.226.

61. Russell JO, Noureldine SI, Al Khadem MG, et al. Transoral robotic thyroidectomy: a preclinical feasibility study using the da Vinci Xi platform. J Robot Surg. 2017. https://doi.org/10.1007/s11701-016-0661-1.

62. Lang BH-H, Wong CKH, Tsang JS, Wong KP, Wan KY. A systematic review and meta-analysis evaluating completeness and outcomes of robotic thyroidectomy. Laryngoscope. 2015;125(2):509–18. https://doi.org/10.1002/lary.24946.

63. Jacofsky DJ, Allen M. Robotics in arthroplasty: a comprehensive review. J Arthroplasty. 2016. https://doi.org/10.1016/j.arth.2016.05.026.

64. Bargar WL. Robots in orthopaedic surgery: past, present, and future. Clin Orthop Relat Res. 2007;463:31–6.

65. Yang HY, Seon JK, Shin YJ, Lim HA, Song EK. Robotic total knee arthroplasty with a Cruciate-Retaining implant: a 10-year follow-up study. Clin Orthop Surg. 2017;9(2):169.

66. Gilmour A, MacLean AD, Rowe PJ, Banger MS, Donnelly I, Jones BG, Blyth MJG. Robotic-arm-assisted vs conventional unicompartmental knee arthroplasty. The 2-year clinical outcomes of a randomized controlled trial. J Arthroplast. 2018;33(7S):S109–15. https://doi.org/10.1016/j.arth.2018.02.050. Epub 2018 Feb 21

67. Liow MHL, Goh GS, Wong MK, Chin PL, Tay DK, Yeo SJ. Robotic-assisted total knee arthroplasty may lead to improvement in quality-of-life measures: a 2-year follow-up of a prospective randomized trial. Knee Surg Sports Traumatol Arthrosc. 2017;25(9):2942.

68. Bargar WL, Parise CA, Hankins A, Marlen NA, Campanelli V, Netravali NA. Fourteen year follow-up of randomized clinical trials of active robotic-assisted total hip arthroplasty. J Arthroplast. 2018;33(3):810–4. https://doi.org/10.1016/j.arth.2017.09.066. Epub 2017 Oct 6

69. Lonner JH, Fillingham YA. Pros and cons: a balanced view of robotics in knee arthroplasty. J Arthroplast. 2018;33:2007–13.

70. Ritter MA, Davis KE, Meding JB, Pierson JL, Berend ME, Malinzak RA. The effect of alignment and BMI on failure of total knee replacement. J Bone Joint Surg Am. 2011;93(17):1588.

71. Parratte S, Pagnano MW, Trousdale RT, Berry DJ. Effect of postoperative mechanical axis alignment on the fifteen-year survival of modern, cemented total knee replacements. J Bone Joint Surg Am. 2010;92(12):2143.

72. https://blogs.dnvgl.com/software/2017/11/thinking-outside-of-the-box/

73. Mangel M, Samaniego FJ. Abraham Wald's

work on aircraft survivability. J Am Stat Assoc. 1984;79:259–67.

74. https://www.cnbc.com/2016/05/23/globe-newswire-orthopedic-surgical-and-surgical-assist-robots-market%2D%2Dhip-and-knee-orthopedic-surgical-robot-device-markets-will-reach-5.html

75. Conditt MA, Bargar WL, Cobb JP, Dorr LD, Lonner JH. Current concepts in robotics for the treatment of joint disease. London, UK: Hindawi Publishing Corporation. 2013.

76. Boylan M, Suchman K, Vigdorchik J, Slover J, Bosco J. Technology-assisted hip and knee arthroplasties: an analysis of utilization trends. J Arthroplast. 2017;33:1019e23.

77. MAKO Surgical Corp Fact Sheet. http://www.makosurgical.com/assets/files/Company/newsroom/Corporate_Fact_Sheet_208578r00.pdf; 2013. Accessed 7 Mar 2016.

78. Navio data courtesy of Smith and Nephew, Memphis, TN.

79. Medical Device and Diagnostic Industry, 5 Mar 2015. http://www.mddionline.com

80. Fiani B, Quadri SA, Farooqui M, Cathel A, Berman B, Noel J, Siddiqi J. Impact of robot-assisted spine surgery on health care quality and neurosurgical economics: a systemic review. Neurosurg Rev. https://doi.org/10.1007/s10143-018-0971-z.

81. Joseph JR, Smith BW, Liu X, Park P. Current applications of robotics in spine surgery: a systematic review of the literature. Neurosurg Focus. 2017;42:E2.

82. https://mazorrobotics.com/en-us/resources/for-surgeons/faq-for-surgeons. Accessed 3 Jan 2019.

83. OpenPR. Global Surgical Robots for the Spine Industry Trend, Growth, Shares, Strategy and Forecasts 2016 to 2022; 2017. https://www.openpr.com/news/442943/Global-Surgical-Robots-for-the-Spine-Industry-Trend-Growth-Shares-Strategy-and-Forecasts-2016-to-2022.html

第 2 章　关节置换机器人的发展

机器人辅助骨科手术可以通过提高医生能力来改善关节置换线的恢复；这项技术已经问世超过 20 年。随着越来越多机器人辅助手术的实施，手术的指征和技术也在不断扩展，随之涌现出许多支持性的文献 [1, 2]。本章将对过去到现在关节置换机器人的发展做一综述。

长久以来，机器人出现在不同的工业领域中，并显示出提高生产能力，改善准确性和精准度，以及降低整体费用的作用。和所有开发工作一样，在其他行业中，机器人也通常要经历一个发展的过程，而当这项技术的优势变得清晰之后，则开始快速地推广使用。手术机器人已经成为手术室中骨科医生越来越流行的工具。在膝关节单髁置换术（unicompartmental knee arthroplasty, UKA），全膝关节置换术（total knee arthroplasty, TKA），全髋关节置换术（total hip arthroplasty, THA）中，机器人可以提升假体位置的准确性和精准度。而力线的改善可以提高假体的生存率和降低翻修风险 [3]。骨科机器人的前景越来越光明。

机器人的历史

"机器人"有几个定义。根据美国机器人学会定义，机器人是一种可重复编程的多功能操纵器，旨在通过各种编程动作来移动材料、零件、工具或者特殊设备，以完成不同的任务 [4]。《韦氏大词典》描述机器人是一种自动的装置，通常像人类一样完成某项功能或者是一个像人一样的机器 [5]。

来自肯塔基州路易斯维尔的 Devol 在 1950 年代初通过发明一种名为"Unimate"的可重复编程机械手制造了第一批机器人，并申请了专利 [6]。在 60 年代晚期，"机器人之父"Joseph Engelberger，获得了 Devol 的机器人专利，并改良制造了工业机器人，成立了一家名为 Unimation 的公司 [6]。在电力驱动的机器人出现之前，这是一种工业上标准的液压机器人。

在 1950 年代至 1960 年代完成的工作促使了机器人在外科领域的发展。在 1985 年，首先发明了第一个外科机器人系统 Puma 560，这台机器在 CT 引导下可以更加精确地进行神经外科的穿刺活检 [7]。在 1988 年，同样的系统被用于经尿道前列腺电切术。这慢慢地演化出 PROBOT 系统，专门用于辅助前列腺切除手术，实现了机器人精确地切除软组织 [8]。从此，医疗机器人开始以惊人的速度增长。

最初机器人应用的领域多集中在先进的腹腔镜手术技术。2000 年，FDA 批准了第一个机器人——达芬奇手术机器人系统。这是一个复杂的机器人平台，被设计成扩展外科医生的能力和为大型手术提供最先进的微创方法。迄今为止，医生们利用达芬奇机器人平台在全世界范围内成功开展了近 150 万台不同的外科手术，包括心脏外科、肠道外科、普通外科、头颈外科和胸外科、妇科以及泌尿外科 [9]。达芬奇系统是一种被动式、远程操控的系统，它可以让医生坐在控制台上查看患者解剖结构的高分辨率 3D 放大图像。外科医生能够主动地控制机械臂，在没有术前计划的情况下手术，因此允许术中调整。

骨科专注于先进机器人领域中的硬组织模型。膝和髋关节置换手术在准备和安装假体时需要非常高的精准度[10]。骨性标志是静态结构，可以进行术前成像和术中构图，以此完成可靠的、精确的解剖定位进行截骨。和达芬奇系统不同，医生甚至在手术开始后也可以在骨科机器人系统中进行调整以确定最终的结果，并通过系统精确地复制结果。

历史系统

CASPAR

CASPAR（Ortho-Maquet/URS Ortho Rastatt, Germany）是一个早期的主动系统。CASPAR 和 ROBODOC 一样是一个基于图像的主动机器人系统，用于 THA 和 TKA[11]。早期的结果聚焦在改善和降低 TKA 手术中下肢机械力线的变化。许多研究都表明机械力线对于 TKA 的功能、结果和假体长期使用寿命非常重要[12, 13]。Siebert 等[14]的一项研究表明，使用 CASPAR 可以改善 TKA 胫骨股骨的对线。然而，尽管可以改善力线，CASPAR 系统仍然存在一些局限。术前（在首次手术期间）必须在股骨和胫骨上安放螺钉，用于术前 CT 扫描定位注册标记，以实现术中机器人的功能。未发现和 CASPAR 系统相关的严重不良事件。

CASPAR 系统在 THA 中显示可以提升股骨准备和股骨髓腔中安装生物假体位置的准确性[15]。相反，和术前计划相比，CASPAR 被认为术后股骨柄假体前倾角的准确性较低[16]。一项前瞻性的研究比较了传统组（35 髋）和 CASPAR 机器人扩髓组（36 髋）的临床结果，显示 CASPAR 系统

组手术时间延长大约 50 分钟，患者失血量增加，以及髋关节外展功能显著下降，增加 Trendelenburg's 征阳性率，并发症的发生率也增高[17]。作者建议在开展机器人辅助 THA 之前需要谨慎考虑潜在的并发症[17]。这些早期的探索，使用并不很先进的机器人系统，清楚地表明机器人存在潜在的风险甚至大于可能的获益。CASPAR 机器人系统已不在临床使用，公司的商业运作也停止了。

Acrobot

Acrobot 是主动约束机器人（active constraint robot）的字母缩写，主要由伦敦帝国理工学院开发。Acrobot 使用基于 CT 的软件，进行 TKA 术前的精确计划。术中，医生操作一个小巧的、特殊用途的机器人，称之为 Acrobot，它安装在一个整体定位装置上。Acrobot 使用主动约束系统，在一个事先定义的范围内限制活动，允许医生安全地截骨以获得一个更准确的 TKA 假体位置。它采用一个无创的解剖注册方法，这是更加先进的触觉系统的前提。该公司在 2010 年被 Stanmore Implant Worldwide 收购，随后退出了机器人领域。2013 年，MAKO Surgical 收购了这些资产，作为机密专利侵权和解的一部分。

现代的系统

典型的机器人辅助手术应该包括以下这些步骤：(1) 术前创建一个患者特异的模型（基于图像的系统）；(2) 术中注册患者信息创建一个最终的模型，并建立基于患者解剖的手术计划；(3) 使用机器人辅助截骨和实施手术。尽管开发了许多机器人的系统和原型，但最终只有少数几个成功地实现了临床应用。最近普遍开始用于人工关节手

术的系统（表 2.1）包括 Navio PFS（Smith and Nephew, London and Hull, UK), the iBlock robotic cutting guide (OMNIlife Science, East Taunton, MA), the MAKO Robotic Arm Interactive Orthopedic System (RIO; MAKO Surgical Corporation, Fort Lauderdale, FL, USA), ROSA Knee Robot (Zimmer Biomet, Warsaw, IN)。

ROBODOC/TSolution One^{TM} 系统

在 1990 年代初，Howard A. Paul、DVM 和 William L. Bargar 等组成团队开发了一个 THA 准备股骨侧的系统，适用于非骨水泥柄和改善骨长入[18]。1992 年，Paul 和 Bargar 医生设计的 ROBODOC 系统（最初属于 Curexo Technology, Fremont, CA）创造了第一个用于骨科临床手术的历史（图 2.1）。ROBODOC 是一个基于图像、主动采用磨钻的机器人系统。系统是开放的平台。一旦系统被放置和固定于患者后，在手术野中放置标志物（基准点）作为图像的参照。在锚

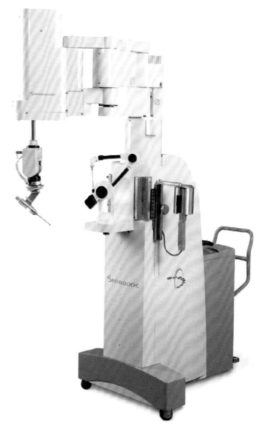

图 2.1　THINK 外科机器人（Courtesy of Curexo Technology，Fremont, CA）

表 2.1　现代机器人平台

系统	公司	关节置换	术前计划	控制	平台	截骨
TSolution One（ROBODOC）	Think Surgical, Fremont, CA, USA	TKA，THA（股骨）	CT 扫描	主动	开放	磨
iBlock	OMNIlife Science, East Taunton, MA, USA	TKA	无	主动	封闭	锯
MAKO	Stryker Corporation, Mahwah, NJ, USA	UKA, PFA, TKA, THA	CT 扫描	半主动，触觉	封闭	磨，锯
Navio PFS	Smith and Nephew, Memphis, TN, USA	UKA, PFA, TKA	无	半主动	开放	磨，锯
ROSA Knee	Zimmer Biomet, Warsaw, IN, USA	TKA	无	半主动	封闭	锯

TKA 全膝关节置换，UKA 膝关节单髁置换，THA 全髋关节置换，PFA，髌股关节置换

定在骨骼上后，机器人可以自动进行股骨髓腔打磨。最初的探索性研究是在狗上进行的，1992 年进行了人体临床试验[18]。欧盟在 1994 年批准 ROBODOC 销售，第一套系统安装在德国[19]。在世界范围内，这一系统已经使用超过 24 000 例关节置换。最近，这套系统已经改良并扩展到 THA 以外的领域，包括 TKA 手术也采用这一技术。

最初的临床试验开始于 1994 年，FDA 在 2008 年批准其用于 THA[19-21]。FDA 还没有批准其在 TKA 和 UKA 中使用。和早期的 ROBODOC 系统设计一样，它仍然基于 CT，但现在是计算机辅助，机器人磨钻装置可以用于髋关节置换髓腔准备和 TKA 骨表面的准备。在手术中连接和操作机器人之前，"ORTHODOC" 工作平台传输数据，完成分割，计划假体位置。一系列的临床研究证实了其临床结果和价值[21, 22]。整个假体的位置和力线误差在各个平面保持在 1° 以内，和传统的技术相比，影像学证实了机器人辅助手术可以提高准确性[2, 13, 23]。公司最初叫 Curexo Technology Corporation，2014 年 9 月改为 Think Surgical, Inc.。

一项 1994 － 1998 年实施的多中心随机对照研究表明，在非骨水泥初次全髋关节置换术中，使用 ROBODOC 和传统 THA 手术比较，可以改善压配、填充以及力线[18]，和标准的髓腔锉操作相比，使用 ROBODOC 的磨钻工具可以减少术中栓塞事件的发生[24]。

来自德国法兰克福 Berufsgenossen-schaftliche Unfallklinik (BGU) 的 Martin Börner 教授完成了 ROBODOC 的前 100 例 TKA 手术[25]。在 76% 的患者中，ROBODOC 系统的截骨足够好，可以使用非骨水泥假体。在 97% 的病例中，膝关节的力线重建至计划的理想机械力线（0° 误差）。在两项不同的前瞻性研究中，比较了 ROBODOC 辅助和传统 TKA，机器人组显示机械力线更加准确并且变化更小，但是在患者报告的结果方面则没有显著性差异[23, 26]。在两个研究中，ROBODOC 辅助 TKA 的手术时间平均延长 25 分钟，但是术后出血更少。

ROBODOC 系统需要增加手术计划、注册和磨锉的时间。手术时间的延长被认为是假体周围感染的一个潜在的风险因素[27]。如果机器人监测系统发现错误（例如骨骼移动），机器人会停止操作，要经过一系列步骤恢复程序以确保操作步骤可以安全地继续。现在的髋关节程序仅限于股骨侧的准备；当然，也可以通过计算股骨前倾角来估算联合前倾角，辅助髋臼位置安放从而减少假体撞击。ROBODOC 平台目前尚无实时关节运动学评估或最终植入物位置信息。

Navio PFS 系统

Navio PFS (Smith and Nephew, Memphis, TN) 最初在 2012 年获得 FDA 批准用于 UKA 手术，随后用于 TKA，它是一种手持式、无图像设备，开放平台，在单髁、髌股关节和全膝置换中提供徒手雕刻的方式（图 2.2）。这是一种互动的、医生操控的手持截骨工具，在超过边界时可以自动停止和回退，因此只有计划中的骨被切除。作为一个半主动的系统，它可以监测医生操作磨钻工具的运动，当到达计划边缘的骨质被移除以后，通过磨钻头的回缩以获得理想的准确度和安全性。Navio 使用无图像的光学导航，提供一个 3D 模型和操作过程的演示，从而实现一个虚拟的骨骼。系统的示踪器持续地追踪患者下肢和手持磨钻的位置，因此下肢的位置和膝关节屈伸的角度可以在手术操作中不断地改变，以应对手术显露不同部位以及注册和骨床准备的需要。

Navio 作为一个无图像系统，可以减少辐射暴露，并减少术前影像的支出。然而，Navio 不依赖于触觉反馈。相反，它通过调节磨钻头的暴露程度和速度来提供安全控

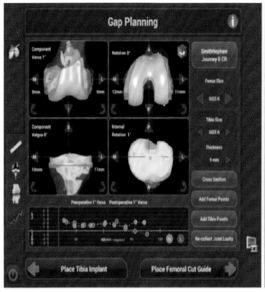
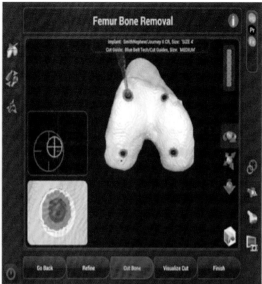

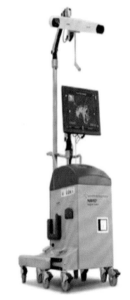
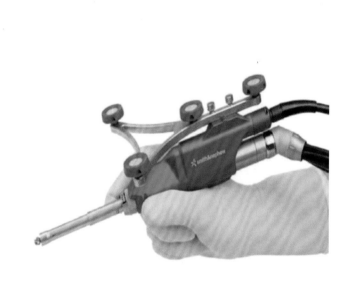

图 2.2　Navio TKA 计划和设备（Courtesy of Smith and Nephew, Andover, MA, USA）

制，以避免意外的骨骼去除。磨钻头回缩的安全性限于它的灵敏度和回缩的速度。

一项使用 Navio 系统进行的尸体内侧 UKA 研究观察假体的准确性，结果证明假体位置达到预期目标，旋转、角度和位移都在较低的误差范围以内[28]。Navio 提高了术后的机械力线，减少了截骨时间，Oxford Knee Scores 从术前到术后 6 周明显改善，Navio 组平均的机械力线偏移也更小[29]。

这个技术的学习曲线较短[30, 31]。目前已发表的并发症和结果的数据有限；然而，许多临床试验和研究正在进行到不同的阶段或发表中。

iBlock 系统

iBlock 机器人截骨引导装置（OMNIlife Science, East Taunton, MA），最初命名为 Praxiteles，2010 年获得 FDA 批准[32] 用于 TKA 股骨侧截骨（图 2.3）。它是一种无图像、电动、安装在骨骼上的截骨导向器，可根据医生的计划自行定位，使用标准的摆锯进行股骨截骨。NanoBlock 是一种独立的、可调节、用于胫骨截骨的模块，和 iBlock 配套使用。OmniBiotics 电脑工作站使用骨骼图形技术，在术中产生一个患者膝关节独特的 3D 数字模型，允许在术中进行假体位置和大小的计划，并且可以在截骨前提供可视化的截骨计划。

和传统的导航相比，iBlock 股骨侧准备的平均时间更短，最终截骨后的偏差更小，可调节的截骨模块被认为有助于获得相等的、甚至是更好的术后机械力线，以及减少止血带时间[33, 34]。同样也有研究比较了股骨侧使用机器人和传统的技术，结果表明机器人辅助可以使截骨更准确，重复性更好[35]。

可提供的 iBlock 的临床数据有限。在单中心前 100 例患者的回顾性分析中，98% 的患者截骨力线在中立位 3° 以内[34]。iBlock 的局限性在于没有触觉反馈，只能在一个封闭的平台中用于 TKA 手术，在植入试体和（或）假体后缺少动力性的评估。多数人认为这是一个电子的、计算机导航的、可调节的截骨装置，而不是一个"机器人"。

MAKO 系统

The Robotic Arm Interactive Orthopedic

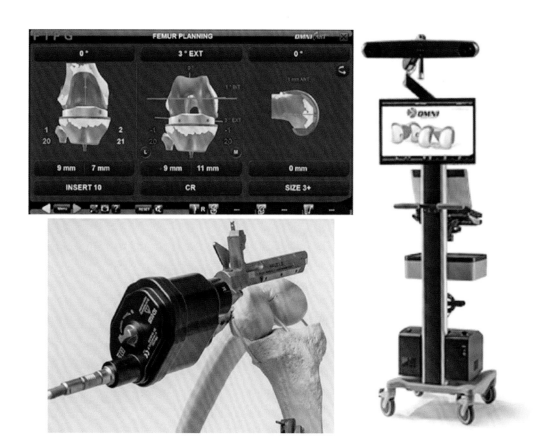

图 2.3 iBlock 辅助 OmniBiotics 全膝系统（Courtesy of OMNIlife Science, Inc., Raynham, MA, USA）

System (RIO; MAKO Stryker, Fort Lauderdale, Florida) 是一个可在临床开展 UKA、THA 和 TKA 的触觉系统（图 2.4）。这是一个基于图像的系统，术前的 CT 可以用来规划手术，以确定假体的大小、型号、位置和截骨量，所有手术的截骨都可以基于患者特异的运动学特点在手术前和（或）手术中确认和调整。在操作中机器人系统可以提供触觉反馈以确保设计边界以外的骨质不被意外地去除[36]。

MAKO 机械臂辅助操作已经证明可以应对常规的部分和（或）全间室膝关节置换的技术挑战。和传统的技术相比较，一系列的研究证实，机器人系统可以增加胫骨假体位置的准确性[10, 37-40]，同时和传统工具的 UKA 手术相比，可以显著降低学习曲线[41-44]。数据支持使用机器人辅助提高双间室置换的效果，同时很好地保护交叉韧带[45]。一项髌股关节表面置换联合内侧或外侧间室表面置换中，29 个患者（30 个膝关节），平均年龄 63.6 岁，83% 的患者临床结果为优良[46]。

MAKO 机械臂辅助 UKA 的结果，术后 3 个月随访，可以缩短住院时间，显著降低术后的疼痛，提高关节功能，并减少患者看全科医生和去医院的次数[47]。MAKO 辅助 UKA 在 2 年的随访中翻修率是 1.2%，也显著低于常规 UKR 报道的 4.5% 和 4.8% 的历史数据（分别来自瑞典和澳大利亚国家登记系统）[48]。最近，Pearl 报道 909 例机器人辅助单髁置换术，2.5 年的生存率为 98.8%，而且 92% 的患者对于他们膝关节的功能非常满意或者满意[49]。另外一个单中心的研究，65 例内侧 UKA 和 8 例外侧 UKA 采用 MAKO 机器人辅助手术，在术后的随访中 91% 和 88% 的患者满意，只有 1 例患者在外侧 UKA 中过度矫正了 HKA 角[50]。

使用传统工具的 THA 手术伴随的并发症包括脱位、撞击、磨损、导致患者不适和行走障碍。在最近的一项研究中评估了一组后外侧入路的 THA 患者，接受传统手术的患者在 6 个月内脱位的风险要高于使用 MAKO 辅助手术组[51]。另外一项研究比较了传统手动操作的 THA 和机器人辅助的 THA，2008 — 2012 年间，50 例 MAKO 辅助的 THA 和传统手动操作的 THA 数据进行配对[52]。所有 MAKO 辅助的 THA 假体的前

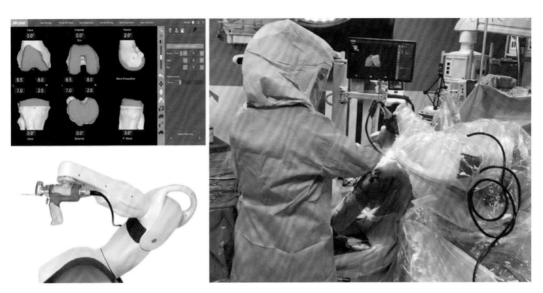

图 2.4 MAKO 的计划、设备和术中进行股骨远端截骨 (Operative photo courtesy of Steven Myerthall, MD, The CORE Institute; MAKO photo courtesy of Stryker, Kalamazoo, MI, USA)

倾角和外展角都在 Lewinnek 安全区内（传统手动操作组为 80%），92% 的 MAKO 机器人辅助组患者在 Callanna 安全区内（对照组只有 62%）[52]。在一项 MAKO 辅助 THA 的多中心研究中，对臼杯计划的位置和植入后以及术后即刻的臼杯位置进行比较，95% 的患者臼杯安放位置在手术计划的 5° 以内。这证明 MAKO 机器人辅助手术可以为医生提供理想的测量以适应患者特异性的计划[53]。在一项尸体研究中，12 个髋臼假体分成两组，MAKO 辅助 THA 和传统 THA 各一侧，分别安装于 6 具尸体的骨盆上。使用 MAKO 辅助髋关节假体的前倾和外展准确性比传统 THA 要大 4 ~ 6 倍[54]。基于一项 21 髋的尸体研究，使用 MAKO 辅助 THA 和传统工具 THA 比较，前者可以提高获得理想下肢长度和偏心距的准确性[55]。在一项配对对照研究中，采用髋臼大小和股骨头大小关系做为髋臼骨量去除的衡量指标。在这项研究中，使用 MAKO 引导的 THA 相对于患者的股骨头尺寸，允许使用更小的髋臼杯，这也表明更好地保留了髋臼的骨量[56]。

改善假体安放的位置可以获得更好的活动范围，减少撞击，更加稳定，因此也可能在初次 THA 中提高功能和结果。MAKO 辅助 THA 在髋臼的外展角和前倾角两个方面都提高了准确性，采用该设备的患者在术后 2 年内的脱位率降低至 0%[51]。和传统的 THA 比较，使用 MAKO 辅助 THA 的患者在 1 年随访时，改良 Harris Hip Scores 和 UCLA 活动水平显著提高[57]。

MAKO 全膝关节系统已经通过 510（k）的市场准入，开始临床应用（图 2.4）。比较 MAKO 辅助和传统 TKA，早期研究表明和使用摆锯相关的软组织和韧带损伤机会更小[58]。全膝关节的应用拓展了 MAKO 的用途，使之可以提供机器人重建服务的完全解决方案（例如 UKA、TKA 和 THA），如全膝关节使用 MAKO Integrated Cutting System（MICS）。MICS 系统驱动一个为 MAKO 平台特制的摆锯片。MAKO 平台具备提供 3D 计划的能力，同时能够准确地重复手术规划的目标，可以预期它的安全性和准确性将会和其他已经发表结果的系统一样。

ROSA Knee Robot® 系统

ROSA 机器人最初被用于头颅手术，最近改进后用于 TKA(ROSA Knee Robot, Zimmer Biomet, Warsaw, IN)，最先开始于 2018 年在澳大利亚使用，2019 年初通过 510（k）条款，现在已经获得美国 FDA 的准入在美国开始使用。ROSA 膝关节机器人系统（图 2.5）无需术前影像，如 CT 检查。所有的计划都可以在术中进行，先注册骨和软骨的解剖标志获得三维模型，做术中的决策和截骨计划。它是一个半主动的手术系统，安装一个触觉反馈的截骨定位装置，而不是摆锯，以加强截骨的准确性，同时在 TKA 手术中评估软组织的平衡。早期的数据证实截骨和假体位置准确，和传统手术相比可以减少离群值。

其他系统

除 TSolution One (ROBODOC)、Navio、iBlock 和 MAKO 外，还开发了一些微型骨骼机器人[10]。例如，PiGalileo (Plus Orthopedics AG, Smith & Nephew, Switzerland) 是一种被动的系统，采用混合的导航机器人装置夹在股骨远端内外侧髁上[10]。MBARS (Mini Bone-Attached Robotic System) 是一种主动式系统用于髌股关节置换手术[59]。Plaskos 等在 2005 年提出一个 TKA 微型骨骼机器截骨导向装置[60]，是现代 iBlock 的前身。Song 等开发出一个由结合了骨固定机器人（HyBAR）组成的主动系统，使用铰链式棱柱形关节来为

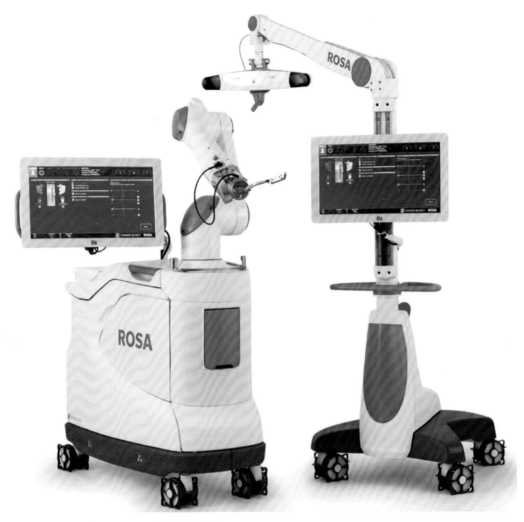

图 2.5　ROSA 膝关节机器人 (Courtesy of Zimmer Biomet, Warsaw, IN)

微创关节置换术提供结构坚固的机器人[61]。随着行业的发展，市场开始充斥着各种宣称为"机器人"的产品，与"导航夹"和（或）"智能工具"相较而言，我们需要开始详细定义"机器人"和"机器人工具"，这点非常重要。同时，已经有几款机器人系统在脊柱方面应用和研发，例如 Mazor X (Mazor Robotic Ltd., Caesarea, Israel), ROSA Spine robotic system (Zimmer Biomet,Warsaw, IN), Excelsus system (Globus Medical, Audubon, PA)。

讨论

机器人手术正在改变骨科的现状。机器人被引入骨科手术室的初衷是提升精准度、准确性、患者整体的结果和满意度。机器人辅助手术业已通过增强外科医生的能力，产生个性化手术方法可复制的结果来实现这一目标。在全膝关节置换、部分膝关节置换[62-65] 和全髋关节置换[57, 66] 中，机器人辅助手术已经证明可以通过理想的软组织平衡、可重复的力线和恢复关节正常的运动学从而获得解剖学重建。尽管专家们仍然争议关节置换理想的目标是什么（例如理想的后倾和力线），但是都认同机器人可以帮助医生更加准确地达到他们设定的目标。

机器人的局限性

除了增加手术室的费用支出以外，还需要对医生和工作人员开展必须的教育培训以优化机器人的安全性、效率和实用性。使用机器人的手术时间会延长，特别是在学习曲线期间，外科医生首选的机器人系统可能与其首选的假体植入系统不兼容。尽管某些系统通过准确的方式给予医生间隙平衡的反馈（例如和导航类似），但系统现在仍无法直接实现软组织平衡。另外，系统并不会在意切割什么，只是根据计划的部位完成截骨。尽管当组织被正常牵拉时，系统提供的触觉反馈提高了软组织的安全性，但仍需医生牵开软组织，否则在计划路径上的软组织会遭到破坏。未来的设计将可能包括故障安全机制和导航式牵开器，以防止对软组织的这种无意伤害。最后，机器人的截骨是基于注册数据基础上的计划。尽管基于图像的系统通过更容易地识别注册错误来提供额外的安全性，但无论是基于图像的系统还是无图像的系统都仅与提供给它们的数据一致。因此，大量不准确的注册信息会导致灾难性的结果。

未来机器人的创新

目前机器人领域的设计主要聚焦在减少关节置换影像学结果中的离群值和增加准确性。早期的数据也证实在单髁置换中降低了翻修率和全髋关节置换的功能得到提升。未来的创新将可能包括提高机器人辅助关节置换的计划、实施和工作流程。这些创新将简化流程和缩短学习曲线。改进的关键部分包括术前分析、术中的感应器以及机器控制的工具。目前，基于图像的系统依靠术前的 CT 来评估患者的解剖，但是下一步是超越图像，获得手术侧发生骨性关节炎病理学改变之前的理想的运动学状态。术前计划将用于重建所需的解剖学和运动学框架。传统的夹具、可视化要求和设备可能会限制以前假体的设计，但未来的假体研发可能会大不相同。

结论

迄今为止，机器人技术已经提高了一致性，减少了可变性，但代价是最初增加了手术时间。越来越多的证据表明，机器人辅助人工关节置换术可以获得更好的力线，并提高安全性，新的证据支持临床结果和患者满意度的提升。尽管需要进一步的研究才能充分评估机器人技术的成本和获益，但可以明确的是：机器人技术将存在并继续发展。

（Mark W. Allen，David J. Jacofsky 著　蔡宏 译）

参考文献

1. Banerjee S, Cherian JJ, Elmallah RK, Pierce TP, Jauregui JJ, Mont MA. Robot-assisted total hip arthroplasty. Expert Rev Med Devices. 2016;13:47–56.
2. Banerjee S, Cherian JJ, Elmallah RK, Jauregui JJ, Pierce TP, Mont MA. Robotic-assisted knee arthroplasty. Expert Rev Med Devices. 2015;12: 727–35.
3. de Steiger RN, Liu Y-L, Graves SE. Computer navigation for Total knee arthroplasty reduces revision rate for patients less than sixty-five years of age. J Bone Joint Surg Am. 2015;97:635–42.
4. NBS/RIA Robotics Research Workshop: Proceedings of the NBS/RIA Workshop on Robotic Research.
5. Merriam-Webster. Merriam-Webster's collegiate dictionary. Merriam-Webster, 2004.
6. Robotics History. http://cs.stanford.edu/people/eroberts/courses/soco/projects/1998-99/robotics/history.

html. Accessed 9 Apr 2017.

7. Davies B. A review of robotics in surgery. Proc Inst Mech Eng H J Eng Med. 2006;214:129–40.

8. Murphy D, Challacombe B, Khan MS, Dasgupta P. Robotic technology in urology. Postgrad Med J. 2006;82:743–7.

9. Gourin G, Terris J. History of robotic surgery. In: Faust RA, editor. Robotics in surgery history. New York: Current and Future Applications; 2007. p. 3–12.

10. Netravali NA, Shen F, Park Y, Bargar WL. A perspective on robotic assistance for knee arthroplasty. Adv Orthop. 2013;2013:970703–9.

11. Kazanzides P. Robotics for Orthopaedic Joint Reconstruction. Robotics in surgery: history, current and future applications; 2007.

12. Tew M, Waugh W. Tibiofemoral alignment and the results of knee replacement. J Bone Joint Surg Br. 1985;67:551–6.

13. Bellemans J, Vandenneucker H, Vanlauwe J. Robot-assisted total knee arthroplasty. Clin Orthop Relat Res. 2007;464:111–6.

14. Siebert W, Mai S, Kober R, Heeckt PF. Technique and first clinical results of robot-assisted total knee replacement. Knee. 2002;9:173–80.

15. Wu L-D, Hahne HJ, Hassenpflug J. The dimensional accuracy of preparation of femoral cavity in cement-less total hip arthroplasty. J Zhejiang Univ Sci A. 2004;5:1270–8.

16. Mazoochian F, Pellengahr C, Huber A, Kircher J, Refior HJ, Jansson V. Low accuracy of stem implantation in THR using the CASPAR-system: anteversion measurements in 10 hips. Acta Orthop Scand. 2009;75:261–4.

17. Siebel T, Käfer W. Clinical outcome following robotic assisted versus conventional total hip arthroplasty: a controlled and prospective study of seventy-one patients. Z Orthop Ihre Grenzgeb. 2005;143:391–8.

18. Bargar WL, Bauer A, Borner M. Primary and revision total hip replacement using the Robodoc system. Clin Orthop Relat Res. 1998;354:82–91.

19. Bargar WL. Robots in orthopaedic surgery. Clin Orthop Relat Res. 2007;463:31–6. https://doi.org/10.1097/BLO.0b013e318146874f.

20. Chun YS, Kim KI, Cho YJ, Kim YH, Yoo MC, Rhyu KH. Causes and patterns of aborting a robot-assisted arthroplasty. J Arthroplast. 2011;26:621–5.

21. Jakopec M, Harris SJ, Rodriguez y Baena F, Gomes P, Cobb J, Davies BL. The first clinical application of a "hands-on" robotic knee surgery system. Comput Aided Surg. 2010;6:329–39.

22. Park SE, Lee CT. Comparison of robotic-assisted and conventional manual implantation of a primary total knee arthroplasty. J Arthroplast. 2007;22:1054–9.

23. Song E-K, Seon J-K, Park S-J, Jung WB, Park H-W, Lee GW. Simultaneous bilateral total knee arthroplasty with robotic and conventional techniques: a prospective, randomized study. Knee Surg Sports Traumatol Arthrosc. 2011;19:1069–76.

24. Hagio K, Sugano N, Takashina M, Nishii T, Yoshikawa H, Ochi T. Effectiveness of the ROBODOC system in preventing intraoperative pulmonary embolism. Acta Orthop Scand. 2003;74:264–9.

25. Börner M, Wiesel U, Ditzen W. Clinical experiences with ROBODOC and the Duracon total knee. In: Navigation and robotics in Total joint and spine surgery. Berlin, Heidelberg: Springer; 2004. p. 362–6.

26. Song E-K, Seon J-K, Yim J-H, Netravali NA, Bargar WL. Robotic-assisted TKA reduces postoperative alignment outliers and improves gap balance compared to conventional TKA. Clin Orthop Relat Res. 2012;471:118–26.

27. Pugely AJ, Martin CT, Gao Y, Schweizer ML, Callaghan JJ. The incidence of and risk factors for 30-day surgical site infections following primary and revision total joint arthroplasty. J Arthroplast. 2015;30:47–50.

28. Lonner JH, Smith JR, Picard F, Hamlin B, Rowe PJ, Riches PE. High degree of accuracy of a novel image-free handheld robot for unicondylar knee arthroplasty in a cadaveric study. Clin Orthop Relat Res. 2014;473:206–12.

29. Gregori A, Picard F, Bellemans J, Smithi J, Simone A. Handheld precision sculpting tool for unicondylar knee arthroplasty: a clinical review: th EFFORT Congress; 2014.

30. Wallace D, Gregori A, Picard F, Bellemans J, Lonner JH, Marquez R. The learning curve of a novel handheld robotic system for unicondylar knee arthroplasty. International Society of Computer Assisted Orthopedic Surgery; 2014.

31. Simons M, Riches P. The learning curve of robotically-assisted unicondylar knee arthroplasty. Bone Joint J. 2014;96-B:152.

32. Plaskos C, Cinquin P, Lavallée S, Hodgson AJ. Praxiteles: a miniature bone-mounted robot for minimal access total knee arthroplasty. Int J Med Rob Comput Assisted Surg. 2005;1:67–79.

33. Koulalis D, O'Loughlin PF, Plaskos C, Kendoff D, Cross MB, Pearle AD. Sequential versus automated cutting guides in computer-assisted total knee arthroplasty. Knee. 2011;18:436–42.

34. Suero EM, Plaskos C, Dixon PL, Pearle AD. Adjustable cutting blocks improve alignment and surgical time in computer-assisted total knee replacement. Knee Surg Sports Traumatol Arthrosc. 2012;20:1736–41.

35. Ponder CE, Plaskos C, Cheal EJ. Press-fit total knee arthroplasty with a robotic-cutting guide: proof of concept and initial clinical experience. Bone Joint J. 2013;95-B:61.

36. Lang JE, Mannava S, Floyd AJ, Goddard MS, Smith BP, Mofidi A, Seyler TM, Jinnah RH. Robotic systems in orthopaedic surgery. J Bone Joint Surg Br. 2011;93-B:1296–9.

37. Lonner JH, John TK, Conditt MA. Robotic arm-assisted UKA improves tibial component alignment: a pilot study. Clin Orthop Relat Res. 2010;468:141–6.

38. RK SINHA. Outcomes of robotic arm-assisted unicompartmental knee arthroplasty. Am J Orthop.

2009;38:20–2.

39. Pearle AD, O'Loughlin PF, Kendoff DO. Robot-assisted unicompartmental knee arthroplasty. J Arthroplast. 2010;25:230–7.

40. Citak M, Suero EM, Citak M, Dunbar NJ, Branch SH, Conditt MA, Banks SA, Pearle AD. Unicompartmental knee arthroplasty: is robotic technology more accurate than conventional technique? Knee. 2013;20:268–71.

41. Hamilton WG, Ammeen D, Engh CA, Engh GA. Learning curve with minimally invasive unicompartmental knee arthroplasty. J Arthroplast. 2010;25:735–40.

42. Lonner JH. Indications for unicompartmental knee arthroplasty and rationale for robotic arm-assisted technology. Am J Orthop. 2009;38:3–6.

43. Coon TM. Integrating robotic technology into the operating room. Am J Orthop. 2009;38:7–9.

44. Jinnah RH, Horowitz S, Lippincott C, Conditt M. The learning curve of robotically assisted UKA. Annual Congress of ISTA; 2009.

45. Conditt M, Coon T, Hernandez A, Branch S. Short term survivorship and outcomes of robotically assisted bicompartmental arthroplasty. Bone Joint J. 2016;98-B:49.

46. Tamam C, Plate JF, Augart M, Poehling GG, Jinnah RH. Retrospective clinical and radiological outcomes after robotic assisted Bicompartmental knee arthroplasty. Adv Orthop. 2015;2015:1–7.

47. Jones B, Blyth MJ, MacLean A, Anthony I, Rowe P. Accuracy of UKA implant positioning and early clinical outcomes in a RCT comparing robotic assisted and manual surgery. th Annual CAOS Meeting; 2013.

48. Coon T. MAKOplasty medial UKA demonstrates low two-year revision rate in multicenter study. From short to mid term survivorship of robotically assisted UKA: a multicenter study. ISTA th Annual Congress; 2014.

49. Pearle AD, van der List JP, Lee L, COON TM, Borus TA, Roche MW. Survivorship and patient satisfaction of robotic-assisted medial unicompartmental knee arthroplasty at a minimum two-year follow-up. Knee. 2017;24:419–28.

50. Marcovigi A, Zambianchi F, Sandoni D, Rivi E, Catani F. Robotic-arm assisted partial knee arthroplasty: a single Centre experience. Acta Biomed. 2017;88:54–9.

51. Illgen RL, Bukowski BR, Abiola R, Anderson P, Chughtai M, Khlopas A, Mont MA. Robotic-assisted total hip arthroplasty: outcomes at minimum two-year follow-up. Surg Technol Int. 2017;30:365.

52. Domb BG, Bitar El YF, Sadik AY, Stake CE, Botser IB. Comparison of robotic-assisted and conventional Acetabular cup placement in THA: a matched-pair controlled study. Clin Orthop Relat Res. 2014;472:329–36.

53. Elson L, Dounchis J, Illgren R, Marchand R. A multi-center evaluation of acetabular cup positioning in robotic-arm assisted total hip arthroplasty. th Annual CAOS Meeting, 2013.

54. Nawabi DH, Conditt MA, Ranawat AS, Dunbar NJ, Jones J, Banks S, Padgett DE. Haptically guided robotic technology in total hip arthroplasty: a cadaveric investigation. Proc Inst Mech Eng H J Eng Med. 2013;227:302–9.

55. Jerabek SA, Carroll KM, Marratt JD, Mayman DJ, Padgett DE. Accuracy of cup positioning and achieving desired hip length and offset following robotic THA. th Annual CAOS Meeting; 2014.

56. Suarez-Ahedo C, Gui C, Martin TJ, Chandrasekaran S, Lodhia P, Domb BG. Robotic-arm assisted total hip arthroplasty results in smaller acetabular cup size in relation to the femoral head size: a matched-pair controlled study. Hip Int. 2017;27:147–52.

57. Bukowski B, Abiola R, Illgren R. Outcomes after primary total hip arthroplasty: manual compared with robotic assisted techniques. th Annual Advances in Arthroplasty; 2014.

58. Khlopas A, Chughtai M, Hampp EL, et al. Robotic-arm assisted total knee arthroplasty demonstrated soft tissue protection. Surg Technol Int. 2017;30:441–6.

59. Wolf A, Jaramaz B, Lisien B, DiGioia AM. MBARS: mini bone-attached robotic system for joint arthroplasty. Int J Med Rob Comput Assisted Surg. 2005;1:101–21.

60. Kube CR, Parker CAC, Wang T, Zhang H. Biologically inspired collective robotics. Recent developments in biologically inspired computing. https://doi.org/10.4018/9781591403128.ch015.

61. Song S, Mor A, Jaramaz B. HyBAR: hybrid bone-attached robot for joint arthroplasty. Int J Med Rob Comput Assisted Surg. 2009;5:223–31.

62. Conditt MA, Roche MW. Minimally invasive robotic-arm-guided unicompartmental knee arthroplasty. J Bone Joint Surg Am. 2009;91(Suppl 1):63–8.

63. Liow MHL, Xia Z, Wong MK, Tay KJ, Yeo SJ, Chin PL. Robot-assisted total knee arthroplasty accurately restores the joint line and mechanical axis. A prospective randomised study. J Arthroplast. 2014;29:2373–7.

64. Yildirim G, Fernandez-Madrid I, Schwarzkopf R, Walker P, Karia R. Comparison of robot surgery modular and Total knee arthroplasty kinematics. J Knee Surg. 2014;27:157–64.

65. Plate JF, Mofidi A, Mannava S, Smith BP, Lang JE, Poehling GG, Conditt MA, Jinnah RH. Achieving accurate ligament balancing using robotic-assisted unicompartmental knee arthroplasty. Adv Orthop. 2013;2013:1–6.

66. Illgren R. Robotically assisted total hip arthroplasty improves clinical outcome compared with manual technique. rd Annual Course Advances in Arthroplasty.

第 3 章 骨科机器人的一般概念

机器人设备被引入到手术室的历史不长，第一个机器人系统是在 1985 年进入到医疗领域的 [1, 2]。当时的 PUMA 560，被设计用来在 CT 引导的头颅穿刺活检中提高放置穿刺针的准确性。机器人技术的外科用途一直在不断拓展，现在已被包括泌尿外科、胃肠科、肿瘤科和妇科等多个外科专业所接受 [2, 3]。1980 年代中期，在 Hap Paul 和 William Bargar 的带领下，随着 ROBODOC（Curexo Technology Corporation, Fremont, CA, originally by Integrated Surgical Systems）系统的研发，机器人加入到骨科手术中 [4]。通过 CT 影像、计算机辅助的一个磨钻装置，这项新的技术被用来提高全髋关节置换中股骨侧的准备和解剖安放非骨水泥型股骨假体的准确性 [5]。这项技术在 1992 年首先用于人体，并很快改进后用于初次全膝关节置换（TKA）和 THA 的翻修手术 [5]。尽管有些结果不错 [6]，但是 ROBODOC 的应用还是受到了早期设备相关的并发症的限制 [7]。

在 ROBODOC 之后，出现了几个被动和半主动的系统 [3]。半主动的系统需要医生的参与；但是，好处是它们不会偏离计划的操作程序。最初，为了增强医生的控制，这些系统采用三维（3D）CT 扫描以及术前计划以提供术中的实时反馈，从而增加手术的安全性 [8]。主动限制的机器人（ACROBOT）（Imperial College, London, UK）是第一个可供使用的半主动系统。Justin Cobb 和他的同事们 [9] 使用这一装置进行最初的临床试验，和传统的技术相比，在单髁置换（UKA）中假体的位置显示出更好的一致性和准确性。

在这个鼓舞人心的结果之后，MAKO robotic arm（Stryker, Mahwah, NJ, USA）在 2008 年获得美国 FDA 的批准。在 UKA 中使用这些半主动系统获得了令人鼓舞的结果，部分原因是其在截骨中具有更高的精度以及更一致的软组织平衡 [10, 11]。这些系统的成功也进一步推动了其他系统的应用拓展，包括无图像技术（NAVIO, Smith and Nephew Memphis, TN; OMNIBotics, OMNIlife Science, Inc.; Raynham, MA），继而也陆续研发了被动的系统，包括辅助术前设计、模拟和术中引导。这些被称作是"导航"的系统，和半主动、主动系统相比，主要区别在于，医生全程控制计算机辅助导航提供的引导过程 [3]。这些系统创建患者的 3D 可视解剖图像，可以允许进行详细的术前计划。本章的目的是对目前骨科领域中可供使用的机器人系统的信息进行全面的比较和更新。

技术平台类型

图像引导和无图像的手术计划

目前的机器人系统需要根据关节表面的地形图，创建一个三维计划，可以基于或者不基于术前的 CT 扫描。在图像引导的系统中，涉及的关节和肢体需要进行术前 CT（或者在某些系统中使用 MRI）扫描。在膝关节置换术病例中，该计划涉及对患者的髋、膝和踝进行扫描，以收集患者个体的下肢力线（机械轴）和膝关节解剖特征的数据。该软件将 CT 扫描数据转换为断层资料，从而创建患者个性化的三维骨骼模型，以供外科医生在手术前进行模板制作。然后，它对收集的骨表面数据进行操作和调整，对肢体进行建模，并准确地规划假体的大小、力线以及相应截骨的量和方向。在 THA 中，该软件利用虚拟 3D 图像来计划截骨深度，最佳假体尺寸和力线，肢体长度和恢复偏心距，以及骨切除的量。然后将术前的计划与患者的解剖结构相关联，这些解剖结构在关节切开后通过表面形貌在术中进行注册[8]。然后通过机器人工具的手术操作来执行虚拟计划。尽管术前的虚拟计划带来一定好处，但术前 CT 扫描的不利因素包括影像学费用增加（且通常不报销）、患者不便于在认证中心进行研究以及放射线暴露的风险[8, 12-14]。

相反的，无图像系统完全依赖于关节切开后的解剖表面和运动学配准，以创建 3D 虚拟模型，制定手术计划并定义边界，截骨工具不应超出边界以去除表面组织。不需要专门的 CT 或 MRI 扫描。由于没有术前成像，所以无图像系统解决了基于图像系统的缺点，但这也会带来潜在的不利影响。如不能通过真正的术前计划确定假体大小、位置和力线。此外，术中配准依赖于外科医生输入数据点的准确性，这会受到人为错误的影响[8]。尽管有这些潜在的缺点，以上讨论的尸体和早期临床研究结果表明，无图像系统可获得相对准确的假体位置[15, 16]。

主动、半主动和被动机器人系统

骨科手术中使用的机器人系统分为三大类，包括主动、半主动和被动系统。被动系统为手术提供了虚拟图像，但不提供针对骨骼和硬组织表面操作时出现的意外进行约束。主动、半主动系统都包含防止 3D 计划之外的骨骼意外切除的保护措施；它们在截骨过程中，指导外科医生的方法和程度以及控制方面有所不同。

主动系统

主动机器人系统除了建立和确定截骨计划、假体大小和位置以外，具备在没有医生输入的情况下完成手术的能力。医生完成开始的入路和解剖显露以建立机器人系统[17, 18]。然后，机器人在医生的监督下独立执行剩余的操作。但是，如果需要暂停程序或调整计划，或有紧急和意外事故发生时，医生可以控制紧急开关。由于担忧神经和其他软组织损伤，以及潜在的其他并发症，人们对主动机器人逐渐失去兴趣，然而目前的热情有所恢复，并且正加倍努力以改进技术和操作[17, 18]。一个主动机器人的例子是 ROBODOC［现在的 TSolution One］(Curexo Technology Corporation, Fremont, CA)（图 3.1）和 CASPAR (Ortho-Maquet/URS, Schwerin, Germany)，两者都依靠 CT 图像进行术前计划。关于最初拟人化模型的研究都表明，ROBODOC 和 CASPAR 系统都具有很高的几何精度[8, 19-30]。这些系统具有可预测的学习曲线，延长手术时间和增加失血量也很明确[21, 26-28]，但是和传统技术相比，在机械轴力线的准确度方面更加精确[27-29]。主动系统的弊端和局限性在于，术前计划和注册需要更多的时间，如果操作流程失败则需要的手术时间更长，缺少医生术中信息的输入和调整，以及技术复杂[7, 8, 26, 30]。

被动系统

与主动系统不同，被动系统不会独立执行操作。它们也被称为计算机辅助或导航系统，它使用以患者和器械为中心的参考点为医生提供围术期建议并指导手术工具的定位[29]。导航系统由连接在工具上和解剖标志上的动态参考装置组成，它们向示踪

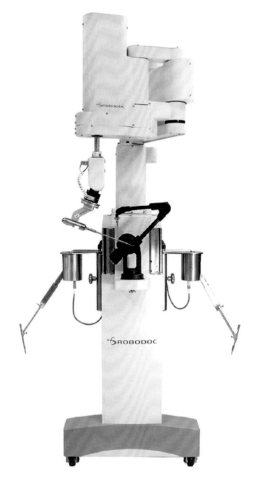

图 3.1 ROBODOC (Courtesy of Curexo Technology Corporation, THINK Surgical, Inc., Fremont, CA, USA)

器发射或反射光学信号[31]。被动系统进一步为假体的精确放置提供指导[17]，并彻底改变了骨科手术中的微创技术。

导航辅助手术已用于 UKA 和 TKA 中，以解决常见的假体安装位置不良问题。尽管有几项研究表明，和传统技术相比，导航在术后 X 线片上股骨胫骨的机械对线和假体对线更加准确；和传统的截骨模块技术相比，能够减少离群值，但大多数研究显示术后的功能和生存率仍相当[32-44]。导航进一步被拓展到 THA 中，用于初次髋臼假体定位，但根据目标的"安全区"作为定位参考，结果仍然不一致[45-51]。

半主动系统

半主动机器人系统结合了被动导航和自动机器人系统的优势。这是通过使用被动导航所需的医生技能，将其与主动系统中看到的机器人控制相结合来实现的[17]。一方面，半主动机器人由医生控制和操纵，医生的控制由机器人系统调节，以将骨骼准备工作限制在定义的边界内。通过触觉反馈限制截骨工具或截骨模块的位置，或通过调节自动工具的暴露或速度，在系统内建立反馈回路。这些保护措施不仅可以提高精度并减少错误，而且还可以简化手术过程。半主动系统可防止医生偏离术前计划的截骨，从而提高准确性，减少了假体安装错误[8, 15, 52]。目前，美国有三种这样的系统用于关节置换术。MAKO 机械臂 (Stryker, Mahwah, NJ, USA)（图 3.2）使用术前 CT 扫描形成用于骨准备的预定切割区域，因此被称为"图像引导"系统。其他半主动机器人系统是 Navio PFS (Smith & Nephew, Memphis, TN, USA) 徒手雕刻机器人（图 3.3）和 OMNIBOT (OMNIlife Science, Inc.; Raynham, MA)（图 3.4），其引导定位器是"无图像"的，因为它不需要专门的术前成像来计划或注册[15]。

半主动机器人系统的优势在于工具可以由医生直接操作，从而最大程度上缩短学习曲线和潜在的组织意外伤害，同时即使在适应技术的早期阶段，也可以完成准确的截骨准备[15, 16, 52-63]。

Methods of Robotic Restraint(机器人约束方法)

如前所述，机器人截骨的优点是完成截骨的表面精度高。目前的系统，基本上有两种主要方法可以使机器人工具保持较高

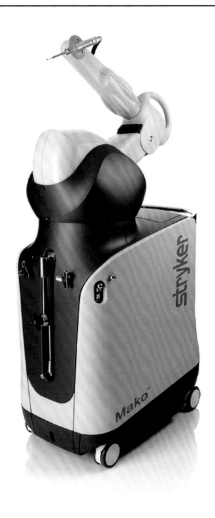

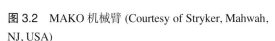

图 3.2　MAKO 机械臂 (Courtesy of Stryker, Mahwah, NJ, USA)

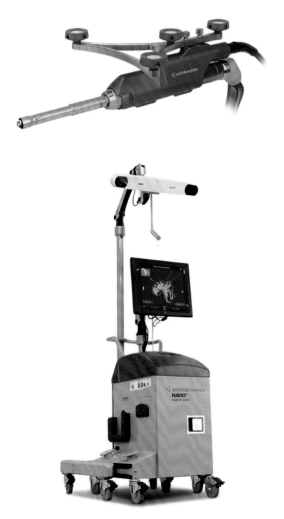

图 3.3　Navio (Courtesy of Smith & Nephew, Memphis TN, USA) (Courtesy of Smith & Nephew, Andover, MA, Memphis TN, USA)

的精度并防止意外的组织伤害——通过限制切割工具或通过触觉约束将截骨块固定在定义的区域内，或者通过将机器人工具的暴露或速度调整到预定的 3D 表面范围内。这些保护措施不仅可以优化精度并减少错误，还可以简化手术过程。在 MAKO 机械臂和 TSolution One（ROBODOC）系统中，先通过术前 CT 扫描确定截骨范围，然后根据需要进行术中调整 [17, 21]。在手术过程中，提供触觉反馈，以防止机械臂将高速磨钻或锯片

移至预定切割区域之外 [4, 5, 7, 8, 11, 17, 21, 29, 30, 54-65]。在 OMNIBOT 中，通过切割块的触觉定位来进行控制，医生可通过切割定位块使用常规的电锯截骨。这种方法限制了截骨导向器，但没有为截骨工具提供额外的安全机制以防止截骨错误。尽管如此，新的数据显示在 TKA 中这种机制是精确的。

　　Navio 系统使用一种替代的约束方法来控制机器人磨钻的暴露或速度。在 "暴露控制" 设置中，磨钻连续旋转，但是仅当其位

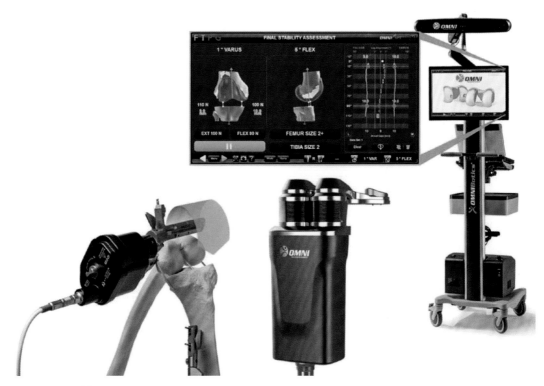

图 3.4   OMNIBotics (Courtesy of OMNIlife Science, Inc., Raynham, MA, USA)

于要准备的预定截骨范围之内时才露出，并在器械尖端超出所需切割区域时在保护罩内缩回[66]。在"速度控制"设置中，磨钻仅在所需的切削区域内才会旋转。磨钻旋转处于满功率状态，直到接近预计的骨骼边缘，此时其线性速度降低至零[66]。从理论上讲，磨钻速度/暴露控制方法可以更好地控制并最大程度地减少截骨中的误差。然而，迄今为止的结果显示和触觉系统的精度相当[15]。

软组织平衡

最后一点，软组织平衡已被证明在膝关节置换术中起着重要的作用，维持正常的膝关节运动和本体感觉，并防止随之而来的磨损和不稳定[67-70]。UKA 和 TKA 的结果受下肢力线、假体旋转、大小和位置的影响[71]，直觉上，使用机器人技术帮助控制多个变量是有道理的。然而，在 UKA 和 TKA 中，即便显得没有功能和生存率那么重要，精确的软组织平衡也被认为具有同样重要的价值。当前的几种机器人系统在其计划和程序中都包含了软组织平衡算法，并且在 UKA[11] 和 TKA[28] 中研究证明了与机器人相关的软组织平衡的准确性。

导航和机器人辅助手术的局限性

使用机器人系统可能会增加手术时间。它们需要安装光学反射装置以注册骨性标志。无图像系统需要跟踪选定的解剖区域，以创建手术区域的 3D 图像。基于术前 CT 扫描的机器人辅助系统也需要以类似的方式配准骨性标志和表面。在一项比较机器人系统和手动 UKA 系统的研究中，机器人系统的平均操作时间增加了 20 分钟，这导致成本增加了 2466 ~ 9220 美元[72]。光学元器件和系统示踪器之间始终需要保持无遮挡，并且光学元器件必须以特定的方式拿放才能进行注册。尽管最初可能比较麻烦，但是学习曲线并不陡峭[16, 63]。只是对于手术量不是很大的中心而言，机器人是一笔不小的财务投资。如果没有明确的临床收获，为此花费也许并不值得。

结论

导航和机器人辅助在骨科中的使用不断增加，其应用正在扩展。当前的应用包括 UKA、PFA、TKA、THA 和脊柱外科手术，但是导航和机器人辅助系统的未来可能包括全膝和全髋关节的翻修以及其他外科手术。毫无疑问，机器人技术将继续存在，骨科界也开始接受它。现在的趋势正朝小型化发展，一旦这个方向取得足够的进展，它将成为我们常规操作的一部分。但是，目前仍缺乏 UKA 和 TKA 中使用现代机器人系统的长期临床结果。在 2 年的随访中，620 例使用 MAKO 机械臂机器人辅助 UKA 的假体生存率为 98.9%[73]。据报道，使用 MAKO 机器人系统在 3 年内 UKA 翻修成 TKA 的比例为 5.8%，与国家登记系统中的常规 UKA 相当[74]。需要通过进一步的长期随访结果来证明提高假体安装精度与生存率之间的关系。

（Alexander H. Jinnah, T. David Luo, Johannes F. Plate, Riyaz H. Jinnah 著　蔡宏 译）

参考文献

1. Kwoh YS, Hou J, Jonckheere EA, et al. A robot with improved absolute positioning accuracy for CT guided stereotactic brain surgery. IEEE Trans Biomed Eng. 1988;35:153–60.
2. Shah J, Vyas A, Vyas D. The history of robotics in surgical specialties. Am J Robot Surg. 2014;1:12–20.
3. Jinnah AH, Multani A, Plate JF, Poehling GG, Jinnah RH. Implementation of robotics in total joint arthroplasty. Robot Surg: Res Rev. 2015;2015:95–103.
4. Paul HA, Bargar WL, Mittlestadt B, et al. Development of a surgical robot for cementless total hip arthroplasty. Clin Orthop Relat Res. 1992:57–66.
5. Bargar WL. Robots in orthopaedic surgery: past, present, and future. Clin Orthop Relat Res. 2007;463:31–6.
6. Digioia AM 3rd, Jaramaz B, Plakseychuk AY, et al. Comparison of a mechanical acetabular alignment guide with computer placement of the socket. J Arthroplast. 2002;17:359–64.
7. Schulz AP, Seide K, Queitsch C, et al. Results of total hip replacement using the Robodoc surgical assistant system: clinical outcome and evaluation of complications for 97 procedures. Int J Med Robot. 2007;3:301–6.
8. Jacofsky DJ, Allen M. Robotics in Arthroplasty: a comprehensive review. J Arthroplast. 2016;31:2353–63.
9. Cobb J, Henckel J, Gomes P, et al. Hands-on robotic unicompartmental knee replacement: a prospective, randomised controlled study of the acrobot system. J Bone Joint Surg Br. 2006;88:188–97.
10. Najarian S, Fallahnezhad M, Afshari E. Advances in medical robotic systems with specific applications in surgery–a review. J Med Eng Technol. 2011;35:19–33.
11. Plate JF, Mofidi A, Mannava S, et al. Achieving accurate ligament balancing using robotic-assisted unicompartmental knee arthroplasty. Adv Orthop. 2013;2013:837167.
12. Ponzio DY, Lonner JH. Preoperative mapping in Unicompartmental knee Arthroplasty using computed tomography scans is associated with radiation exposure and carries high cost. J Arthroplast. 2015;30:964–7.
13. Banerjee S, Cherian JJ, Elmallah RK, et al. Robot-assisted total hip arthroplasty. Expert Rev Med Devices. 2016;13:47–56.
14. Smith-Bindman R, Lipson J, Marcus R, et al. Radiation dose associated with common computed tomography examinations and the associated lifetime attributable risk of cancer. Arch Intern Med. 2009;169:2078–86.
15. Lonner JH, Smith JR, Picard F, et al. High degree of accuracy of a novel image-free handheld robot for unicondylar knee arthroplasty in a cadaveric study. Clin Orthop Relat Res. 2015;473:206–12.
16. Gregori A, Picard F, Bellemans J, et al. Handheld precision sculpting tool for unicondylar knee arthroplasty. A clinical review. 15th EFORT Congress, London, 4–6 June 2014.

17. Lang JE, Mannava S, Floyd AJ, et al. Robotic systems in orthopaedic surgery. J Bone Joint Surg Br. 2011;93:1296–9.

18. Davies BL, Rodriguez y Baena FM, Barrett AR, et al. Robotic control in knee joint replacement surgery. Proc Inst Mech Eng H. 2007;221:71–80.

19. Prymka M, Wu L, Hahne HJ, et al. The dimensional accuracy for preparation of the femoral cavity in HIP arthroplasty. A comparison between manual- and robot-assisted implantation of HIP endoprosthesis stems in cadaver femurs. Arch Orthop Trauma Surg. 2006;126:36–44.

20. Mazoochian F, Pellengahr C, Huber A, et al. Low accuracy of stem implantation in THR using the CASPAR-system: anteversion measurements in 10 hips. Acta Orthop Scand. 2004;75:261–4.

21. Bargar WL, Bauer A, Borner M. Primary and revision total hip replacement using the Robodoc system. Clin Orthop Relat Res. 1998:82–91.

22. Siebel T, Kafer W. Clinical outcome following robotic assisted versus conventional total hip arthroplasty: a controlled and prospective study of seventy-one patients. Z Orthop Ihre Grenzgeb. 2005;143:391–8.

23. Siebert W, Mai S, Kober R, et al. Technique and first clinical results of robot-assisted total knee replacement. Knee. 2002;9:173–80.

24. Nogler M, Polikeit A, Wimmer C, et al. Primary stability of a Robodoc implanted anatomical stem versus manual implantation. Clin Biomech (Bristol, Avon). 2004;19:123–s.

25. Hagio K, Sugano N, Takashina M, et al. Effectiveness of the ROBODOC system in preventing intraoperative pulmonary embolism. Acta Orthop Scand. 2003;74:264–9.

26. Honl M, Dierk O, Gauck C, et al. Comparison of robotic-assisted and manual implantation of a primary total hip replacement. A prospective study. J Bone Joint Surg Am. 2003;85-A:1470–8.

27. Song EK, Seon JK, Park SJ, et al. Simultaneous bilateral total knee arthroplasty with robotic and conventional techniques: a prospective, randomized study. Knee Surg Sports Traumatol Arthrosc. 2011;19:1069–76.

28. Song EK, Seon JK, Yim JH, et al. Robotic-assisted TKA reduces postoperative alignment outliers and improves gap balance compared to conventional TKA. Clin Orthop Relat Res. 2013;471:118–26.

29. Park SE, Lee CT. Comparison of robotic-assisted and conventional manual implantation of a primary total knee arthroplasty. J Arthroplast. 2007;22:1054–9.

30. Chun YS, Kim KI, Cho YJ, et al. Causes and patterns of aborting a robot-assisted arthroplasty. J Arthroplast. 2011;26:621–5.

31. Zheng G, Nolte LP. Computer-assisted orthopedic surgery: current state and future perspective. Front Surg. 2015;2:66.

32. Jenny JY, Boeri C. Unicompartmental knee prosthesis implantation with a non-image-based navigation system: rationale, technique, case-control comparative study with a conventional instrumented implantation. Knee Surg Sports Traumatol Arthrosc. 2003;11:40–5.

33. Manzotti A, Cerveri P, Pullen C, et al. Computer-assisted unicompartmental knee arthroplasty using dedicated software versus a conventional technique. Int Orthop. 2014;38:457–63.

34. Jung KA, Kim SJ, Lee SC, et al. Accuracy of implantation during computer-assisted minimally invasive Oxford unicompartmental knee arthroplasty: a comparison with a conventional instrumented technique. Knee. 2010;17:387–91.

35. Keene G, Simpson D, Kalairajah Y. Limb alignment in computer-assisted minimally-invasive unicompartmental knee replacement. J Bone Joint Surg Br. 2006;88:44–8.

36. Rosenberger RE, Fink C, Quirbach S, et al. The immediate effect of navigation on implant accuracy in primary mini-invasive unicompartmental knee arthroplasty. Knee Surg Sports Traumatol Arthrosc. 2008;16:1133–40.

37. Chowdhry M, Khakha RS, Norris M, et al. Improved survival of computer-assisted Unicompartmental knee Arthroplasty: 252 cases with a minimum follow-up of 5 years. J Arthroplast. 2017;32:1132–6.

38. Bauwens K, Matthes G, Wich M, et al. Navigated total knee replacement. A meta-analysis. J Bone Joint Surg Am. 2007;89:261–9.

39. Fu Y, Wang M, Liu Y, et al. Alignment outcomes in navigated total knee arthroplasty: a meta-analysis. Knee Surg Sports Traumatol Arthrosc. 2012;20:1075–82.

40. Hetaimish BM, Khan MM, Simunovic N, et al. Meta-analysis of navigation vs conventional total knee arthroplasty. J Arthroplast. 2012;27:1177–82.

41. Rebal BA, Babatunde OM, Lee JH, et al. Imageless computer navigation in total knee arthroplasty provides superior short term functional outcomes: a meta-analysis. J Arthroplast. 2014;29:938–44.

42. Gholson JJ, Duchman KR, Otero JE, et al. Computer navigated total knee arthroplasty: rates of adoption and early complications. J Arthroplasty. 2017;32:2113–9.

43. Biasca N, Wirth S, Bungartz M. Mechanical accuracy of navigated minimally invasive total knee arthroplasty (MIS TKA). Knee. 2009;16:22–9.

44. Khakha RS, Chowdhry M, Norris M, et al. Five-year follow-up of minimally invasive computer assisted total knee arthroplasty (MICATKA) versus conventional computer assisted total knee arthroplasty (CATKA) - a population matched study. Knee. 2014;21:944–8.

45. Chang JD, Kim IS, Bhardwaj AM, et al. The evolution of computer-assisted Total hip Arthroplasty and relevant applications. Hip Pelvis. 2017;29:1–14.

46. Nogler M, Kessler O, Prassl A, et al. Reduced variability of acetabular cup positioning with use of an imageless navigation system. Clin Orthop Relat Res. 2004:159–63.

47. Gandhi R, Marchie A, Farrokhyar F, et al. Computer navigation in total hip replacement: a meta-analysis. Int Orthop. 2009;33:593–7.

48. Moskal JT, Capps SG. Acetabular component positioning in total hip arthroplasty: an evidence-based analysis. J Arthroplast. 2011;26:1432–7.

49. Xu K, Li YM, Zhang HF, et al. Computer navigation in total hip arthroplasty: a meta-analysis of randomized controlled trials. Int J Surg. 2014;12:528–33.

50. Liu Z, Gao Y, Cai L. Imageless navigation versus traditional method in total hip arthroplasty: a meta-analysis. Int J Surg. 2015;21:122–7.

51. Li YL, Jia J, Wu Q, et al. Evidence-based computer-navigated total hip arthroplasty: an updated analysis of randomized controlled trials. Eur J Orthop Surg Traumatol. 2014;24:531–8.

52. Bell SW, Anthony I, Jones B, et al. Improved accuracy of component positioning with robotic-assisted Unicompartmental knee Arthroplasty: data from a prospective, randomized controlled study. J Bone Joint Surg Am. 2016;98:627–35.

53. Citak M, Suero EM, Citak M, et al. Unicompartmental knee arthroplasty: is robotic technology more accurate than conventional technique? Knee. 2013;20:268–71.

54. Nawabi DH, Conditt MA, Ranawat AS, et al. Haptically guided robotic technology in total hip arthroplasty: a cadaveric investigation. Proc Inst Mech Eng H. 2013;227:302–9.

55. Mofidi A, Plate JF, Lu B, et al. Assessment of accuracy of robotically assisted unicompartmental arthroplasty. Knee Surg Sports Traumatol Arthrosc. 2014;22:1918–25.

56. Dunbar NJ, Roche MW, Park BH, et al. Accuracy of dynamic tactile-guided unicompartmental knee arthroplasty. J Arthroplast 2012;27:803–808 e1.

57. Sinha RK. Outcomes of robotic arm-assisted unicompartmental knee arthroplasty. Am J Orthop (Belle Mead NJ). 2009;38:20–2.

58. Pearle AD, O'Loughlin PF, Kendoff DO. Robot-assisted unicompartmental knee arthroplasty. J Arthroplast. 2010;25:230–7.

59. Kanawade V, Dorr LD, Banks SA, et al. Precision of robotic guided instrumentation for acetabular component positioning. J Arthroplast. 2015;30:392–7.

60. Lonner JH, John TK, Conditt MA. Robotic arm-assisted UKA improves tibial component alignment: a pilot study. Clin Orthop Relat Res. 2010;468:141–6.

61. Domb BG, El Bitar YF, Sadik AY, et al. Comparison of robotic-assisted and conventional acetabular cup placement in THA: a matched-pair controlled study. Clin Orthop Relat Res. 2014;472:329–36.

62. Lonner JH. Indications for unicompartmental knee arthroplasty and rationale for robotic arm-assisted technology. Am J Orthop (Belle Mead NJ). 2009;38:3–6.

63. Wallace D, Gregori A, Picard F, et al. The learning curve of a novel handheld robotic system for unicondylar knee arthroplasty. International Society of Computer Assisted Orthopaedic Surgery, Milan, 14–18 June 2014.

64. Coon TM. Integrating robotic technology into the operating room. Am J Orthop (Belle Mead NJ). 2009;38:7–9.

65. Hamilton WG, Ammeen D, Engh CA Jr, et al. Learning curve with minimally invasive unicompartmental knee arthroplasty. J Arthroplast. 2010;25:735–40.

66. Smith JR, Riches PE, Rowe PJ. Accuracy of a freehand sculpting tool for unicondylar knee replacement. Int J Med Robot. 2014;10:162–9.

67. Wasielewski RC, Galante JO, Leighty RM, et al. Wear patterns on retrieved polyethylene tibial inserts and their relationship to technical considerations during total knee arthroplasty. Clin Orthop Relat Res. 1994:31–43.

68. Attfield SF, Wilton TJ, Pratt DJ, et al. Soft-tissue balance and recovery of proprioception after total knee replacement. J Bone Joint Surg Br. 1996;78: 540–5.

69. Pagnano MW, Hanssen AD, Lewallen DG, et al. Flexion instability after primary posterior cruciate retaining total knee arthroplasty. Clin Orthop Relat Res. 1998:39–46.

70. Whiteside LA. Making your next unicompartmental knee arthroplasty last: three keys to success. J Arthroplast. 2005;20:2–3.

71. Babazadeh S, Stoney JD, Lim K, et al. The relevance of ligament balancing in total knee arthroplasty: how important is it? A systematic review of the literature. Orthop Rev (Pavia). 2009;1:e26.

72. Hansen DC, Kusuma SK, Palmer RM, et al. Robotic guidance does not improve component position or short-term outcome in medial unicompartmental knee arthroplasty. J Arthroplast. 2014;29:1784–9.

73. Conditt MA, Coon T, Roche M, Pearle A, Borus T, Buechel F, Dounchis J. Two year survivorship of robotically guided Unicompartmental knee Arthroplasty. J Bone Joint Surg Br. 2013;95:294.

74. Plate JF, Augart MA, Seyler TM, et al. Obesity has no effect on outcomes following unicompartmental knee arthroplasty. Knee Surg Sports Traumatol Arthrosc. 2015; 25:645–51.

第4章 机器人与计算机辅助膝髋关节置换术的学习曲线

过去几十年伴随着技术进步，机器人可以把实时数据转换为精确的动作，能够成功完成任何数量级的任务。最近，为了改进手术效果（更重要的是可重复性）和患者的结果，这些技术已经被引入骨科手术[1]。过去10年，随着医生兴趣和支持文献的增加，髋和膝关节使用机器人辅助手术的数量也在增加。

全髋和全膝关节置换手术是骨科两个最成功和具有经济效益的手术[2,3]。尽管很成功，但对于卫生系统，关节置换手术存在着明显的风险和成本[2,4]。髋和膝关节置换手术本身适合机器人辅助技术，它们是苛求技术的手术，成功需要适当的假体位置和关节平衡。许多研究已经表明假体位置偏离适当的力线会有较差的结果和假体生存时间缩短[5-7]。机器人辅助技术已经可以改善力线，减少术后髋和膝关节假体位置异常[8-13]。外科医生和卫生系统关心计算机辅助技术的学习曲线和成本效益。这一章主要讨论正在使用的技术和关于机器人在单髁关节置换（UKA）、全膝关节置换（TKA）和全髋关节置换（THA）中应用的学习曲线的早期数据。

关节置换手术的机器人技术

为了说明关节置换手术中使用机器人的学习曲线，必须了解基本概念和手术的必要步骤。全面讨论机器人技术超出本章的范围，但是学习这个技术的外科医生一定要知道机器人接受信息和接下来会如何行动的过程。根据手术医生需要机器人参与的活动多少，机器人系统可以被大概分类成：被动、自动和半自动。被动系统需要外科医生持续和直接操作，而机器人做得很少，更像导航。与之相反，自动系统工作不依赖于外科医生的参与。半自动系统现在用得最普遍，介于前两者间，需要外科医生的参与，同时提供实时反馈加强医生的操控。半自动系统提供医生截骨的真实限制，以便手术者不能在预先设定的参数外操作（切、磨等）。硬性停止防止偏离正常的截骨和假体位置异常，以及软组织损伤。机器人手术的可见好处是手术技术只依赖于实时的定量数据，因此更准确也可重复[14,15]。

所有机器人系统都要通过有坐标系统的虚拟映像（无影像）或基于术前三维影像（CT或MRI扫描）登记，或数据注册。无论哪一种，都必须注册特定的解剖参考点以便机器人可以在器械（截骨工具）和患者解剖之间建立关系。完成注册，就开始手术计划。计划推导基于骨性参考和韧带平衡的假体位置。计划一旦完成，接着开始截骨。每一个机器人系统截骨都不相同。一些使用可以阻止异常截骨的机械臂，另一些使用保护导板或者当截骨工具移出指定的截骨区时自动停止操作。最后，截骨完成，开始试体复位和假体植入。这些步骤有一个时间顺序。

学习机器人系统不只是限于外科医生。手术室人员必须熟悉注册步骤和恰当地执行术前计划以便效率最大化[16]。对于没有经验的外科医生和手术人员，要学习包括机器人系统的调试、摆放、校准。这些步骤可能引发误差和增加手术时间，两者都可能影响最终的手术结果。

有文章报道关于采用机器人技术早期阶段的难点。除了改善假体位置和消除不良力线[17]，增加手术时间、机器人截骨产热和一旦程序开始医生不能干预是明显的缺点[15]。临床病例报告提示高发的技术相关并发症（固定钉松动、计算机接口困难等）而放弃机器人手术，可以看出技术应用有明显需要提高的空间[18]。这些早期的研究清楚地确定了改进目标以便优化技术和进一步简化操作的学习曲线。

机器人辅助关节置换的学习曲线

实施 UKA 和 TKA 机器人手术目标是减少变异性和增加成功结果的可靠性。一些研究已经表明了机器人辅助系统比较传统技术，假体位置改善，准确性增加还有变异性或异常值减少[13, 19, 20]。因此，为了进一步优化手术结果，外科医生和卫生系统已经引入机器人系统。

学习曲线定义为随着经验增加伴随时间表现进步。表现可以通过耗时、力线、假体位置、并发症率、患者结果或者其他标准衡量。机器人辅助 UKA 和 TKA 的学习曲线根据特定的研究结果表现出变化。一些研究报道了一个短的学习曲线，度过这个学习曲线在初期不会增加并发症的风险[21-23]。

Wallance 等近期报道了 8 个医生使用手持机器人系统用手术时间作为主要衡量结果的学习曲线。在此研究中，5 个医生各自完成 15 例手术。所有医生 15 例的平均手术时间是 56.8 分钟（27 ~ 102 分钟）。15 例中最慢到最快平均进步是 46 分钟[21]。最大的进步是截骨阶段，平均减少 31 分钟，而其他阶段（例如注册解剖标志、标定股骨髁）也

看到了所用时间减少的趋势。

在一个使用手持机器人的类似的研究中，11 个医生每人最少做 10 例手术（10 ~ 30 例）。参数包括：(1) 解剖注册和植入计划的时间，(2) 截骨时间，(3) 连接追踪器到截骨完成的时间。目标是确定需要多少手术能达到 95% 的学习结果。作者确定学习阶段是 8 例。在手术各阶段都有改进，包括总手术时间（图 4.1）、截骨时间（图 4.2）、标定 / 假体植入时间（图 4.3）。最大的进步还是在截骨阶段[24]。

很少有关于全膝关节置换学习曲线的研究。Sodhi 等最近的研究分析两个有经验的关节置换医生，之前没有机器人经验。他们最开始的 20 例机器人辅助手术平均时间显著长于他们最近 20 例手术（99 分钟 vs 81 分钟，$P < 0.05$）。另外，最近 20 例机器人手术时间与随机的 20 例常规 TKA 手术时间没有差异（84 分钟 vs 81 分钟，$P > 0.05$）[25]。Khoopas 等最近的一篇系统综述评价了总共 40 篇文章，结果计算机辅助 TKA 可以增加患者的满意度和结果，预期的学习曲线是大约 15 例手术[26]。

机器人可以减少对医生经验的依赖而获得好的手术效果。Sions 等试图评价一种手持机器人系统的技术学习曲线。5 个接受外科培训医生在假骨上各做 5 例机器人单髁手术，评价手术每一步完成时间和假体力线。做 5 个手术后，这 5 个骨科培训医生平均总手术时间显著减少（$P < 0.001$），从 85 分钟减少到 48 分钟[23]。随着手术例数增加，大多数手术步骤的时间显著缩短（均 $P < 0.05$）。最显著的是截骨步骤，从 41 分钟减少到 23 分钟（$P < 0.01$）。另外假体的力线和旋转位置由始至终准确，没有随手术增加变化。这说明使用机器人的最初阶段也可以保证假体植入的准确。其他研究也观察到学习曲线中力线总是正确。Karia 等随机让 16 个没有经验的医生做 3 例传统器械单

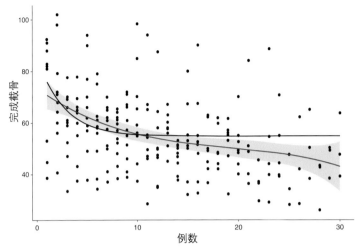

图 4.1 手术学习曲线——手术时间的学习曲线（安装跟踪器到安放试体）提示需要 8 例手术（95% CI 6～11）达到学习 95%，手术时间平均减少 28 分钟

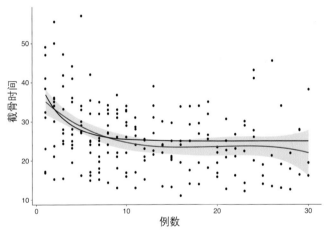

图 4.2 截骨时间学习曲线——全部手术时间的主要组成部分，机器人技术截骨在学习曲线中用时大幅缩短，平均从 42 分钟进步到 25 分钟

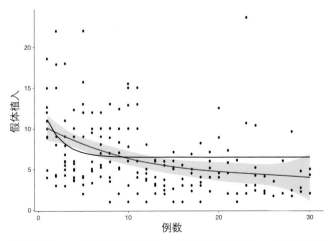

图 4.3 假体植入时间学习曲线——包括解剖点注册、假体植入的时间，在学习曲线中用时从平均 14 分钟缩短到 6 分钟

髁置换或半自动机器人单髁置换。两组平均手术时间都缩短了；然而，比较传统手术，作者发现机器人辅助手术的假体位置准确度非常高。传统手术经过 3 例后仍然不准确[27]。在另一个研究中，Coon 等发现经过学习曲线后，止血带时间显著缩短，同时放射影像完美。比较最初的 36 个使用机械臂患者和最后 45 个使用传统器械的患者，两组患者年龄和性别匹配，胫骨后倾角准确度增加，机械臂组内翻角精度更高（3.2°）（$P < 0.05$）[16]。即使在开始阶段，机器人技术也能做出适当的假体位置和力线，这是开展机器人手术的优势。

机器人辅助技术也用于髋关节置换，同样地在学习曲线中关注它的效果。在第一个也是极少数直接评价机器人辅助全髋关节手术的学习曲线的研究中，Redmond 等证明确实存在学习曲线。根据学习曲线中的时间顺序，由一个医生完成的最初 105 个机器人辅助髋关节置换手术被分成 3 个相等的组。结果评定包括假体位置、手术时间、术中技术问题和并发症。作者报道比较最初的 35 例和其他两组，手术时间平均缩短接近 13 分钟（$P=0.02$）。最初 35 例后，髋臼异常值风险也显著降低（$P=0.02$）。各组间手术并发症没有差别[28]。一些研究指出，比较传统手术，机器人手术进步更快。最近 Kamara 等的研究中，在最初 100 例术中透视和机器人手术中看到了即刻的效益，76% 传统髋关节置换术的髋臼位置在目标范围内，而透视引导是 84%，机器人辅助手术是 97%（$P < 0.01$）[12]。

结论

对于一种新技术的开展和新的临床范例，使用机器人技术无疑存在学习曲线。然而，机器人辅助关节置换的学习曲线较短，学习曲线伴随着手术时间缩短，效率提高，其间能够优化和保持例如假体位置和机械力线等基本方面。由于机器人技术一定要足够高效使用来平衡开展这一技术的支出，所以学习曲线一定要短。机器人辅助关节置换越来越受欢迎，这样就有必要进一步研究是否这些技术提高了临床和患者的效果。

（Jason P. Zlotnicki，Michael J. O'Malley 著

刘延青 译）

参考文献

1. Lang JE, Mannava S, Floyd AJ, Goddard MS, Smith BP, Mofidi A, Seyler TM, Jinnah RH. Robotic systems in orthopaedic surgery. J Bone Joint Surg Br. 2011;93(10):1296–9.
2. Bumpass DB, Nunley RM. Assessing the value of a total joint replacement. Curr Rev Musculoskelet Med. 2012;5(4):274–82.
3. Learmonth ID, Young C, Rorabeck C. The operation of the century: total hip replacement. Lancet. 2007;370(9597):1508–19.
4. Kurtz S, Mowat F, Ong K, Chan N, Lau E, Halpern M. Prevalence of primary and revision total hip and knee arthroplasty in the United States from 1990 through 2002. J Bone Joint Surg Am. 2005;87(7):1487–97.
5. Liu HX, Shang P, Ying XZ, Zhang Y. Shorter survival rate in varus-aligned knees after total knee arthroplasty. Knee Surg Sports Traumatol Arthrosc. 2016;24(8):2663–71.
6. Li Z, Esposito CI, Koch CN, Lee YY, Padgett DE, Wright TM. Polyethylene Damage Increases With varus Implant Alignment in Posterior-stabilized and Constrained Condylar Knee Arthroplasty. Clin Orthop Relat Res. 2017;475(12):2981–91.
7. Ritter MA, Davis KE, Davis P, Farris A, Malinzak RA, Berend ME, Meding JB. Preoperative malalignment increases risk of failure after total knee arthroplasty. J Bone Joint Surg Am. 2013;95(2):126–31.
8. Lonner JH, Smith JR, Picard F, Hamlin B, Rowe PJ, Riches PE. High degree of accuracy of a novel image-free handheld robot for unicondylar knee arthroplasty in a cadaveric study. Clin Orthop Relat Res. 2015;473(1):206–12.
9. Moon YW, Ha CW, Do KH, Kim CY, Han JH, Na SE, Lee CH, Kim JG, Park YS. Comparison of robot-assisted and conventional total knee arthroplasty: a controlled cadaver study using multiparameter quantitative three-dimensional CT assessment of alignment. Comput Aided Surg. 2012;17(2):86–95.

10. Cheng T, Zhao S, Peng X, Zhang X. Does computer-assisted surgery improve postoperative leg alignment and implant positioning following total knee arthroplasty? A meta-analysis of randomized controlled trials? Knee Surg Sports Traumatol Arthrosc. 2012;20(7):1307–22.

11. Domb BG, El Bitar YF, Sadik AY, Stake CE, Botser IB. Comparison of robotic-assisted and conventional acetabular cup placement in THA: a matched-pair controlled study. Clin Orthop Relat Res. 2014;472(1):329–36.

12. Kamara E, Robinson J, Bas MA, Rodriguez JA, Hepinstall MS. Adoption of robotic vs fluoroscopic guidance in total hip arthroplasty: is acetabular positioning improved in the learning curve? J Arthroplast. 2017 Jan;32(1):125–30.

13. Song EK, Seon JK, Yim JH, Netravali NA, Bargar WL. Robotic-assisted TKA reduces postoperative alignment outliers and improves gap balance compared to conventional TKA. Clin Orthop Relat Res. 2013 Jan;471(1):118–26.

14. Netravali NA, Shen F, Park Y, Bargar WL. A perspective on robotic assistance for knee arthroplasty. Adv Orthop. https://doi.org/10.1155/2013/970703. 2013 Epub 2013 Apr 30.

15. Jacofsky DJ, Allen M. Robotics in Arthroplasty: a comprehensive review. J Arthroplast. 2016;31(10):2353–63.

16. Coon TM. Integrating robotic technology into the operating room. Am J Orthop. 2009;38(2):7–9.

17. Park SE, Lee CT. Comparison of robotic-assisted and conventional manual implantation of a primary total knee arthroplasty. J Arthroplast. 2007;22(7):1054–9.

18. Schulz AP, Seide K, Queitsch C, von Haugwitz A, Meiners J, Kienast B, Tarabolsi M, Kammal M, Jürgens C. Results of total hip replacement using the Robodoc surgical assistant system: clinical outcome and evaluation of complications for 97 procedures. Int J Med Robot. 2007;3(4):301–6.

19. Liow MH, Xia Z, Wong MK, Tay KJ, Yeo SJ, Chin PL. Robot-assisted total knee arthroplasty accurately restores the joint line and mechanical axis. A prospective randomised study. J Arthroplast. 2014;29(12):2373–7.

20. Alcelik IA, Blomfield MI, Diana G, Gibbon AJ, Carrington N, Burr S. A comparison of short-term outcomes of minimally invasive computer-assisted vs minimally invasive conventional instrumentation for primary total knee arthroplasty: a systematic review and meta-analysis. J Arthroplasty. 2016;31(2):410–8.

21. Wallace D, Gregori A, Picard, Frederic & Bellemans, Johan & Lonner, Jess & Marquez, Raul & McWee (Smith, Julie & Simone, Adam & Jaramaz, Branislav. The learning curve of a novel handheld robotic system for unicondylar knee arthroplasty. J Bone and Joint Surg – British. 2014;96-B:13.

22. Jinnah R, Horowitz S, Lippencott C, Conditt M. Learning curve of robotically assisted UKA. In: International meeting on early intervention for knee arthritis (IMUKA), 56th Annual Meeting of the Orthopaedic Research Society; 2009.

23. Simons M, Riches P. The learning curve of robotically-assisted unicondylar knee arthroplasty. Bone Joint J. 2014;96(SUPP 11):152.

24. O'Malley M, Gregori A, Picard F, Jaramaz B, Lonner J. The learning curve of an image-free handheld robotic system for unicompartmental knee arthroplasty. Poster presented at AAOS 2017 annual meeting, San Diego, 14–18 Mar 2017.

25. Sodhi N, Khlopas A, Piuzzi NS, Sultan AA, Marchand RC, Malkani AL, Mont MA. The learning curve associated with robotic total knee arthroplasty. J Knee Surg. 2018;31(1):17–21.

26. Khlopas A, Sodhi N, Sultan AA, Chughtai M, Molloy RM, Mont MA. Robotic arm assisted total knee arthroplasty. J Arthroplast. 2018; https://doi.org/10.1016/j.arth.2018.01.060.

27. Karia M, Masjedi M, Andrews B, Jaffry Z, Cobb J. Robotic assistance enables inexperienced surgeons to perform unicompartmental knee arthroplasties on dry bone models with accuracy superior to conventional methods. Adv Orthop. 2013. https://doi.org/10.1155/2013/481039. Epub 2013 Jun 19.

28. Redmond JM, Gupta A, Hammarstedt JE, Petrakos AE, Finch NA, Domb BG. The learning curve associated with robotic-assisted total hip arthroplasty. J Arthroplast. 2015;30(1):50–4.

第 5 章　促进机器人手术后早日出院和快速康复的围术期流程

随着机器人外科的不断革新，手术辅助技术也在同步发展。为了优化机器人手术流程，需要着眼于围术期各要素，以改善成功率和促进康复。合理的术前计划有助于手术的实施、优化患者的身体状况、设定患者的期望值，以确保早日出院和加速康复。支持或取代正规物理治疗的自主家庭锻炼方案，以及限制住院和在家期间使用麻醉类镇痛药的多模式疼痛管理，将有助于最大限度地提高临床效果和患者满意度。基于网络的康复方式并辅以新兴技术，有望以更低的成本来提高临床效果并为患者提供更舒适的体验。最后，重要的是让诊所、医院和医务人员做好相应的准备，以便实现机器人手术后向快速康复和早日出院的过渡。

术前计划

术前计划是所有骨科手术中必不可少的一步，机器人辅助的关节置换术或脊柱手术也不例外。事实上，根据系统的不同，使用机器人通常需要额外的术前计划（如进一步的影像学检查），以确保机器人系统可以被正确利用来到达预期的目标。在本部分内容中，我们将概述机器人辅助髋膝关节置换围术期计划的基本步骤，这些步骤可以改善整个诊疗过程中的体验。每个系统手术相关计划的具体细节将在其他的章节中进行介绍。

术前计划的第一步是确认该手术符合适应证，并能解决患者特定的病理情况。完整的病史和体格检查是必不可少的。重要的是

要了解是否有任何既往的手术或创伤，例如可能会干扰计划的切口或机器人系统用于注册骨骼校准的定位钉位置。高质量的术前影像是必不可少的，并且重要的是要知道所用的机器人系统是否需要额外的影像。例如，一些机器人系统需要特定方法扫描 CT，且必须将其上传给机器人公司合作的特定影像中心，并由他们来进行校准。这些扫描必须事先得到保险公司的批准，并提前做好安排，让患者特地前往那些地点。进一步的检查很重要，以便从那些图像中重建三维虚拟模型，用于手术计划。因 CT 扫描带来的额外辐射暴露[1, 2]应事先告知患者。对于一些正考虑接受部分膝关节置换术的患者，如果对手术方案存有疑问，最好在术前进行 MRI 检查，以排除其他间室的病变。这对于机器人辅助的部分膝关节置换术尤其重要，因为它的程序设定和计划与全膝关节置换术的设定有很大区别，并且如果术中发现其他间室有病变，不管是切换到标准的还是机器人辅助的全膝关节置换模式，都会增加手术时间。随着更多系统如机器人单髁（UKA）、髌股关节（patellofemoral, PFA）、全膝关节（TKA）和双交叉韧带保留全膝关节（bi-cruciate retaining total knee surgery, BiKA）手术的出现，术中不同程序之间的切换毫无疑问会变得更容易，而这一点可能也不再是问题。此外，虽然现有几种系统同时具有完成全膝关节置换和部分膝关节置换的能力，但许多医院可能只在他们的机器人上装载了用于全膝关节置换或部分膝关节置换的软件和硬件，而不是两者都具备，这在手术中发现

或出乎预料的情况下，仍然面临着需要在不同程序之间切换的挑战。

在术前临床查房中，患者对手术过程和效果的期望值很重要，其中包括手术的局限性和可能的并发症。应该向患者描述清楚机器人在手术中扮演的角色，为患者讲解机器人的原理和潜在的效用，对于调整患者的期望非常重要。一些患者可能对机器人在手术中的作用以及效果的影响有着不切实际的期望。另一方面，其他患者可能会误认为是机器人操控手术，这些担忧应该在早期得到解决。

另一重要因素是计划你的手术日和机器人手术相关的工作流程。第一次做机器人病例时，由于可预期的学习曲线，明智的选择是专门规划出额外的时间，因为手术团队和机器人技师需要充足的时间进行设置，并且外科医生在实现手术效率之前会有一个自然的爬坡期。在实施机器人辅助手术中，技师的作用是不容低估的，技师应与手术室人员相配合，以确保机器人得到适当的安放和维护。在某些情况下，机器人会在某个特定的手术日被专门带到医院或门诊手术室，而其余时间，它会常驻某地。不管哪种情况，技师都会确保机器人已设置好并能完全运行。应该给机器人选大小合适的外套，电源充足，并给注册可能需要的任何附件传感器留出足够的空间。选择经历过正规培训和经常参与这类手术的手术室人员作为机器人团队，将优化系统和手术室的组织性、手术效率和整体的围术期体验。

虽然一些外科医生可能担心机器人手术会降低手术效率、增加手术时间，但只要有适当的手术室调度、团队训练和沟通，机器人手术是可以高效完成的。初始应用时经常会有额外准备时间，但这不应打消使用机器人的积极性，相反应该被看做是极尽机器人辅助效用的需要，以确保无缝衔接的手术体验和最佳的手术效果。

围术期管理和方案

对于大多数患者来说，机器人 UKA、PFA 和 BiKA 都是在手术中心或医院的日间手术室进行的。越来越多的全关节手术和一些脊柱手术在完成后，患者有望在手术当天或第二天出院。当然，如果没有设定适当的患者期望值与指定照护者的协调、设备的准备、围术期风险的评估和出院与术后安排以及在手术前开具好术后静脉血栓预防药物、抗生素、止痛药和物理治疗的医嘱等，则无法提前出院 [3]。

超前镇痛、术中液体管理、术中尽量减少镇静、小剂量布比卡因腰麻（或使用喉罩气道全麻以降低男性尿潴留风险）和围术期胃肠道反应的控制是确保安全和早日出院的关键。普通患者通常在部分膝关节置换后 2～6 小时内出院；高风险患者或接受全关节置换的患者通常可以在 23 小时内出院。鼓励患者在医护监督下和出院后，使用拐杖、助行器或单手杖立即行走，并根据网络交互程序或简单的印刷资料进行活动度的锻炼。正规的门诊物理治疗应该在术后 2～5 天内开始，尽管有些外科医生更喜欢等几周再决定是否有必要进行。一旦患者恢复足够的平衡和力量，可以考虑从助行器 / 拐杖过渡到单手杖，随后脱离一切行走辅助工具。

有效的术后疼痛管理是促进术后安全、早日出院和保证手术效果的重要因素之一。疼痛得到很好控制的患者更可能进行康复，以及恢复独立的无需辅助的行走。虽然围术期方案会定期重新评估，并且可能会随着时间推移而变化，但有一种特定的方案，过去几年在高年资外科医生的临床工作中被成功用于全膝关节置换和部分膝关节置换，除非有禁忌证如过敏、内科合并症、年龄相关问题或药物不耐受，具体方案如下：

1. 患者术前准备

(a) 患者在术前向物理治疗师咨询，在平地和楼梯上使用单手杖、拐杖和助行器进行步态训练，进出汽车的方法或完成其他任务的注意事项。

(b) 允许患者访问网络交互式康复程序（FORCE Therapeutics）（图 5.1 和图 5.2），创建用户并开始教程，从而可以在手术当天或第二天尽早开始基于网络的锻炼方式。

(c) 术前即开好医嘱，如术后的物理治疗、助行器、拐杖或手杖，如果需要还可以使用坐便器，在膝关节置换时还要使用冰袋。

(d) 此外，术前医嘱还包括出院后可能需要的药物，包括多模式的止痛药、止吐药、抗凝药物和抗生素（针对门诊手术）[见下文]。

2. **围术期疼痛和胃肠道反应的管理：抗生素预防**

(a) 术晨发放的术前用药：

   (i) 对乙酰氨基酚 975 mg 口服

   (ii) 加巴喷丁 300 mg 口服

   (iii) 塞来昔布 200 mg 口服

(b) 麻醉：

   (i) 小剂量布比卡因腰麻或喉罩气道全麻（降低男性患者尿潴留发生率）

   (ii) 避免使用留置导管、硬膜外麻醉和术后患者自控镇痛（PCA）

(c) 术前抗生素：

   (i) 头孢氨苄或克林霉素或万古霉素

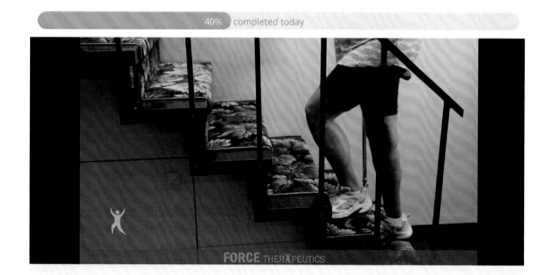

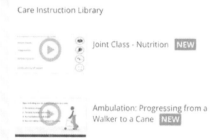

图 5.1　FORCE Therapeutics 网络治疗平台帮助患者在家中进行康复治疗，在某些情况下取代了对物理治疗师的需求（FORCE Therapeutics 提供）

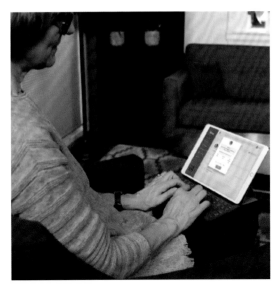

图5.2 这是一个患者在自己家中舒适地与 FORCE Therapeutics 移动应用程序交互的示例（FORCE Therapeutics 提供）

(d) 局麻的现有选择：

　(i) TKA/UKA/PFA：收肌管阻滞 – 单剂注射 [4-8]

　(ii) 关节周围注射

　　– 注射剂的成分并没有明确证据可循，主要根据主刀医师的考量

　　(a) 视不同主刀医师可能选择罗哌卡因或布比卡因，并且配比、剂量、加或不加肾上腺素也存在区别

　　(i) 通用配方：40 ml 的 0.5% 罗哌卡因不加肾上腺素（15 ml 注射到收肌管；25 ml 做关节囊周围注射）（应用于膝关节置换病例）

　　(b) 不推荐布比卡因脂质体

(e) 控制失血：

　(i) 氨甲环酸 1 g 术中静脉输注［除非高危患者（有冠心病、外周血管疾病、缺血性卒中或静脉血栓栓

塞病史）］[9-13]

(f) 术中添加预防胃肠道反应的药物：

　(i) 地塞米松 4 mg 静脉注射

　(ii) 昂丹司琼 4 mg 静脉注射

(g) 液体管理：

　(i) 每次麻醉要充分水合

(h) 院内疼痛管理长期适用药物清单：

　(i) 静脉 – 酮咯酸 15 ~ 30 mg 静脉注射 q6h（视年龄而定）

　(ii) 口服

　　– 对乙酰氨基酚 975 mg q6h

　　– 加巴喷丁 300 mg q8h

　　– 塞来昔布 200 mg bid

(i) 院内疼痛管理：

　(i) 轻度 / 中度 – 曲马多 50 mg 口服 q6h

　(ii) 中度 / 重度

　　– 酮咯酸是第一选择（剂量同上）

　　– 羟考酮 5 ~ 10 mg 口服 q4h

(j) 其他的院内术后用药：

　(i) 昂丹司琼 4 ~ 8 mg 静脉注射抑制胃肠道反应（根据需求）

3. 出院后药物管理

(a) 长期用药（2 ~ 4 周）：

　(i) 对乙酰氨基酚 650 mg 口服 q6h

　(ii) 加巴喷丁 300 mg 口服 tid

　(iii) 塞来昔布 200 mg bid

　　– 应用于胃溃疡疾病或不耐受、肾功能不全患者

　(iv) 质子泵抑制剂泮托拉唑 40 mg 口服 qd，4 周疗程

(b) 按需用药：

　(i) 止痛

　　– 轻度 / 中度疼痛

　　(a) 曲马多 50 mg 口服 q6h

　　– 中度 / 重度疼痛

　　(a) 羟考酮 10 mg 口服 q4h

　(ii) 胃肠道反应

　　– 昂丹司琼 4 mg 1 ~ 2 片口服每

6 ~ 8 h 视胃肠道反应情况而定

(c) 门诊手术术后抗生素：

(i) 头孢氨苄 500 mg 口服 q8h

(ii) 或环丙沙星 500 mg 口服 q8h 用于青霉素过敏患者

(d) 静脉血栓栓塞预防：

(i) 阿司匹林 81 mg 口服 bid（如果患者术前用肠溶片，那就 325 mg 肠溶片 bid）从手术当晚开始[14]。

(ii) 除了阿司匹林以外的抗凝药（低分子肝素、利伐沙班、阿哌沙班等）可以用于静脉血栓栓塞高风险的患者，从术后第 1 天开始[15, 16]。

物理治疗

物理治疗是关节置换术后康复的重要一环，为了促进机器人手术的发展，应该实施现代、高效的物理治疗计划。鉴于术后住院时间减少，可能需要依靠物理治疗师来识别相关症状，如切口渗液或炎症、肿胀和异常的疼痛，并传达给手术医疗团队。技术先进的物理治疗计划现在可用于增强或提高疗效，在许多情况下，可以完全取代传统的物理治疗。事实上，随着机器人技术[17]、可穿戴运动跟踪技术[18-20]、视频游戏交互[21-23]和网络康复平台[24-26]等新技术的引进，物理治疗师的角色可能正在发生转变。值得注意的是，新技术将发挥力量倍增器的作用，使物理治疗师在利用更少资源的条件下更有效地治疗更多患者。这种效率的提高能以较低的成本对患者的预后产生积极的影响[27]。

基于网络的康复

关节置换向日间和短期住院转变的趋势对照护者和患者来说都是一种进步。然而，它将康复任务从住院环境转移到门诊和家庭环境。越来越多的人在门诊手术后采用家庭式物理治疗，这增加了关节置换术门诊部分的花费，而新兴技术，尤其是基于网络的康复，正在帮助减轻门诊和家庭治疗相关的成本和人力负担[25]。物理治疗过程的自动化和减少人力负担有可能为照护环节节约大量成本，这可以在一定程度上抵消机器人手术增加的成本，甚至可以通过更密切的患者家庭随访来获得更好的结果。此外，无论是术前还是术后，理想的物理治疗方案仍然还不清楚。从先进技术的治疗过程中收集的数据可以帮助术者和临床医生优化总体和每个患者的治疗计划。

基于网络的康复（图 5.1、图 5.2 和图 5.3）带来了便利，在有网络连接的任何地方都可以获取康复流程[28-30]。网络康复在本质上优于简单的计算机辅助康复，后者可能涉及观看视频教程，甚至视频游戏交互界面，这是因为网络康复允许反馈、追踪和解释说明。正在开发的几种技术，将用来帮助提高基于网络的物理治疗方案的效率和依从性。这些技术包括信息传送、电话和视频通话、提醒和自动调查、交互游戏[31, 32]，以及传感器和跟踪设备的组合[33-35]，以便向患者和医疗人员反馈信息（图 5.4、图 5.5 和图 5.6）。医疗人员可以追踪患者的康复情况，并为患者提供个性化康复治疗方案[36]。几项随机临床研究发现，与传统的门诊物理治疗相比，愿意选择基于网络的自主式治疗的患者，在全膝关节置换和膝关节单髁置换两组中都获得了同等程度的康复效果，尽管在两组中仍有一部分患者愿意坚持通过传统的物理治疗来获得最佳效果[25, 37]。

未来基于网络的康复治疗可能会应用机器人辅助来帮患者达到活动度、步态和力量强化的目标。虽然这项技术还未成熟，但用网络康复来辅助机器人手术，可以直观地感受到在优化效果的同时降低成本，进一步整

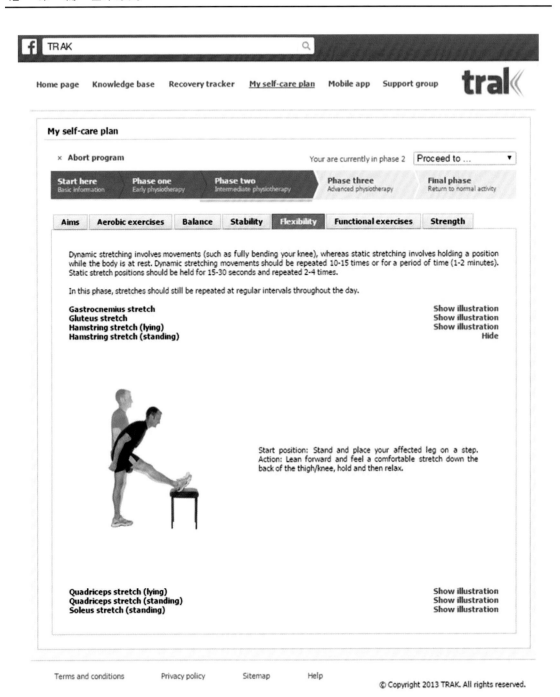

图 5.3 TRAK 网络界面是另一个网络平台，它源于英国的研究机构，用于研究基于网络的物理疗法 (From [26], with permission)

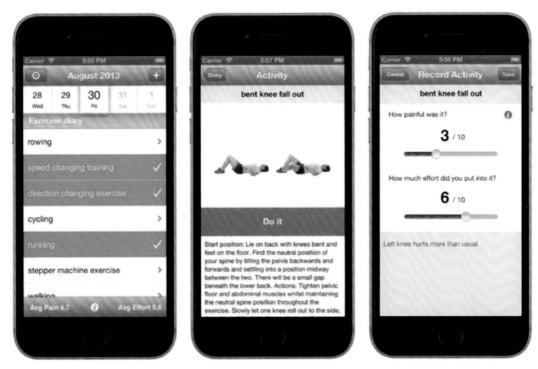

图 5.4　TRAK 还有移动设备界面 (From [26], with permission)

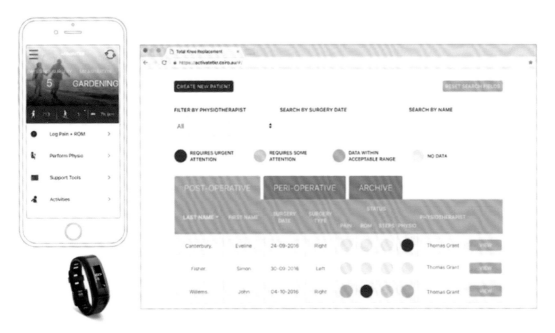

图 5.5　一些网络平台尝试以智能手机中的传感器代替可穿戴设备，或使用如图所示的商业化可穿戴设备 (From [24], with permission)

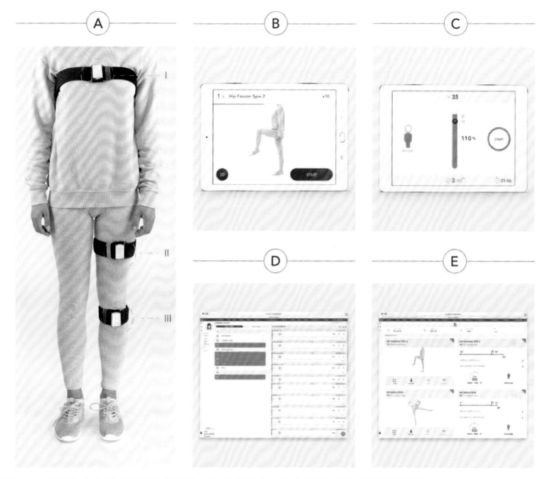

图 5.6 目前几家公司正在研究将网络 / 移动康复交互与定制化可穿戴惯性测量装置（inertial measurement units, IMU）结合起来。本例来自葡萄牙波尔图的 SWORD Health (From [20], with permission)

合可穿戴设备和传感器将提高这些设备的交互潜力[18, 20]。对网络 / 移动平台（Tracpatch, El Dorado Hills, Ca. USA; Muvr Labs, San Francisco, Ca. USA; SWORD Health[20], Porto, Portugal）与可穿戴设备结合的研究和开发有助于进一步推动这项技术的发展（图 5.7、图 5.8、图 5.9 和图 5.10）。医疗应用程序中可穿戴设备的可用性和实用性研究仍然是一

个新兴领域，要使这项技术成熟还需要做更多的工作。与可能更喜欢传统手术技术和康复方案的患者相比，机器人辅助手术的患者可能更精通计算机、更愿意采用网络康复等新技术。通过界面、传感器和信息反馈的理想组合，以期在整个康复过程中激励患者，目前仍在不断探索。

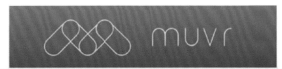

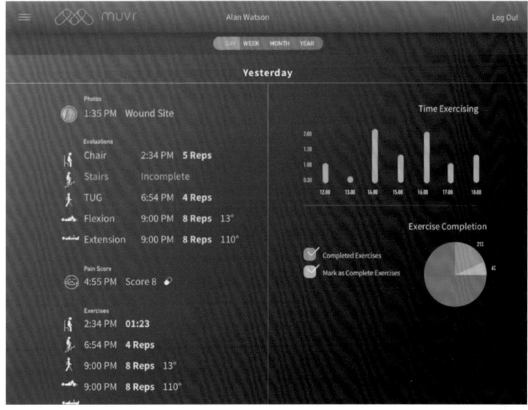

图 5.7　Muvr 实验室正在开发配有可穿戴惯性测量装置的网络 / 移动交互程序。图为带仪表板的 Muvr 网络界面（Courtesy of Muvr Labs, San Francisco, CA, USA）

总结

　　综上，门诊和短期住院的机器人手术已经逐渐成熟，其未来充满希望。新的机器人系统将更精确，效率更高，从而得到更广泛的应用。通过合理的术前计划和围术期管理，可以优化机器人手术后的康复过程。先进的技术准备、多模式镇痛以及利用可穿戴传感器和交互系统如基于网络的物理治疗方案，正在进一步增强机器人技术带来的外科进步。

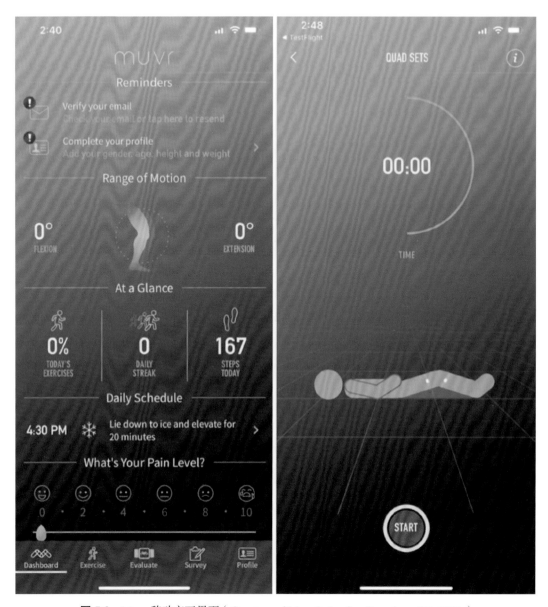

图 5.8 Muvr 移动交互界面（Courtesy of Muvr Labs, San Francisco, CA, USA）

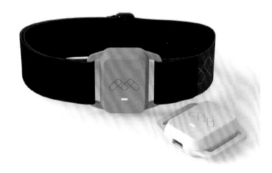

图 5.9　Muvr 带自动校准功能的定制化可穿戴惯性测量装置（Courtesy of Muvr Labs, San Francisco, CA, USA）

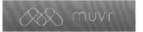

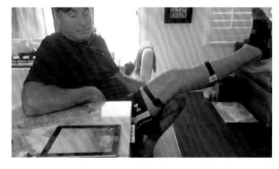

图 5.10　使用 Muvr 设备和移动应用程序的患者（Courtesy of Muvr Labs, San Francisco, CA, USA）

（Michael J. Feldstein, Jess H. Lonner 著

冯　辉 译）

参考文献

1. Urish KL, Conditt M, Roche M, Rubash HE. Robotic total knee Arthroplasty: surgical assistant for a customized normal kinematic knee. Orthopedics. 2016;39:e822–7. https://doi.org/10.3928/01477447-20160623-13.

2. Jacofsky DJ, Allen M. Robotics in arthroplasty: a comprehensive review. J Arthroplast. 2016;31:2353–63. https://doi.org/10.1016/j.arth.2016.05.026.

3. Lonner JH. Robotically assisted unicompartmental knee arthroplasty with a handheld image-free sculpting tool. Oper Tech Orthop. 2015;47:29–40. https://doi.org/10.1053/j.oto.2015.03.001.

4. Jenstrup MT, Jæger P, Lund J, et al. Effects of adductor-canal-blockade on pain and ambulation after total knee arthroplasty: a randomized study. Acta Anaesthesiol Scand. 2012;56:357–64. https://doi.org/10.1111/j.1399-6576.2011.02621.x.

5. Hanson NA, Allen CJ, Hostetter LS, et al. Continuous ultrasound-guided Adductor Canal block for Total knee Arthroplasty. Surv Anesthesiol. 2015;59:52–3. https://doi.org/10.1097/SA.0000000000000114.

6. Chan EY, Fransen M, Parker DA, et al. Femoral nerve blocks for acute postoperative pain after knee replacement surgery. Cochrane Database Syst Rev. 2014. https://doi.org/10.1002/14651858.CD009941.pub2.

7. Shah NA, Jain NP, Panchal KA. Adductor canal blockade following total knee arthroplasty-continuous or single shot technique? Role in postoperative analgesia, ambulation ability and early functional recovery: a randomized controlled trial. J Arthroplast. 2015;30:1476–81. https://doi.org/10.1016/j.arth.2015.03.006.

8. Parvizi J, Miller AG, Gandhi K. Multimodal pain management after total joint arthroplasty. J Bone Jt Surg – Ser A. 2011;93:1075–84. https://doi.org/10.2106/JBJS.J.01095.

9. Jain RK, Porat MD, Klingenstein GG, et al. The AAHKS clinical research award: liposomal bupivacaine and periarticular injection are not superior to single-shot intra-articular injection for pain control in Total knee Arthroplasty. J Arthroplast. 2016;31:22–5.

10. Schroer WC, Diesfeld PG, LeMarr AR, et al. Does extended-release liposomal bupivacaine better control pain than bupivacaine after total knee arthroplasty (TKA)? A prospective, randomized clinical trial. J Arthroplast. 2015;30:64–7. https://doi.org/10.1016/j.arth.2015.01.059.

11. Bramlett K, Onel E, Viscusi ER, Jones K. A randomized, double-blind, dose-ranging study comparing wound infiltration of DepoFoam bupivacaine, an extended-release liposomal bupivacaine, to bupivacaine HCl for postsurgical analgesia in total knee arthroplasty. Knee. 2012;19:530–6. https://doi.org/10.1016/j.knee.2011.12.004.

12. Bagsby DT, Ireland PH, Meneghini RM. Liposomal bupivacaine versus traditional periarticular injection for pain control after total knee arthroplasty. J Arthroplast. 2014;29:1687–90. https://doi.org/10.1016/j.arth.2014.03.034.

13. Collis PN, Hunter AM, Vaughn MDD, et al. Periarticular injection after total knee arthroplasty using liposomal bupivacaine vs a modified ranawat suspension: a prospective, randomized study. J Arthroplast. 2016;31:633–6. https://doi.org/10.1016/j.arth.2015.09.025.

14. Parvizi J, Huang R, Restrepo C, et al. Low-dose aspirin is effective chemoprophylaxis against clinically important venous thromboembolism following total joint arthroplasty a preliminary analysis. J Bone Jt Surg – Am. 2017;99:91–8. https://doi.org/10.2106/JBJS.16.00147.

15. Nam D, Nunley RM, Johnson SR, et al. The effec-

tiveness of a risk stratification protocol for thrombo-embolism prophylaxis after hip and knee arthroplasty. J Arthroplast. 2015. https://doi.org/10.1016/j.arth.2015.12.007.

16. Parvizi J, Huang R, Raphael IJ, et al. Symptomatic pulmonary embolus after joint arthroplasty: stratification of risk factors. Clin Orthop Relat Res. 2014;472:903–12. https://doi.org/10.1007/s11999-013-3358-z.

17. Yoshikawa K, Mutsuzaki H, Sano A, et al. Training with hybrid assistive limb for walking function after total knee arthroplasty. J Orthop Surg Res. 2018;13:1–10. https://doi.org/10.1186/s13018-018-0875-1.

18. Toogood PA, Abdel MP, Spear JA, et al. The monitoring of activity at home after total hip arthroplasty. Bone Jt J. 2016;98-B:1450–4. https://doi.org/10.1302/0301-620X.98B11.BJJ-2016-0194.R1.

19. Chiang CY, Chen KH, Liu KC, et al. Data collection and analysis using wearable sensors for monitoring knee range of motion after total knee arthroplasty. Sensors (Switzerland). 2017. https://doi.org/10.3390/s17020418.

20. Correia FD, Nogueira A, Magalhães I, et al. Home-based rehabilitation with a novel digital biofeedback system versus conventional in-person rehabilitation after total knee replacement: a feasibility study. Sci Rep. 2018;8:1–12. https://doi.org/10.1038/s41598-018-29668-0.

21. Fung V, Ho A, Shaffer J, et al. Use of Nintendo Wii fit™ in the rehabilitation of outpatients following total knee replacement: a preliminary randomised controlled trial. Physiother (United Kingdom). 2012;98:183–8. https://doi.org/10.1016/j.physio.2012.04.001.

22. Bonnechere B, Jansen B, Salvia P, et al. Validity and reliability of the Nintendo Wii balance board for assessment of standing balance. Gait Posture. 1991. https://doi.org/10.1016/0167-9457(91)90046-z.

23. Oh J, Kuenze C, Jacopetti M, et al. Validity of the Microsoft Kinect™ in assessing spatiotemporal and lower extremity kinematics during stair ascent and descent in healthy young individuals. Med Eng Phys. 2018. https://doi.org/10.1016/j.medengphy.2018.07.011.

24. Hussain MS, Li J, Brindal E, et al Supporting the delivery of total knee replacements care for both patients and their clinicians with a mobile app and web-based tool: randomized controlled trial protocol. JMIR Res Protoc. 2017. https://doi.org/10.2196/resprot.6498.

25. Fillingham YA, Darrith B, Lonner JH, et al. Formal physical therapy may not be necessary after unicompartmental knee arthroplasty: a randomized clinical trial. J Arthroplast. 2018;33:S93–S99.e3. https://doi.org/10.1016/j.arth.2018.02.049.

26. Spasić I, Button K, Divoli A, et al. TRAK app suite: a web-based intervention for delivering standard care for the rehabilitation of knee conditions. JMIR Res Protoc. 2015;4:e122. https://doi.org/10.2196/resprot.4091.

27. Jiang S, Xiang J, Gao X, et al. The comparison of telerehabilitation and face-to-face rehabilitation after total knee arthroplasty: a systematic review and meta-analysis. J Telemed Telecare. 2018;24:257–62. https://doi.org/10.1177/1357633X16686748.

28. Russell TG, Buttrum P, Wootton R, G a J. Internet-based outpatient telerehabilitation for patients following total knee arthroplasty: a randomized controlled trial. J Bone Joint Surg Am. 2011;93:113–20. https://doi.org/10.2106/JBJS.I.01375.

29. Shukla H, Nair SR, Thakker D. Role of telerehabilitation in patients following total knee arthroplasty: evidence from a systematic literature review and meta-analysis. J Telemed Telecare. 2016;23:339–46. https://doi.org/10.1177/1357633X16628996.

30. Nelson MJ, Crossley KM, Bourke MG, Russell TG. Telerehabilitation feasibility in Total joint replacement. Int J Telerehabil. 2017;9:31–8. https://doi.org/10.5195/ijt.2017.6235.

31. Chughtai M, Kelly JJ, Newman JM, et al. The role of virtual rehabilitation in total and unicompartmental knee arthroplasty. J Knee Surg. 2019;32:105–10. https://doi.org/10.1055/s-0038-1637018.

32. Gonzalez-Franco M, Gilroy S, Moore JO. Empowering patients to perform physical therapy at home. In: 2014 36th annual international conference of the IEEE engineering in medicine and biology society, EMBC 2014: IEEE; 2014. p. 6308–11.

33. Bahadori S, Immins T, Wainwright TW. A review of wearable motion tracking systems used in rehabilitation following hip and knee replacement. J Rehabil Assist Technol Eng. 2018;5:205566831877181. https://doi.org/10.1177/2055668318771816.

34. Kwasnicki RM, Ali R, Jordan SJ, et al. A wearable mobility assessment device for total knee replacement: A longitudinal feasibility study. Int J Surg. 2015. https://doi.org/10.1016/j.ijsu.2015.04.032.

35. Lin JFS, Kulić D. Human pose recovery using wireless inertial measurement units. Physiol Meas. 2012;33:2099–115. https://doi.org/10.1088/0967-3334/33/12/2099.

36. Lam AWK, Varona-Marin D, Li Y, et al. Automated rehabilitation system: movement measurement and feedback for patients and physiotherapists in the rehabilitation clinic. Human-Computer Interact. 2016;31:294–334. https://doi.org/10.1080/07370024.2015.1093419.

37. Fleischman AN, Crizer MP, Tarabichi M, Smith S, Rothman RH, Lonner JH, Chen AF. 2018 John N. Insall Award: Recovery of knee flexion with unsupervised home exercise is not inferior to outpatient physical therapy after TKA: a randomized trial. Clin Orthop. 2019;477:60–9.

38. Meng W, Liu Q, Zhou Z, et al. Recent development of mechanisms and control strategies for robot-assisted lower limb rehabilitation. Mechatronics. 2015. https://doi.org/10.1016/j.mechatronics.2015.04.005.

第6章 机器人辅助膝髋关节置换术的围术期疼痛管理方案

全关节置换术和部分膝关节置换术的主要目的是减轻疼痛、最大限度地提高患肢功能以及提高生活质量。然而，手术疗效与术后短期疼痛控制效果显著相关：若未能有效控制术后疼痛，将会导致患者满意度下降、住院时间延长、医疗费用增加[1]。当前术后镇痛方案已发展为多模式镇痛理念，通过采用椎管内麻醉、神经阻滞麻醉、局部浸润麻醉等多种方式，同时结合非镇痛药物的使用。多模式镇痛方案在减少阿片类药物用量的同时避免单一药物不良反应的风险，提高了镇痛效果[2]。在大多数情况下，我们认为没有必要因是否使用机器人辅助技术而改变围术期麻醉或疼痛管理方案，然而如果因机器人辅助技术的使用而很大程度上延长了手术时间，例如在外科医生的学习曲线早期，那么此时长效镇痛药可能是必要的。在此本章将提供围术期麻醉和镇痛方案的选择概要，而个体化镇痛方案则根据经验、偏好、形式限制和循证医学证据，不同的临床医生会有不同的选择。

药物种类及选择

通过口服、静脉途径或患者自控镇痛 (patient-controlled anesthesia, PCA) 途径使用阿片类药物，是传统的全关节置换术后镇痛方案，阿片类药物包括：羟考酮、氢可酮、氢吗啡酮、吗啡和芬太尼等，它们虽是有效的止痛药，但同时也有诸如恶心 / 呕吐、肠梗阻、镇静、呼吸抑制、瘙痒、戒断和成瘾等不良反应。这些阿片类药物在全关节置换术后仍发挥着一定的镇痛作用，然而其他类别的药物现在也被有计划地使用，从而在有效镇痛的同时减少镇痛药物的使用剂量。可通过口服、静脉等途径使用的曲马多是一种合成阿片类药物，通过与 μ 阿片受体结合以及抑制 5- 羟色胺和去甲肾上腺素的再摄取而起作用，与其他阿片类药物相比，曲马多副作用较小，而且长期使用时成瘾风险较低，当然后者还需要更多的循证医学证据支持。

对乙酰氨基酚（扑热息痛）是一种有效的辅助镇痛药物，具有良好的安全性，虽然这种药物被广泛应用，但其确切作用机制尚未明确，通常被认为是一种中枢作用的环氧化酶抑制剂。这类药物通常通过口服的方式摄入，但这种途径会延迟吸收；通过静脉途径摄入对乙酰氨基酚是近期才出现的选项，与一些弱效镇痛药或酮咯酸具有同样的效果，但静脉途径会受到成本因素的制约[3]。

非甾体类抗炎药 (NSAIDs) 如布洛芬、阿司匹林和美洛昔康，通常有口服、静脉等摄入途径。这类药物通过抑制环氧化酶，减少前列腺素的产生从而起到镇痛和抑制炎症反应的作用。环氧化酶有两种同工酶：COX-1 和 COX-2。COX-1 在包括胃黏膜和肾在内的许多组织中均具有活性，因此非选择性 COX 抑制剂具有导致胃溃疡和肾功能不全的风险。而选择性 COX-2 抑制剂如塞来昔布 (Celebrex)，集中作用于炎症反应区域的 COX-2 同工酶，相比非选择性 COX 抑制剂显著降低了胃溃疡及血小板功能障碍风险。虽然 COX-2 抑制剂会增加心血管事件风险，但每日剂量 400 mg 以下的塞来昔布并未被证明会增加这一风险 [2]。口服塞来昔布 200 mg bid，为期 6 周，已被证明能在全膝关节置换术后 12 周内有效镇痛，并改善术后 1 年内术肢屈曲角度；此外，服用塞来昔布的患者，其镇痛药使用剂量也远远少于服用安慰剂的对照组患者 [4]。酮咯酸是另一种值得特别提及的非甾体类抗炎药，可通过口服或静脉途径摄入，作为最有效的非甾体类抗炎药，酮咯酸的镇痛效果接近阿片类药物，然而这种药物的应用疗程通常少于 5天，否则将有肾功能损害的副作用。

神经调质如加巴喷丁和普瑞巴林，是通过影响 γ - 氨基丁酸（GABA）受体信号，从而抑制脊髓和大脑水平中枢敏化的中枢作用药物，普瑞巴林通常比加巴喷丁更有效，实现同样药效时所需剂量更小。虽然加巴喷丁和普瑞巴林应用于急性镇痛被认为是药品核准标示外使用（超说明书用药），但有证据表明它们是有效的。术后 2 周的加巴喷丁递减剂量应用已被证明可以减少阿片类药物的使用剂量，改善膝关节置换术后 30 天的屈曲角度，并降低患者慢性神经病理性疼痛的发生率 [5]。当然，这类药物的嗜睡、头晕等副作用是值得关切的。

术前评估

术前病史、药物服用史、查体的信息采集很重要，特别是患者每日服用镇痛药物的剂量。对于长期服用阿片类药物的患者而言，应该告知其疼痛控制将更具挑战性。应尝试与患者的初级护理提供者或家庭医生合作，以减少患者术前的镇痛药使用，因为这可能会影响术后镇痛药物的使用剂量及镇痛效果 [6]。择期手术可以适当延迟以配合患者逐步减少术前镇痛药使用，从而最大限度地改善疗效并减少并发症。

临床医生应当询问患者过敏史及对既往使用药物的敏感性。包括消化道出血、对非甾体类抗炎药的不良反应、对含有磺胺成分药物过敏等等，这些因素将影响塞来昔布的使用；此外，还包括是否对特定类型的镇痛药有恶心 / 呕吐等不良反应。详细的病史记录是非常重要的，因为对某些药物而言，肾衰竭或心脏病等是应用时的绝对禁忌。

超前镇痛

作为多模式镇痛方案的一部分，超前镇痛可消除手术创伤应激所导致的疼痛，并防止和抑制中枢及外周敏化。中枢及外周敏化导致疼痛传导阈值下降，阈下刺激即可产生疼痛；通过抑制中枢及外周敏化，即可减轻术后疼痛并降低患者发生慢性神经病理性疼痛的发生率。术前镇痛的药物选择包括联合应用对乙酰氨基酚、非甾体类抗炎药和加巴喷丁类药物等。超前镇痛可有效降低术后镇痛药物的使用剂量，并符合加速康复（ERAS）理念。

局部麻醉

局部麻醉对多模式镇痛的发展有显著贡献。如果术前予以局部麻醉，将可显著减少患者所需的麻醉药物剂量，其他优势包括缩短住院时间、减少阿片类药物使用量以及加速康复。潜在不足包括需要专门的麻醉技能、与给药方式有关的并发症以及从 0% 到 67% 不等的局部麻醉失败率 [2, 8]。此外，股神经阻滞与术后股四头肌运动无力有关，这可能导致患者跌倒；虽然罕见，但如果药物被注射到神经或神经鞘中，则周围神经损伤和（或）感觉迟钝有时可能会发生；如果不慎将药物注入静脉，则可能会出现严重的副作用如心脏骤停、死亡或癫痫发作[9]。

髋、膝关节周围神经阻滞的适当选择需要建立在对解剖结构的充分理解与掌握的基础上。膝关节周围的感觉神经支配由股神经（前皮支）、股后皮神经（后方）、闭孔神经（内侧）和股外侧皮神经（外侧）组成。股神经阻滞后，局部麻醉剂被引入股管，使股神经以及股外侧皮神经和闭孔神经支配区麻醉，同时阻滞感觉及运动功能。受股神经阻滞影响的感觉分布区包括大腿前部、外侧和内侧以及小腿前方。股神经阻滞的一个主要问题是股四头肌无力，因此需要注意防止术后早期下地活动时跌倒。相关研究表明，股神经阻滞后跌倒的风险为 1.6%～7%，而再手术的风险为 0.4%[10]。

与传统的股神经阻滞相比，收肌管阻滞的镇痛起效同样很迅速，它的优点在于可以避免股四头肌无力。收肌管阻滞的感觉神经包括隐神经、闭孔神经的关节分支等，阻滞范围从膝关节前内侧（从髌骨上极起始）到小腿内侧。收肌管阻滞也会影响股内侧肌的运动功能，但影响并不显著。由于股四头肌功能不受影响，所以不必担心收肌管阻滞后肌肉无力的情况发生。目前尚无大样本量的临床试验比较收肌管阻滞与股神经阻滞的差异，然而小样本量的研究显示收肌管阻滞在拥有等效镇痛效果的同时，更有益于术后早期运动功能的恢复[11-13]。

其他类型的周围神经阻滞主要用于髋关节手术，包括腰丛阻滞、髂筋膜阻滞以及坐骨神经阻滞等。腰丛阻滞（腰大肌间沟阻滞）和髂筋膜阻滞与股神经阻滞有相似的感觉和运动功能阻滞效果，而坐骨神经阻滞则覆盖髋关节和膝关节的后方以及膝关节以下除了小腿和足内侧（被隐神经支配）的整个下肢（感觉及运动功能）。大腿后方皮肤由股后皮神经支配，后者在起源上更接近骶丛。

局部麻醉可以单次，也可以通过置入导管实现连续阻滞功能。由于局部麻醉药在几小时内即失去效果，因此在实施阻滞时置入导管将有助于延长阻滞时间。置入导管的风险相对较低，主要禁忌证是接受周围神经阻滞的区域存在感染灶。多种局部麻醉方式均显示出明确效果，然而具体应用情况将取决于医院资源、麻醉医师技能及围术期工作流程。

术中麻醉

在进行关节置换术时，麻醉方式包括全身麻醉、椎管内麻醉（硬膜下麻醉、蛛网膜下腔麻醉和腰麻 - 硬膜外联合麻醉）、神经阻滞麻醉和局部浸润麻醉等。总的来讲，文献认为椎管内麻醉具有更好的安全性及麻醉效果。已经有多项研究（包括几项大样本量研究）显示，椎管内麻醉可有效降低死亡率、感染风险、输血率、住院时间、住院费用及手术时间等[14-16]。值得注意的是，对于美国麻醉师协会评分（American Society of Anesthesiologist scores）不理想的患者来说，蛛网膜下腔麻醉或许是最佳选择。

神经轴索麻醉可通过椎管或硬膜下注入麻醉药物来完成局部麻醉。类似于周围神经阻滞，这种麻醉方式可单次，也可通过置入导管的方式实现连续麻醉。延长单次麻醉时效的方法包括加入肾上腺素使血管收缩或在"鸡尾酒"中加入长效麻醉剂。椎管内麻醉的风险很低，并发症发生率为 0.03%，失败率为 4%[2]。严重但罕见的风险包括脊髓 / 硬膜外血肿或脓肿、马尾综合征、脑膜炎等，更常见的不良反应包括术后低血压和尿潴留（导致常规留置导尿管）。尿潴留是罕见的，特别是当椎管内麻醉并未使用阿片类药物时，所以一些外科医师只对如下患者使用导尿管，包括：良性前列腺增生、肾衰竭、神经源性膀胱、预期较长手术时间及年龄超过 67 岁者[17]。

美国局部麻醉医师协会已制定椎管内麻醉的药物预防指南，指出每天使用 2 次低分子肝素（LMWH）会增加脊髓血肿形成的风险；指南明确要求在移除椎管内麻醉导管前不可使用低分子肝素，且在导管移除至少 2 小时后才能开始使用；低分子肝素在术后的首次使用时间一般为术后 6～8 小时，但如果给予了预防性剂量（如用于预防深静脉血栓的剂量）的低分子肝素后，导管置入或移除应延迟至少 10～12 小时；如果使用华法林，则应在国际标准化比值（International Normalized Ratio, INR）高于 1.4 之前移除导管；阿司匹林的使用不影响导管的移除时间。

关节周围注射

外科医师在术中实施的关节周围注射，被证明可以减轻疼痛并减少麻醉药物的使用剂量。关节周围注射药物的成分与配比仍然存在个人偏好等问题，但已有多项研究证明不同配比的有效性（表 6.1）。经过研究的药物组成包括酰胺类局部麻醉药、可乐定、酮咯酸、皮质类固醇、肾上腺素、吗啡以及抗生素等。在手术过程中，将"鸡尾酒"注射到膝关节周围结构与软组织中，如骨膜与后方关节囊，在注射时应注意不要损伤神经血管束及膝关节侧后方的腓总神经。

对布比卡因脂质体的使用尚存争议，有些研究显示其益处，但另一些研究则提示与标准配方相比，加入布比卡因并无镇痛效果的明显差异；鉴于布比卡因脂质体与其他配方相比效果有限但却显著增加额外费用，因此其常规使用可能是不合理的 [22-25]。通过术中置入关节内注射装置是实现关节周围镇痛的另一途径，相关研究显示这些装置具有一定的有效性，但同时也会增加费用，同时患

表 6.1 关节周围注射

研究	药物配比	使用方法
Busch 等 [19]	400 mg 罗哌卡因（0.5% 罗哌卡因 80 ml，5 mg/ml）； 30 mg 酮咯酸（30 mg/ml，1 ml）； 0.6 mg 1：1000 肾上腺素（1 mg/ml，0.6 ml）； 5 mg 吗啡（10 mg/ml，0.5 ml）	使用生理盐水稀释"鸡尾酒"至 100 ml，在假体植入前向后方关节囊及内、外侧副韧带注射 20 ml；在骨水泥硬化过程中，向股四头肌和支持带组织注射 20 ml；假体植入完成后，向脂肪及皮下组织注射 60 ml
Kelley 等 [20]	246.25 mg 罗哌卡因（0.5% 罗哌卡因 49.25 ml，5 mg/ml）； 0.5 mg 1：1000 肾上腺素（1 mg/ml，0.5 ml）； 30 mg 酮咯酸（30 mg/ml，1 ml）； 0.08 mg 可乐定（1 mg/10 ml，0.8 ml）	使用生理盐水稀释"鸡尾酒"至 100 ml；在假体植入前向膝关节后外侧及股骨截骨面外侧骨膜注射 9 ml，向膝关节内后方及股骨截骨面内侧骨膜注射 10 ml，向后交叉韧带注射 1 ml；假体植入后，向内侧半月板残余及内下方关节囊注射 25 ml，向内上方关节囊注射 25 ml，向外侧关节囊注射 10 ml，向切口内侧及外侧皮下组织各注射 10 ml
Parvataneni 等 [21]	200～400 mg 布比卡因（40 ml 0.5% 布比卡因 [200 mg] 5mg/ml 或 53 ml 0.75% 布比卡因 [400 mg] 7.5mg/ml）； 4～10mg 硫酸吗啡（10mg/ml，0.421ml）； 0.3 mg 1：1000 肾上腺素（1 mg/ml，0.3 ml）； 40 mg 醋酸甲泼尼龙（40 mg/ml，1 ml）（糖尿病或免疫缺陷患者禁用）； 750 mg 头孢呋辛（如果患者对青霉素过敏，则使用万古霉素替代）	使用生理盐水稀释"鸡尾酒"至 60 ml；在胫骨、股骨侧假体已植入但尚未植入垫片时，向后方关节囊及后内侧、后外侧组织注射 15 ml；在垫片植入后，向伸膝装置、滑膜、关节囊、鹅足、骨膜、髂胫束、内 / 外侧副韧带及其止点注射 45 ml

者的耐受性及术后管理也存在争论[26]。

在不同文献中比较不同的关节周围注射及局部麻醉方法，很难得出确切的结论，然而有充分的证据表明，关节周围注射与没有局部麻醉的麻醉方案相比有其优势，关节周围注射的低成本和潜在优势可以证明其常规应用的合理性。

术后镇痛

术后多模式镇痛药物包括对乙酰氨基酚、塞来昔布或其他非甾体类抗炎药、加巴喷丁类药物以及视需要而定的阿片类药物、曲马多和酮咯酸。虽然患者自控镇痛（PCA）装置在以前是许多医疗机构的标准措施，但相关研究显示这增加了麻醉药物的使用剂量及不良反应风险，同时还会延长住院时间。因此，患者自控镇痛（PCA）装置在关节置换术后很少被使用。减少阿片类药物副作用的辅助药物，包括止吐和缓解便秘药物，在术后也是很有必要的。术后多模式镇痛方案可改善镇痛效果并提高患者满意度，同时减少麻醉药物使用量并缩短住院时间[8, 27, 28]。

虽然标准的多模式镇痛方案能够满足大多数患者的镇痛需要，可能仍有些患者需要增加止痛药的剂量。第一步可以选择增加短效镇痛药的剂量，在特定情况下则需要考虑增加长效镇痛药的方案。有些患者对于镇痛的诉求可能会超过骨科医生的专业知识，这时咨询麻醉医师的意见便尤为重要。如前所述，对于日常服用高剂量镇痛药（> 100 mg 口服吗啡当量）的患者，在术前即应充分评估并给予镇痛方案改进建议，并筛查是否有药物滥用或美沙酮、丁丙诺啡用药史。

阿片类药物成瘾

当前美国存在普遍的非治疗性阿片类药物滥用，阿片类药物相关死亡率甚至高于自杀或交通事故。随着疼痛作为第五生命体征概念的引入，有效镇痛作为患者满意度的一个评判指标被日益强调，这导致医师开具更多的镇痛药物处方。在许多情况下，这是导致患者药物成瘾的第一步。骨科医生所开具的阿片类药物处方在美国所有阿片类药物处方中占 7.7%，在各专科医师群体中排名第三[29]。虽然患者在术后或急性损伤后会有剧烈的疼痛，这时阿片类药物有其必要性，但医生开具的处方应当尽量缩短阿片类药物的使用疗程。在诸如关节置换术等择期手术前，医生应提前告知患者镇痛药物的使用仅限于术后特定时期，当患者术后恢复后将不会继续向其提供这类镇痛药物。此外，应建议患者在术前采用多模式镇痛方案以减少术后对镇痛药物的依赖。

当前方案

虽然镇痛方案因不同的医疗中心而异，但作者所在机构当前方案如下：

所有患者的术前用药，除非存在禁忌证，均为切皮前 1～2 小时口服对乙酰氨基酚 1000 mg、塞来昔布 400 mg、加巴喷丁 600 mg。全膝关节置换术的患者留置收肌管阻滞导管，在围术期使用罗哌卡因阻滞，并在术后第 1 天上午移除。我们还将 Kelley 等（见表 6.1）描述的关节周围注射"鸡尾酒"应用于全膝及全髋关节置换患者[20]。

所有全关节及部分膝关节置换术的患者都接受单次椎管内麻醉。术后所有患者均接受对乙酰氨基酚（1000 mg q6 h/q8h PO）、加巴喷丁（睡前 600 mg PO）和塞来昔布（200 mg bid PO），必要时使用羟考酮（5~10 mg q4h PO）的全时治疗方案。氢吗啡酮静脉镇痛对于大多数患者并非必要，但对某些痛感剧烈患者可以应用；如果镇痛效果有限，必要时也可给予患者酮咯酸（15mg q6h IV）。避免使用长效镇痛剂。患者出院时给予对乙酰氨基酚、塞来昔布、加巴喷丁和羟考酮的多模式镇痛方案。

总结

髋关节和膝关节置换术能够有效缓解患肢疼痛并恢复关节功能，是杰出的医学成就。通过多模式镇痛方案可显著缓解围术期疼痛并最大限度地改善患肢功能，同时减少并发症发生率及镇痛药物的使用剂量。疼痛管理策略的有效实施基于与患者及其家人的坦率交谈以及骨科医生、麻醉医生、护理及康复人员的紧密协作。现代关节外科医师应不断寻求更为积极有效的全球性疼痛管理策略。

（Richard Southgate, Derek Ward 著

冯　辉 译）

参考文献

1. Joshi GP, Ogunnaike BO. Consequences of inadequate postoperative pain relief and chronic persistent postoperative pain. Anesthesiol Clin North Am. 2005;23:21–36. https://doi.org/10.1016/j.atc.2004.11.013.
2. Moucha CS, Weiser MC, Levin EJ. Current strategies in anesthesia and analgesia for total knee arthroplasty. J Am Acad Orthop Surg. 2016;24(2):60–73. https://doi.org/10.5435/JAAOS-D-14-00259.
3. Yeh YC, Reddy P. Clinical and economic evidence for intravenous acetaminophen. Pharmacotherapy. 2012;32:559–79. https://doi.org/10.1002/j.1875-9114.2011.01085.x.
4. Schroer WC, Diesfeld PJ, LeMarr AR, Reedy ME. Benefits of prolonged postoperative cycloox-ygenase-2 inhibitor administration on total knee arthroplasty recovery: a double-blind, placebo-controlled study. J Arthroplast. 2011;26:2–7. https://doi.org/10.1016/j.arth.2011.04.007.
5. Buvanendran A, Kroin JS, Della Valle CJ, Kari M, Moric M, Tuman KJ. Perioperative oral pregabalin reduces chronic pain after total knee arthroplasty: a prospective, randomized, controlled trial. Anesth Analg. 2010;110:199–207. https://doi.org/10.1213/ANE.0b013e3181c4273a.
6. Nguyen L-CL, Sing DC, Bozic KJ. Preoperative reduction of opioid use before total joint arthroplasty. J Arthroplast. 2016;31:282–7. https://doi.org/10.1016/j.arth.2016.01.068.
7. Woolf CJ. Central sensitization: implications for the diagnosis and treatment of pain. Pain. 2012;152:1–31. https://doi.org/10.1016/j.pain.2010.09.030.Central.
8. Hebl JR, Dilger JA, Byer DE, Kopp SL, Stevens SR, Pagnano MW, et al. A pre-emptive multimodal pathway featuring peripheral nerve block improves perioperative outcomes after major orthopedic surgery. Reg Anesth Pain Med. 2008;33:510–7. https://doi.org/10.1016/j.rapm.2008.04.008.
9. Ben-David B. Complications of regional anesthesia: an overview. Anesthesiol Clin North Am. 2002;20:665–7, ix
10. Sharma S, Iorio R, Specht LM, Davies-Lepie S, Healy WL. Complications of femoral nerve block for total knee arthroplasty. Clin Orthop Relat Res. 2010;468:135–40. https://doi.org/10.1007/s11999-009-1025-1.
11. Patterson ME, Bland KS, Thomas LC, Elliott CE, Soberon JR, Nossaman BD, et al. The adductor canal block provides effective analgesia similar to a femoral nerve block in patients undergoing total knee arthroplasty: a retrospective study. J Clin Anesth. 2015;27:39–44. https://doi.org/10.1016/j.jclinane.2014.08.005.
12. Kim DH, Lin Y, Goytizolo EA, Kahn RL, Maalouf DB, Manohar A, et al. Adductor canal block versus femoral nerve block for total knee arthroplasty: a prospective, randomized, controlled trial. Anesthesiology. 2014;120:540–50. https://doi.org/10.1097/ALN.0000000000000119.
13. Ludwigson JL, Tillmans SD, Galgon RE, Chambers TA, Heiner JP, Schroeder KM. A comparison of single shot adductor canal block versus femoral nerve catheter for total knee arthroplasty. J Arthroplast. 2015;30:68–71. https://doi.org/10.1016/j.arth.2015.03.044.
14. Pugely AJ, Martin CT, Gao Y, Mendoza-Lattes S, Callaghan JJ. Differences in short-term complications between spinal and general anesthesia for primary total knee arthroplasty. J Bone Joint Surg Am. 2013;95:193–9. https://doi.org/10.2106/JBJS.K.01682.
15. Basques BA, Toy JO, Bohl DD, Golinvaux NS, Grauer JN. General compared with spinal anesthesia for total hip arthroplasty. J Bone Joint Surg Am. 2015;97:455–61. https://doi.org/10.2106/jbjs.n.00662.
16. Parvizi J, Bloomfield MR. Multimodal pain manage-

ment in orthopedics: implications for joint arthroplasty surgery. Orthopedics. 2013;36:7–14. https://doi.org/10.3928/01477447-20130122-51.

17. Miller AG, McKenzie J, Greenky M, Shaw E, Gandhi K, Hozack WJ, et al. Spinal anesthesia: should everyone receive a urinary catheter?: a randomized, prospective study of patients undergoing total hip arthroplasty. J Bone Joint Surg Am. 2013;95:1498–503. https://doi.org/10.2106/JBJS.K.01671.

18. Horlocker TT, Wedel DJ, Rowlingson JC, Enneking FK, Kopp SL, Benzon HT, et al. Regional anesthesia in the patient receiving antithrombotic or thrombolytic therapy: American Society of Regional Anesthesia and Pain Medicine Evidence-Based Guidelines (Third Edition). Reg Anesth Pain Med. 2010;35:64–101. https://doi.org/10.1097/AAP.0b013e3181c15c70.

19. Busch CA, Shore BJ, Bhandari R, Ganapathy S, MacDonald SJ, Bourne RB, et al. Efficacy of periarticular multimodal drug injection in total knee arthroplasty. A randomized trial. J Bone Joint Surg Am. 2006;88:959–63. https://doi.org/10.2106/JBJS.E.00344.

20. Kelley TC, Adams MJ, Mulliken BD, Dalury DF. Efficacy of multimodal perioperative analgesia protocol with periarticular medication injection in total knee arthroplasty: a randomized, double-blinded study. J Arthroplasty. 2013;28:1274–7. https://doi.org/10.1016/j.arth.2013.03.008.

21. Parvataneni HK, Shah VP, Howard H, Cole N, Ranawat AS, Ranawat CS. Controlling pain after total hip and knee arthroplasty using a multimodal protocol with local periarticular injections: a prospective randomized study. J Arthroplasty. 2007;22:33–8. https://doi.org/10.1016/j.arth.2007.03.034.

22. Schroer WC, Diesfeld PG, LeMarr AR, Morton DJ, Reedy ME. Does extended-release liposomal bupivacaine better control pain than Bupivacaine after total knee Arthroplasty (TKA)? A prospective, randomized clinical trial. J Arthroplast. 2015;30:64–7. https://doi.org/10.1016/j.arth.2015.01.059.

23. Bagsby DT, Ireland PH, Meneghini RM. Liposomal bupivacaine versus traditional periarticular injection for pain control after total knee arthroplasty. J Arthroplast. 2014;29:1687–90. https://doi.org/10.1016/j.arth.2014.03.034.

24. Whiteside LA, Arima J. The anteroposterior axis for femoral rotational alignment in valgus total knee arthroplasty. Clin Orthop Relat Res. 1995;(321):168–72.

25. Alijanipour P, Tan TL, Matthews CN, Viola JR, Purtill JJ, Rothman RH, et al. Periarticular injection of liposomal bupivacaine offers no benefit over standard bupivacaine in total knee arthroplasty: a prospective, randomized, controlled trial. J Arthroplast. 2016;32(2):628–34. https://doi.org/10.1016/j.arth.2016.07.023.

26. Pagnano MW. Intra-articular infusion with bupivacaine decreased pain and opioid consumption after total knee arthroplasty. J Bone Joint Surg Am. 2013;95A:940. https://doi.org/10.2106/JBJS.9510.ebo195.

27. Duellman TJ, Gaffigan C, Milbrandt JC, Allan DG. Multi-modal, pre-emptive analgesia decreases the length of hospital stay following total joint arthroplasty. Orthopedics. 2009;32:167.

28. Parvizi J, Miller AG, Gandhi K. Multimodal pain management after total joint arthroplasty. J Bone Joint Surg Am. 2011;93:1075–84. https://doi.org/10.2106/JBJS.J.01095.

29. Morris B. The opioid epidemic: impact on orthopaedic surgery. J Am Acad Orthop Surg. 2015;23:267–71. https://doi.org/10.5435/JAAOS-D-14-00163.

第7章 机器人辅助关节置换手术的成本–效益分析

纵观整个现代历史，随着技术的进步，自动化生产取代手工劳动已经成为必然趋势。对于人类劳动的生产率来说，机器毋庸置疑一直是一种高效、低成本且有价值的补充[1]。同样，将机器人系统引入骨科手术领域，也被人们认为是一个提高手术和临床预后的绝佳机遇。近20年来，在骨科领域已经陆续进行了一些机器人辅助手术[2]。从那时起，机器人手术涉及的领域开始快速扩张，包含了多个系统。现如今，它被用于各项操作，以减少人为误差并最大限度地重建合适的关节对线和运动学能力，同时还能协助假体安放到最佳位置[2,3]。

机器人系统在骨科手术中的应用主要集中在全膝关节置换术 (total knee arthroplasty, TKA)、全髋关节置换术 (total hip arthroplasty, THA) 和膝关节单髁置换术 (unicompartmental knee arthroplasty, UKA)，在髌股关节置换术 (patellofemoral arthroplasty, PFA) 和脊柱手术中应用还较少，不过正在拓展。对于手术结果的早期报道都是比较乐观的，尤其在力线恢复、假体位置，还有关节间隙平衡等方面，它相较于传统手术都表现得更精准[4-6]。但是，鉴于这一技术引入的时间尚短，还缺乏长期的临床随访数据，暂时还无法评判其所带来的经济价值。随着医疗保健系统持续强调要通过提高医疗质量和降低支出，来提供基于价值的医疗 (value-based care)，那些低效且效果欠佳的医疗服务将会进一步失去生存的空间。因此，在接受这些新兴技术替代传统方法之前，利用成本-效益分析来评估这些技术的价值是很有必要的[7,8]。

本章将讨论在 THA、TKA 和 UKA 中实施机器人辅助技术的经济可行性。重点将放在机器人系统的购置和运行成本，对这些技术需求量的增长，以及与每种机器人系统相关的临床收益和成本-效益等方面。

机器人系统的分类

根据手术医生对系统的控制程度，机器人辅助关节置换系统可以大致分为：主动系统、半主动系统和被动系统。这些系统目前仅限于初次关节置换术，但是也在不断发展，以期将来扩展至关节置换翻修术中。被动机器人系统的所有操作都要手术医生来控制，而主动系统则可以在没有任何医生参与的情况下独立进行操作。半主动系统则是二者的结合，手术医生可以完全控制机器人工具，但是会受到限制性反馈系统的制约，其可以防止机器人在截骨时超出预定的边界，从而起到保护关节周围那些重要且脆弱的软组织（特别是神经血管束和支持韧带）的作用。可靠的空间感知能力可以减少术者对术区直视的依赖，从而减少对软组织暴露的要求，有利于术后的康复。目前的半主动系统主要有：Mako (Mako Stryker, Mahwah, New Jersey, USA)、Navio(Smith & Nephew, Memphis, TN, USA) 和 Omni (OmniLife Science, Raynham, Mass)。而 TSolutioin One 机器人 (THINK Surgical, Fremont, CA, USA) 则是完全自动化的主动系统。表 7.1 说明了每种系统的手术能力和所需要的花费。

表 7.1　不同机器人辅助关节置换系统的花费和能力

	Mako	Navio	TSolution One	Omni
机器人系统的特殊花费				
系统成本	√	√	√	×
服务或维护协议	√	√	√	×
是否需要术前 CT？	√	×	√	×
封闭式平台？	√	×	×	√
机器人系统的能力				
全髋关节置换术	√	×	√	√
全膝关节置换术	√	√	√	√
膝关节单髁关节置换术	√	√	×	×

机器人系统的直接成本

购买和运行机器人系统所涉及的成本包括：(1) 机器人工具本身和操作成本，(2) 一次性耗材，(3) 术前影像检查（使用某些机器人系统时），(4) 植入的假体。与所有医疗技术一样，不同机器人系统之间的费用差异很大，具体取决于与制造商签订的特殊许可协议、医院手术量和价格的谈判。为了评估各种机器人系统的经济可行性，有必要对这些标价进行一下讨论。

据报道，不同机器人系统的价格在 400 000 ~ 1 200 000 美元 [9, 10]。大多数系统都需要签署年度维护协议，每台机器人的年维护费用在 40 000 ~ 150 000 美元之间。每年的另一项重大花费是软件的升级，不过有时它也会包含在年度维护协议中。在某些情况下，如果购买了多台机器人系统，则可以协商对价格进行打折，但这因公司而异。同时也有另一种支付方法，那就是按每台手术

定价的模式租用机器人系统，这就不需要购买整台机器人设备。在这种情况下，可能就不会收取使用或维护机器人的费用，但取而代之的，则要收取手术中所使用的一次性耗材费用，并使用该公司指定的假体植入物 [9, 11]。

耗材成本包括在每台手术中使用的各类一次性设备，例如：手术单、定位针、磨钻钻头、锯片、机器人辅助工具套装和电池组等。尽管传统手术也有自己的耗材成本，但是机器人辅助手术的耗材成本更高。不同机器人系统以及不同手术 (THA、TKA、UKA) 之间的耗材花费差异不太大，每台手术的耗材成本估计在 750 ~ 1300 美元 [9]。

为了对导航系统进行校准以及对假体植入进行术前计划和准备，有些机器人系统需要对下肢进行额外的术前 CT 扫描。下肢平扫 CT 的价格约为 260 美元 [12]。需要这种影像学准备的机器人系统是 Mako 和 TSolution One。而 Navio 和 Omni 则采用的是不需要任何术前影像的无图像系统。它们依靠的是术中建模技术，通过对关键的骨性解剖标志和关节表面进行手动标记和注册，从而在虚拟空间中创建出三维的关节模型。值得注意的是，尽管无图像系统可以节省检查成本和患者往返医院的时间，但它可能会延长手术时间，因为它要在术中进行建模的计算。

对于任何关节置换手术，假体的费用都占住院总费用的主要部分。Robinson 等在 2012 年曾报道，假体费用占初次全膝关节置换术总花费的 12.71% ~ 87.07%，占初次全髋关节置换术总花费的 14.96% ~ 87.24%。假体的价格差异如此之大，部分原因是医院所在的地理位置不同，不同公司收取的价格不同，以及公司与医院的议价不同 [13]。

机器人辅助手术中的假体选择通常取决于所用的机器人系统是"开放"还是"封闭"的平台。尽管从原理上讲，所有系统都具备进行常规截骨的能力，可以满足下肢对线和

良好的关节线角度的要求，但所用的截骨导板却是假体专属的，会受到假体个性化的限制。对于封闭的平台，医生只能使用那些与之匹配的特定假体。但对于开放平台，医生则可以根据个人喜好，选择各种公司或品牌的不同种类的假体。如果使用开放平台，医生可以选择自己操作更舒适的假体系统，同时还可以确保假体成本的可变性。与其他市场一样，缺乏成本的可变性将会导致竞争减少和价格上涨。因此，与开放平台系统相比，封闭平台机器人系统的假体成本，在医院总费用中所占的比例往往更大。诸如Navio 和 THINK 这样的开放平台系统，允许医生选择更有价格优势的假体，从而节省了每台手术的成本。

与传统 TJA 相比每台手术的直接成本

将各种机器人平台和传统手术的成本增加量进行对比，来进行成本分析。在分析中，每个机器人系统的固定合同成本（例如，系统成本费以及制造商的维护协议费）和手术操作成本（包括一次性耗材和术前影像检查）将被分别评估。首先，将固定合同成本除以预计年手术量（100 台或 300 台），再根据机器人的理论使用寿命（5 年或 10 年），得出每台手术的固定合同成本。接着，从机器人全关节置换术的手术成本中扣除传统关节置换术的成本，得出每台手术预计增

加的成本。每台手术的固定合同成本加上预计增加的手术成本，就可以得出每台手术直接成本增加的总额。最后，将此增加值除以传统手术的平均总成本，再将其转化为百分比的形式，即得到了机器人辅助下每台手术成本增加的比例（表 7.2）。

使用这种方法，我们发现对于 Mako 系统，如果假设机器人使用寿命为 5 年，那么每年完成的手术例数为 100 例和 300 例时，每台手术的成本将分别增加 12.2% 和 6.1%（表 7.2）。在同样的价格计算方法下，假设机器人使用寿命还是 5 年，如果每年手术例数为 100 台，THINK、Navio 和 Omni 系统每台手术的成本分别会增加 13.9%、6.1% 和 2.3%；如果每年能完成 300 台，那每台手术成本的增加比例则相应为 6.6%、3.5% 和 2.3%。但是，这些分析并未考虑假体价格的变化，而假体价格的多样性会显著影响这些手术的整体费用。

本机构数据

本机构自 2012 年以来，已经使用上述4 种机器人系统中的 2 种（Mako 和 Navio）完成了 800 多台机器人辅助手术。自 2016年 4 月 至 2017 年 4 月，完成了 199 台Stryker Mako 手术（TKA 和 THA）。在同一时间段内，完成了 29 台 Smith & Nephew Navio 全膝关节置换手术，以及使用多种假

表 7.2　基于年手术量和机器人寿命的机器人手术与传统 TJA 的成本增加百分比

机器人预计寿命	年手术量	Mako	Navio	TSolution One	Omni
5	100	12.19%	6.10%	13.90%	2.25%
	300	6.05%	3.53%	6.61%	2.25%
10	100	9.19%	4.82%	10.04%	2.25%
	300	5.05%	3.11%	5.33%	2.25%

*** 假体价格因素未考虑在此模型中

体的 25 台 Navio 膝关节单髁置换手术。

手术和临床预后

在过去的几十年中，随着机器人技术在骨科手术中的普及，报道这些技术放射学随访结果的文献数量大大增加。为了对这些技术进行投资成本、服务费用以及学习曲线的整体评判，必须通过临床效果的提升来衡量所节约的增量成本。衡量的指标包括：翻修率、假体的使用寿命、住院时间和患者满意度等。一旦获得远期随访结果，就可以对这些技术的成本 - 效益进行更好的评估。

THA、TKA 和 UKA 手术

下文简要概述了机器人技术辅助下 THA、TKA 和 UKA 的短期手术和临床随访结果，并对它们的成本 - 效益进行回顾。

全膝关节置换术（TKA）

机器人辅助的 TKA 与传统方法相比，在下肢对线和屈伸间隙平衡方面具有更高的准确性，同时大大减少了力线偏移的出现[14-19]。尤其是在评估假体位置的时候，无论是股骨冠状位、股骨矢状位还是胫骨矢状位的角度，准确性都得到了改善，与徒手技术相比，误差始终在 1° 以内[14, 15, 20, 21]。

然而，这些手术结果的改变，却并不意味着总能转化为临床收益。Park 和 Lee 对 Robodoc 系统和传统技术进行了一项对比研究[21]，经过为期 4 年的随访，使用 KSS（Knee Society Score）评估术后关节活动度和患者感受结果（patient-reported outcome，PRO），发现两种技术并没有差异。其他的随机对照研究也得出了相似的结论，在

1 年和 3 年随访时，无论是 HSS（Hospital for Special Surgery score）还是 WOMAC（Western Ontario and McMaster University Arthritis Index）的 PRO，机器人系统和传统技术相比都没有明显差异[15, 17]。

全髋关节置换术（THA）

在一项早期的大型多中心随机临床试验中，研究者将 65 例 Robodoc 辅助的生物型 THA 与 62 例传统 THA 进行了比较，发现机器人手术在假体匹配度、填充度和力线恢复方面均有显著改善[22]。在那之后多项研究发现，机器人辅助技术下的假体前倾角、外展角、偏心距和下肢长度恢复的准确性，与传统 THA 相比最高可提升 6 倍[23-25]。机器人辅助 THA 在短期临床随访结果方面也展现出了优势。与传统 THA 相比，诸如关节脱位等术后并发症的发生率明显降低[5]。PRO 数据还显示出患者在活动水平、疼痛程度、畸形程度和关节活动度等方面也有所改善[26]。

单髁膝关节置换术（UKA）

在最早的 57 例使用 Navio 系统的 UKA 中，91% 的病例实现了术后机械轴对线与术中计划偏差在 1° 以内。机器人辅助的 Mako UKA 也显示出了同样的结果，与传统手术相比，其在胫骨后倾角和胫骨冠状位力线的重建方面，都明显更准确，稳定性也更高[27-29]。此外，Mako 辅助安装的胫骨和股骨假体，在各个平面上的力线都更精准[30, 31]。在临床方面，关于机器人 UKA 的患者满意度、术后疼痛、功能和翻修率等方面的研究，也均显示出其更具优势[32]。Conditt 等学者进行的多中心研究表明，93% 的接受机器人辅助 UKA 的患者在术后 2 年的随访时对他们的手术表示满意或非常

满意[33]。同一项研究也表明，机器人手术的总体翻修率（1.1%）要明显低于之前报道过的传统 UKA 的翻修率（4.5%）。

成本－效益

目前尚缺乏关节置换手术后的成本数据，例如术后关节翻修和再入院等。同时，现有的数据也有一定的局限性，因为大多数文献评价的都是第一代机器人平台。对于 TKA 手术，有报道称机器人技术相较于传统手术，可以降低约 5% 的再入院率[9]。由这一数据推断，我们可以通过一例典型的翻修 TKA 成本计算出机器人和传统 TKA 的术后成本差异。然后，再将此成本与初次 TKA 的平均成本相比较，从而转化为成本变化的百分比（表 7.3）。结果表明，当使用机器人系统进行初次 TKA 手术时，可以降低总成本的 4%（表 7.3）。

一项比较机器人和传统 THA 的研究发现，机器人 THA 组的翻修率要高出 12.3%[34]。但与之相反的是，另一研究曾报道机器人辅助 THA 的术后并发症发生率略有降低，再入院率也低于传统手术（13.8% vs 14.5%），但差异不具统计学意义[22]。我们使用同样的方法来评估 THA 的成本，发现机器人辅助 THA 的成本相较于传统 THA 增加了 20.3%。

机器人和传统 UKA 在翻修率上的差异

是 3.4%[10]，这就使当使用机器人辅助系统进行 UKA 时，每台手术的成本可以节约 5.39%（表 7.3）。在需要进行翻修的 UKA 中，大约 80% 的病例要翻修成 TKA[35]，每台翻修的费用大约为 49 360 美元[36]。因此，根据翻修率的差异，如果假设一家医院每年做 100 台 UKA，那么机器人辅助系统可以为该医院每年节省约 170 000 美元。

机器人辅助技术的手术局限性

机器人辅助手术会引起一些传统手术所没有的特殊并发症，其中包括定位针固定时出现的骨折，以及机器人机械或硬件故障导致手术必须转为人工完成。据报道，并发症的发生率可高达 22%，其中以技术或机械故障为主[37]。机器人手术还显著延长了手术时间，这主要是因为陡峭的学习曲线，以及术中需要对机器人的系统进行准备和校准。手术时间的延长不仅导致了费用的增多，更增加了浅表与深部组织感染的风险，而这些并发症的支出本是可以避免的[38]。总之，随着我们获得的纵向数据越来越多，在判断这些技术的总体价值时，我们必须把这些局限性也充分地考虑在内。

手术量和机器人寿命

对机器人手术的需求，是评判其在关节置换手术中应用价值的一项重要指标。随着"婴儿潮一代"人口的不断老龄化，骨关节炎的发病率和下肢关节置换术的需求量大大增加。至 2030 年，对 THA 和 TKA 的需求量预计将达到 400 万例[7]。此外，目前美国每年会完成 UKA 手术大约 45 000 例，这个数字预计将以每年 32.5% 的速度持续增长[8]。以前的研究曾预测，基于机器人辅助手术对成本的节省（包括手术的临床收益），对于 UKA 和 TKA 来说，仅 2 年即可获得

表 7.3　机器人辅助手术的成本变化百分比

成本百分比变化的原因	THA	UKA	TKA
翻修率	+20.88%	-5.39%	–
90 天内再入院率	-0.53%	–	-4.01%
合计	+20.35%	-5.39%	-4.01%

*** 成本在本表中表示为相比传统手术增加或降低的百分比

投资成本的回报（假设 1 年后手术量分别为 50 例和 20 例，2 年后分别为 70 例和 30 例）[39]。对接受 Mako UKA 手术的患者进行 Markov 决策分析，结果表明，这些患者每生活质量调整生存年 (quality-adjusted life year, QALY) 的增量成本效益比 (incremental cost-effectiveness ratio, ICER) 为 47 180 美元。而之前的研究曾指出，每 QALY 50 000 美元即是支付意愿 (willingness to pay, WTP) 的最低阈值，因此，可以认为机器人 UKA 是具有成本 - 效益的。但是，Moschetti 等学者在分析中也指出，要想实现这些价值必须在那些大型关节中心，要做到每年机器人 UKA 手术量达到 94 例以上，且术后 2 年的手术失败率要持续保持在 1.2% 以下。尽管目前绝大多数关节中心都无法满足这一手术量的门槛，但像 Navio 这样的成本价格低廉（低了将近 50%）且可以使用各种假体的机器人平台，也许能成为那些手术量较少的关节中心的替代选择。而对于手术量非常少的中心，不需要成本投入的 Omni 系统则会更有吸引力。

除 Omni 机器人系统外，手术量与成本增加的百分比之间存在直接的反比关系。正如之前的研究所示，大手术量的中心更容易从每台机器人手术节约的增量成本中获利[37, 39]。但目前，能有那样大手术量的关节中心并不多。不过随着机器人辅助手术的普及和手术医生对其熟悉程度的增加，这一门槛也并非不可实现。此外，如果这些技术的手术效果的临床预后继续改善，那么更高的报销比例也会逐渐降低成本。考虑到手术量对机器人价值的影响，那些能进行多种类型手术（THA、TKA 和 UKA）的机器人系统在经济上就会更具优势。因为这类机器人可以避免在每种手术类型上都单独投资机器人系统，同时还将固定的合同成本均摊到了更多的手术上。

最后，机器人自身的寿命与机器人手术的长期实用性息息相关。如果每一轮资本投入的周期是 10 年而不是 5 年，那机器人就可以完成更多的手术，以实现投资成本的回报。假设某关节中心每年使用 Mako 机器人的手术量为 100 台，如果机器人可以使用 10 年，那每台手术的成本增加 9%，而如果机器人寿命为 5 年，那么这个值就会成为 12%（见表 7.2）。

总结

在引进一种具有高额的前期投资和不确定的长期临床效果的技术之前，我们必须要仔细地研究其经济实用性。这一问题在关节置换领域尤为突出，因为传统的关节置换术已经被认为是一种非常成功的，且又非常昂贵的手术方式[35]。但随着患者治疗的目标逐步转化为在兼顾医疗成本的前提下，更加优化临床结果，这就使新技术的发展获得了机会。

机器人系统有着高昂的系统成本和年度费用，其价值取决于手术量与每台手术定价之间的反比关系。由于固定的合同成本会分摊到每台手术上，因此对于关节中心来说，机器人辅助手术完成的越多，每台手术的经济负担就越低。此外，随着手术医生对这些技术的经验更加丰富，以及患者对这些新技术更加认可，可以预计将来手术量会逐渐增加。已有文献显示，机器人手术的短期临床随访结果是令人满意的，其中机器人 UKA 的翻修率更低，机器人 THA 和 TKA 术后的再入院率更低。但要使机器人技术保持可行性，除了短期随访外，还需要长期随访结果的支持。

当然，还存在其他未知的情况，例如随着公司适应了关节置换领域日益激烈的竞争之后，机器人的支付模式可能会发生改变。这些变化可能有助于发展出更具经济弹性的定价方式。例如，Omni 就不需要进行任何系统投资或年度维护费用，取而代之的是每台手术的费用，比如假体和一次性耗材。因此，对于无法维持大规模手术量，或没有能力支付初始成本的小型关节中心，相较于其他机器人系统，Omni 可能就会被视为更可行的选择。此外，公司是否会决定更改机器人系统的兼容性，减少其对假体的限制，目前还不确定。由于假体价格在人工关节置换的总花费中占有很大比例，因此如果能在更广泛的范围里选择假体，那可能会是节约成本的另一种可能。所以，像 THINK 和 Navio 这样的开放平台，可能就会因为减少了假体费用，而降低了机器人手术的总成本。而像 Omni 和 Mako 这样的封闭系统，今后也可能会提供更多的假体选择，以降低每台手术的成本。在美国市场中，假体价格的多样性，以及高价格假体直观受益的减少，使假体的选择成为了机器人辅助系统中的一个关键因素。

总体来说，机器人辅助手术的发展是乐观的，它也许会成为关节置换中的一项常规技术。但是，在一个基于成本 - 效益和临床疗效的医疗环境中，临床医生必须要全面考虑这些技术的所有方面，确保基于价值去提供医疗服务。

（Kevin K. Chen, Kelvin Y. Kim, Jonathan M. Vigdorchik, Patrick A. Meere, Joseph A. Bosco, Richard Iorio 著　李　杨　译）

参考文献

1. Bohn RE. From art to science in manufacturing: the evolution of technical knowledge. Found Trends Technol Informat Oper Manag. 2005;1(2):1–82.

2. Jacofsky DJ, Allen M. Robotics in arthroplasty: a comprehensive review. J Arthroplast. 2016;31(10):2353–63. https://doi.org/10.1016/j.arth.2016.05.026.

3. Bargar WL. Robots in orthopaedic surgery: past, present, and future. Clin Orthop Relat Res. 2007;463:31–

6. http://www.ncbi.nlm.nih.gov/pubmed/17960673. Accessed 24 Apr 2017.

4. Bell SW, Anthony I, Jones B, MacLean A, Rowe P, Blyth M. Improved accuracy of component positioning with robotic-assisted unicompartmental knee arthroplasty: data from a prospective, randomized controlled study. J Bone Joint Surg Am. 2016;98(8):627–35. https://doi.org/10.2106/JBJS.15.00664.

5. Elson L, Dounchis J, Illgen R, et al. Precision of acetabular cup placement in robotic integrated total hip arthroplasty. Hip Int. 2015;25(6):531–6. https://doi.org/10.5301/hipint.5000289.

6. Keene G, Simpson D, Kalairajah Y. Limb alignment in computer-assisted minimally-invasive unicompartmental knee replacement. J Bone Joint Surg Br. 2006;88(1):44–8. https://doi.org/10.1302/0301-620X.88B1.16266.

7. Kurtz S, Ong K, Lau E, Mowat F, Halpern M. Projections of primary and revision hip and knee arthroplasty in the United States from 2005 to 2030. J Bone Joint Surg Am. 2007;89(4):780–5. https://doi.org/10.2106/JBJS.F.00222.

8. Riddle DL, Jiranek WA, McGlynn FJ. Yearly incidence of unicompartmental knee arthroplasty in the United States. J Arthroplast. 2008;23(3):408–12. https://doi.org/10.1016/j.arth.2007.04.012.

9. Frost and Sullivan. Comprehensive Care for Joint Replacement (CJR) ROI model – comparative analysis of robot assisted versus conventional surgical technique; 2017.

10. Mako Surgical Corp. Makoplasty Financial Summary; 2017. http://www.makosurgical.com/.

11. Argenson J-NA, Blanc G, Aubaniac J-M, et al. Modern unicompartmental knee arthroplasty with cement: a concise follow-up, at a mean of twenty years, of a previous report. J Bone Joint Surg Am. 2013;95(10):905–9. https://doi.org/10.2106/JBJS.L.00963.

12. Centers for Medicare and Medicaid Services. No Title. https://www.medicare.gov/coverage/diagnostic-tests.html. Published 2017. Accessed 1 March 2017.

13. Robinson JC, Pozen A, Tseng S, et al. Variability in costs associated with total hip and knee replacement implants. J Bone Joint Surg Am. 2012;94(18):1693–8. https://doi.org/10.2106/JBJS.K.00355.

14. Banerjee S, Cherian JJ, Elmallah RK, Jauregui JJ, Pierce TP, Mont MA. Robotic-assisted knee arthroplasty. Expert Rev Med Devices. 2015;12(6):727–35. https://doi.org/10.1586/17434440.2015.1086264.

15. Song E-K, Seon J-K, Park S-J, Jung W, Park H-W, Lee GW. Simultaneous bilateral total knee arthroplasty with robotic and conventional techniques: a prospective, randomized study. Knee Surg Sports Traumatol Arthrosc. 2011;19(7):1069–76. https://doi.org/10.1007/s00167-011-1400-9.

16. Bellemans J, Vandenneucker H, Vanlauwe J. Robot-assisted total knee arthroplasty. Clin Orthop Relat Res. 2007;464:111–6. https://doi.org/10.1097/BLO.0b013e318126c0c0.

17. Song E-K, Seon J-K, Yim J-H, Netravali NA, Bargar WL. Robotic-assisted TKA reduces postoperative alignment outliers and improves gap balance com-

pared to conventional TKA. Clin Orthop Relat Res. 2013;471(1):118–26. https://doi.org/10.1007/s11999-012-2407-3.

18. Suero EM, Plaskos C, Dixon PL, Pearle AD. Adjustable cutting blocks improve alignment and surgical time in computer-assisted total knee replacement. Knee Surg Sport Traumatol Arthrosc. 2012;20(9):1736–41. https://doi.org/10.1007/s00167-011-1752-1.

19. Koulalis D, O'Loughlin PF, Plaskos C, Kendoff D, Cross MB, Pearle AD. Sequential versus automated cutting guides in computer-assisted total knee arthroplasty. Knee. 2011;18(6):436–42. https://doi.org/10.1016/j.knee.2010.08.007.

20. Bellemans J, Vandenneucker H, Vanlauwe J. Robot-assisted total knee arthroplasty. Clin Orthop Relat Res. 2007;PAP:111–6. https://doi.org/10.1097/BLO.0b013e318126c0c0.

21. Park SE, Lee CT. Comparison of robotic-assisted and conventional manual implantation of a primary total knee arthroplasty. J Arthroplast. 2007;22(7):1054–9. https://doi.org/10.1016/j.arth.2007.05.036.

22. Bargar WL, Bauer A, Börner M. Primary and revision total hip replacement using the Robodoc system. Clin Orthop Relat Res. 1998;(354):82–91. http://www.ncbi.nlm.nih.gov/pubmed/9755767. Accessed 24 Apr 2017.

23. Domb BG, El Bitar YF, Sadik AY, Stake CE, Botser IB. Comparison of robotic-assisted and conventional acetabular cup placement in THA: a matched-pair controlled study. Clin Orthop Relat Res. 2014;472(1):329–36. https://doi.org/10.1007/s11999-013-3253-7.

24. Nawabi DH, Conditt MA, Ranawat AS, et al. Haptically guided robotic technology in total hip arthroplasty: a cadaveric investigation. Proc Inst Mech Eng H. 2013;227(3):302–9. https://doi.org/10.1177/0954411912468540.

25. Illgren R. Comparison of robotic-assisted and conventional acetabular cup placement in THA: a matched-pair controlled study. In: 43rd annual course: advances in arthroplasty. Cambridge, MA; 2013.

26. Bukowski B, Abiola R, Illgren R. Outcomes after primary total hip manual compared with robotic assisted techniques. In: 44th annual advances in arthroplasty. Cambridge, MA; 2014.

27. Pearle AD, O'Loughlin PF, Kendoff DO. Robot-assisted unicompartmental knee arthroplasty. J Arthroplast. 2010;25(2):230–7. https://doi.org/10.1016/j.arth.2008.09.024.

28. Lonner JH. Indications for unicompartmental knee arthroplasty and rationale for robotic arm-assisted technology. Am J Orthop (Belle Mead NJ). 2009;38(2 Suppl):3–6. http://www.ncbi.nlm.nih.gov/pubmed/19340375. Accessed 24 Apr 2017.

29. Sinha RK. Outcomes of robotic arm-assisted unicompartmental knee arthroplasty. Am J Orthop (Belle Mead NJ). 2009;38(2 Suppl):20–2. http://www.ncbi.nlm.nih.gov/pubmed/19340379. Accessed 29 Aug 2016.

30. Citak M, Suero EM, Citak M, et al. Unicompartmental knee arthroplasty: is robotic technology more accurate than conventional technique? Knee. 2013;20(4):268–71. https://doi.org/10.1016/j.knee.2012.11.001.

31. Lonner JH, John TK, Conditt MA. Robotic arm-assisted UKA improves Tibial component alignment: a pilot study. Clin Orthop Relat Res. 2010;468:141–6. https://doi.org/10.1007/s11999-009-0977-5.

32. Jones B, et al. Accuracy of UKA implant positioning and early clinical outcomes in a RCT comparing robotic assisted and manual surgery. In: 13th annual CAOS meeting. Orlando, FL; 2013.

33. Conditt M, Coon T, Roche M, et al. Two year survivorship of robotically guided unicompartmental knee arthroplasty. Orthop Proc. 2013;95-B(SUPP 34). http://www.bjjprocs.boneandjoint.org.uk/content/95-B/SUPP_34/294. Accessed 12 Apr 2017.

34. Honl M, Dierk O, Gauck C, et al. Comparison of robotic-assisted and manual implantation of a primary total hip replacement. A prospective study. J Bone Joint Surg Am. 2003;85-A(8):1470–8. http://www.ncbi.nlm.nih.gov/pubmed/12925626. Accessed 28 Apr 2017.

35. AOA. Australian Orthopaedic Association National Joint Replacement Registry. https://aoanjrr.sahmri.com/en/annual-reports-2016. Published 2016.

36. Bozic KJ, Kurtz SM, Lau E, et al. The epidemiology of revision total knee arthroplasty in the United States. Clin Orthop Relat Res. 2010;468(1):45–51. https://doi.org/10.1007/s11999-009-0945-0.

37. Moschetti WE, Konopka JF, Rubash HE, Genuario JW. Can robot-assisted unicompartmental knee arthroplasty be cost-effective? A Markov decision analysis. J Arthroplast. 2016;31(4):759–65. https://doi.org/10.1016/j.arth.2015.10.018.

38. Peersman G, Laskin R, Davis J, Peterson MGE, Richart T. Prolonged operative time correlates with increased infection rate after total knee arthroplasty. HSS J. 2006;2(1):70–2. https://doi.org/10.1007/s11420-005-0130-2.

39. Swank ML, Alkire M, Conditt M, Lonner JH. Technology and cost-effectiveness in knee arthroplasty: computer navigation and robotics. Am J Orthop (Belle Mead NJ). 2009;38(2 Suppl):32–6. http://www.ncbi.nlm.nih.gov/pubmed/19340382. Accessed 19 Aug 2016.

第8章 自动及半自动机器人关节置换术的风险及并发症

全关节置换术 (THA、TKA)，以及膝关节单髁置换术 (UKA) 被证明是终末期退行性疾病可靠的治疗方法。系统回顾报告全关节置换长期随访存活率超过 95%，UKA 为 92%[1-3]。然而，国家登记系统报告的假体存活率较低[4-8]。在过去的 20 年里，外科手术技术变量可以通过术中控制，以便提高存活率。为了提高假体植入准确性，降低异常放置，改进假体位置，机器人辅助系统已经逐渐应用于矫形外科领域[9-11]。机器人辅助手术有很多优点，允许外科医生控制和提高手术的精确度。相反观点认为，在关节置换术中使用机器人系统可导致与该系统相关的风险和并发症[12, 13]。市场上有多个机器人系统，都有不同的组合特征[13]。迄今为止，有四种机器人系统被批准用于关节置换，其特性见表 8.1。

本章的目的是讨论机器人辅助手术的风险和并发症，其中包括辐射暴露、置钉相关并发症、注册故障、软组织损伤、和手术时间延长。

风险和并发症

射线暴露

基于成像模式的术前计划包括自动程序和半自动程序。Robodoc（自动）和 MAKO（半自动）系统术前需要计算机断层扫描 (CT) 来创建三维 (3D) 模型以决定截骨量和截骨方向。成像系统的潜在缺点包括影像学检查所造成的额外成本与 CT 扫描的辐射暴露风险[14-16]。辐射的生物效应取决于剂量以及组织敏感性。生物敏感性的差异称为有效剂量 (effective dose, ED)，单位为 millisievert (mSv, 1 mSv=1 mGy)。根据目前的文献，正常情况下，一次成人骨盆 CT 扫描辐射量约为 6 mSv，一次膝关节 CT 相当于 1 mSv[14]。然而，辐射带来的损伤随着人生中辐射剂量增加逐渐累积，而与辐射间隔无明显关系。根据先前进行的影像学研究，每年自然界的辐射水平在美国为 3 mSv[17]。当有效剂量达到达到 10 mSv 可能会增加 1/2000 致命癌症风险，而在美国人口中每年则有 1/5 的致命癌症自然发生率[16, 18]。换句话说，对于任何一个人，辐射导致癌症的风险都远小于癌症自然发生的风险。此外，年轻人的组织生物敏感性更大，因此申请 CT 扫描时需要更加谨慎[16]。

置钉相关的并发症

解剖表面标志通过解剖参数阵列记录下来，这些参数阵列通过定位钉与骨结构相关联（图 8.1）。稳定的解剖结构有利于精确的注册，并依赖于数字化 CT 模型有效验证。然而，骨定位钉的应用可能需要扩大手术切口，或在外科术野外的皮肤切口。使用 Robodoc 全髋关节置换系统需要更广泛地暴露股骨近端，特别是股骨大转子[19, 20]。需要采取全面的腿部固定装置，以获得大腿刚性固定便于精确定位和截骨。在股骨内收外旋位时，延长手术切口及大腿固定的时间可能

表 8.1　现有的机器人平台

系统	公司	关节置换术	术前计划	控制	计算机平台	截骨
TSolution One（Robodoc）	Think Surgical, Fremont, CA, USA	全膝关节置换，全髋关节置换	CT 扫描	自动	开放	髓腔锉
iBlock	OMNIlife Science, East Taunton, MA, USA	全膝关节置换	无	自动	关闭	摆锯
MAKO	Stryker Corporation, Mahwah, NJ, USA	单髁置换，髌股关节置换，全膝关节置换，全髋关节置换	CT 扫描	半自动	关闭	扩髓钻，摆锯
Navio PFS	Smith and Nephew, Memphis, TN, USA	单髁置换，髌股关节置换，全膝关节置换	无	半自动	开放	扩髓钻，摆锯
ROSA Knee	Zimmer Biomet, Warsaw, IN, USA	全膝关节置换	无	半自动	关闭	摆锯

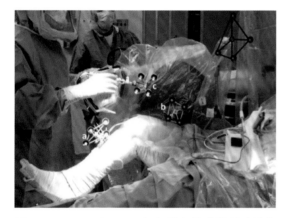

图 8.1　MAKO（Stryker）机器人辅助单髁膝关节置换术的术中注册系统。(a) 带有解剖参数阵列的胫骨定位钉，(b) 带有解剖参数阵列的股骨定位钉，(c) 半自动机械臂，包括扩髓钻，现在设置为在扩髓前进行机械臂注册

会损伤外展肌群[19]。Bach 等研究表明，与未行髋关节置换术人群相比，应用机器人辅助髋关节置换术在中站立期和终末站立期髋关节外展受限。但是，在机器人辅助和传统的全髋关节置换患者之间对比则没有发现统计学差异，表明机器人手术并不会比传统手术对髋外展肌的损伤更大[19]。

在全膝关节置换或单髁置换中，大多数机器人系统需要将解剖参数阵列附在胫骨和股骨上，以指导对解剖表面标志进行注册[11, 21, 22]。除了额外的切口，也有人认为钉道可增加皮质骨应力，导致潜在骨折的风险[23]。目前没有文献报道骨定位钉相关骨折的发生率。本章的主要作者已完成 1400 多例机器人辅助 UKA；在他的队列中，发生了一例股骨干骨折（图 8.2）。文献中提到的钉道相关并发症多为骨定位钉位置的感染和皮肤刺激[9, 24, 25]。

注册故障

机器人辅助手术的成功依赖于精确的注册，这取决于患者的解剖结构与创建骨定位钉、解剖阵列和标志。Hohmann 等认为[26] 注册的精度受标志物的标记精度和软组织厚度的影响。例如，研究显示体重指数 (body mass index, BMI) 大于 $27\ kg/m^2$ 会削弱图像系统准确性从而导致髋臼杯位置测量误差[25, 27]。

使用无图像系统的风险是缺乏真正的术前计划和无法在手术时使用三维数字地图验证解剖注册标志[13]。因此，基于 CT 的系统可能在某些方面仍然优于无图像系统，尤其

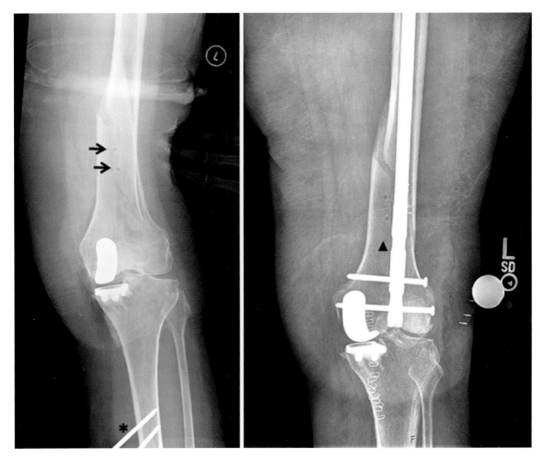

图 8.2 应用 MAKO (Stryker) 系统的机器人辅助单髁人工关节置换术中股骨干骨折的术中正位片。左图：箭头显示骨折中心的钉孔和胫骨的金属钉。右图显示三角区髓内钉术后

在髋关节解剖参数异常等患者人群，如髋关节发育不良和创伤后畸形翻修[28]。

在单间室或三间室膝关节骨性关节炎的末期，膝关节往往会出现更加严重的内翻或外翻畸形，这取决于患者初始机械轴状态。严重畸形的患者注册失败风险较高，因为骨表面注册的主要指定点不存在或者是软件无法识别的。但是，如果外科医生认为需要机器人辅助手术，建议使用基于图像的系统，从而能够在术前评估畸形并创建术中检查注册的能力。

使用开放系统（表 8.1）尽管能够允许外科医生选用最青睐的假体设计，但是其更

容易忽略个体一些特质性和功能性结构。该系统包含一些假体的三维数据，但通常缺乏设计规范和生物力学数据的深度来优化预测部件定位[13, 15]。将开放系统与无图像系统结合起来，对解剖标志点进行精确的注册至关重要。这造成的系统误差其临床意义仍有争议[13]。

如果不幸发生了注册错误，需要重新注册以完成系统要求，并继续操作流程。这可能会延长手术时间甚至导致畸形未修复时中转为传统手术。Bellemans 等报道因识别定位标志困难，因而有 12% 的机器人辅助全膝关节置换术患者中转为传统手术[21]。此

外，Siebert 等也报道了一例因注册标记有缺陷而不能完成股骨扩髓的案例 [24]。

软组织损伤

不必要的软组织损伤是最严重的风险之一。机器人系统跟踪至骨表面；然而，它们通常无法追踪软组织，因此可能发生损伤。应用具有自主定位 Robodoc 系统行全髋关节置换术，大转子和与之相连的臀肌内侧部分可能在磨锉时被损伤 [12, 29]。Honl 等报道机器人全髋关节置换术中与术后的脱位与翻修率高于常规组（分别为 18% vs 4%，和 13% vs 0%）。在翻修病例中，所有患者大转子与外展肌分离；这意味着机器人损坏了肌肉并导致它们断裂 [30]。许多使用 Robodoc 系统的作者表明，这些并发症可以通过适当地保护和放松外展肌来预防。有几项研究表明，在使用 Robodoc 系统行 THA 后，外展肌没有损伤 [13, 19, 20, 29]。

对于全膝关节置换术，髌腱的损伤可能对伸膝装置膝关节假体的稳定性带来重要影响 [12, 31]。关于机器人辅助单髁关节置换术，可能会增加内侧副韧带损伤风险，胫骨截骨过程必须小心保护韧带结构。

应用机器人行外侧间室单髁置换过程中，会增加腘肌腱损伤风险，尤其是当腘肌腱与骨贴合时，并不会被机器人系统识别。

使用全自动系统进行手术的另一风险是外科医生不能准备表面处理，除非"关闭"开关（表 8.1）[15, 32]。因此，在机器人自动截骨之前保护好周围软组织（图 8.3）。

机器人系统仍然缺乏做创造性的决定或在意外发生时改变预先设定程序的能力（如骨折、软组织损伤）。在这些情况下，外科医生可能需要转换成传统的置换技术 [13]。

延长手术时间

随着机器人系统的使用，一些作者报道手术时间延长。根据目前的文献 [11, 20, 33]，大多数系统的学习曲线是在 5～8 例后完成的。然而，即使外科医生熟悉这个系统，手术时间一般也比传统手术长。在许多病例中，注册设置，包括使用解剖阵列进行骨定位钉固定；尤其注册过程是比传统手术时间更长的原因。在相关文献中报道平均手术时间为 96～120 分钟，大约比常规全髋关节置换术延长 25 分钟 [29, 33]。在不同的研究中，全膝关节置换术的平均操作时间变化较大，范围在 90～195 分钟 [9, 21, 24]。对单髁置换术而言，平均手术时间在 56～95 分钟 [11, 23, 34]。然而，还没有对比研究比较机器人辅助全膝或单髁置换术与传统手术的手术时间。手术时间过长有可能导致感染 [12]。然而，这还没有被目前的研究证明。

结论

总之，自动和半自动关节置换术中的主要风险包括：辐射暴露、骨定位钉相关并发症、注册故障、软组织破坏、延长手术时间。未来创新的重点可能是改善机器人辅助关节置换术的规划、设置和注册过程。

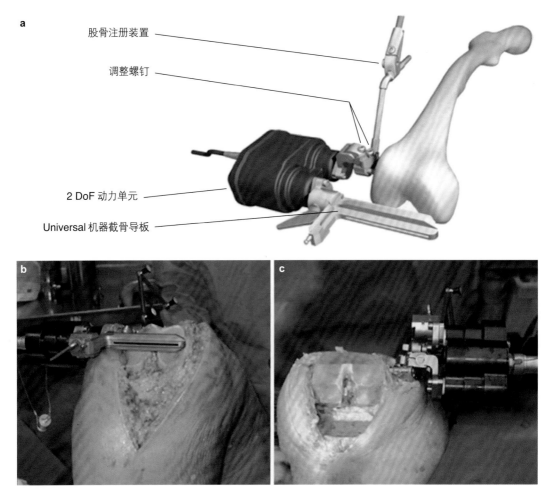

股骨注册装置
调整螺钉
2 DoF 动力单元
Universal 机器截骨导板

图 8.3 iBlock® 通用截骨导航自动定位并安装在股骨内侧，并完成股骨矢状面的 5 个截骨，在膝关节屈曲位，自动规划远近端和前后方向假体位置。正面和轴向在进行任何截骨之前，使用导航控制下的机械调整螺钉 (a) 以调整机械控件位置。iBlock 按以下顺序截骨：远端，前角 (b)，前部，后部，后角。与 5 个切口相关的两个股骨定位钉如 (c) 所示（From Koulalis et al. [22], with permission）

（Laura J. Kleeblad, Andrew D. Pearle 著
赵 然 译）

参考文献

1. van der List JP, McDonald LS, Pearle AD. Systematic review of medial versus lateral survivorship in unicompartmental knee arthroplasty. Knee Elsevier. 2015;22:454–60.

2. Mont MA, Pivec R, Issa K, Kapadia BH, Maheshwari A, Harwin SF. Long-term implant survivorship of cementless total knee arthroplasty: a systematic review of the literature and meta-analysis. J Knee Surg. 2014;27:369–76.

3. Zywiel MG, Sayeed SA, Johnson AJ, Schmalzried TP, Mont MA. Survival of hard-on-hard bearings in total hip arthroplasty: a systematic review. Clin Orthop Relat Res. 2011;469:1536–46.

4. National Joint Registry for England, Wales and Northern Ireland. 12th Annual Report 2015 http://www.njrreports.org.uk/Portals/0/PDFdownloads/NJR12thAnnualReport2015.pdf.

5. Swedish Knee Arthroplasty Register. Annual report 2015 - Swedish knee arthroplasty Register 2015. http://www.myknee.se/pdf/SVK_2015_Eng_1.0.pdf.

6. Norwegian National Advisory Unit on Arthroplasty and Hip Fractures. Norwegian arthroplasty register. Report 2015 http://nrlweb.ihelse.net/Rapporter/Report2015_english.pdf.

7. Australian Orthopaedic Association National Joint Registry. Hip and knee arthroplasty annual report 2015. https://aoanjrr.sahmri.com/documents/10180/217745/HipandKneeArthroplasty.

8. New Zealand Joint Registry. The New Zealand registry annual report [Internet]. 2014. http://nzoa.org.nz/system/files/Web_DH7657_NZJR2014Report_v4_12Nov15.pdf.

9. Song EK, Seon JK, Yim JH, Netravali NA, Bargar WL. Robotic-assisted TKA reduces postoperative alignment outliers and improves gap balance compared to conventional TKA knee. Clin Orthop Relat Res. 2013;471:118–26.

10. Moon Y-W, Ha C, Do K-H, Kim C-Y, Han J-H, Na S-E, et al. Comparison of robot-assisted and conventional total knee arthroplasty: a controlled cadaver study using multiparameter quantitative three-dimensional CT assessment of alignment. Comput Aided Surg. 2012;17:86–95.

11. Pearle AD, O'Loughlin PF, Kendoff DO. Robot-assisted unicompartmental knee arthroplasty. J Arthroplast. 2010;25:230–7.

12. Chun YS, Kim KI, Cho YJ, Kim YH, Yoo MC, Rhyu KH. Causes and patterns of aborting a robot-assisted arthroplasty. J Arthroplasty. Elsevier Inc. 2011;26:621–5.

13. Jacofsky DJ, Allen M. Robotics in arthroplasty: a comprehensive review. J Arthroplast. 2016;31:2353–63.

14. Ponzio DY, Lonner JH. Preoperative mapping in unicompartmental knee arthroplasty using computed tomography scans is associated with radiation exposure and carries high cost. J Arthroplasty Elsevier Inc. 2015;30:964–7.

15. Lonner JH, Moretti VM. The evolution of image-free robotic assistance in unicompartmental knee arthroplasty. Am J Orthop (Belle Mead NJ). 2016;45:249–54.

16. Costello JE, Cecava ND, Tucker JE, Bau JL. CT radiation dose: current controversies and dose reduction strategies. Am J Roentgenol. 2013;201:1283–90.

17. Brenner DJ, Hall EJ. Computed tomography--an increasing source of radiation exposure. N Engl J Med. 2007;357:2277–84.

18. U.S. Food and Drug Administration. Radiation-emitting products: what are the radiation risks from CT? Risk estimates from medical imaging. Last Update. 03/25/2016. http://www.fda.gov/Radiation-EmittingProducts/RadiationEmittingProductsandProcedures/MedicalImaging/MedicalX-Rays/ucm115329.htm.

19. Bach CM, Winter P, Nogler M, Göbel G, Wimmer C, Ogon M. No functional impairment after Robodoc total hip arthroplasty: gait analysis in 25 patients. Acta Orthop Scand. 2002;73:386–91.

20. Schulz AP, Seide K, Queitsch C, von Haugwitz A, Meiners J, Kienast B, et al. Results of total hip replacement using the Robodoc surgical assistant system: clinical outcome and evaluation of complications for 97 procedures. Int J Med Robot. 2007;3:301–6.

21. Bellemans J, Vandenneucker H, Vanlauwe J. Robot-assisted total knee arthroplasty. Clin Orthop Relat Res. 2007;PAP:111–6.

22. Koulalis D, O'Loughlin PF, Plaskos C, Kendoff D, Cross MB, Pearle AD. Sequential versus automated cutting guides in computer-assisted total knee arthroplasty. Knee Elsevier BV. 2011;18:436–42.

23. Lonner JH. Robotically assisted unicompartmental knee arthroplasty with a handheld image-free sculpting tool. Orthop Clin North Am. Elsevier Inc. 2016;47:29–40.

24. Siebert W, Mai S, Kober R, Heeckt PF. Technique and first clinical results of robot-assisted total knee replacement. Knee. 2002;9:173–80.

25. Ryan JA, Jamali AA, Bargar WL. Accuracy of computer navigation for acetabular component placement in THA. Clin Orthop Relat Res. 2010;468:169–77.

26. Hohmann E, Bryant A, Tetsworth K. Anterior pelvic soft tissue thickness influences acetabular cup positioning with imageless navigation. J Arthroplast. 2012;27:945–52.

27. Parratte S, Argenson JN. Validation and usefulness of a computer-assisted cup-positioning system in total hip arthroplasty. A prospective, randomized, controlled study. J Bone Joint Surg Am. 2007;89:494–9.

28. Kalteis T, Handel M, Bäthis H, Perlick L, Tingart M, Grifka J. Imageless navigation for insertion of the acetabular component in total hip arthroplasty: is it as accurate as CT-based navigation? J Bone Joint Surg Br. 2006;88–B:163–7.

29. Bargar WL. Robots in orthopaedic surgery: past, present, and future. Clin Orthop Relat Res. 2007;463:31–6.

30. Honl M, Dierk O, Gauck C, Carrero V, Lampe F, Dries S, et al. Comparison of robotic-assisted and manual implantation of a primary total hip replacement. A prospective study. J Bone Joint Surg Am. 2003;85–A:1470–8.

31. Park SE, Lee CT. Comparison of robotic-assisted and conventional manual implantation of a primary total knee arthroplasty. J Arthroplast. 2007;22:1054–9.

32. Lang JE, Mannava S, Floyd AJ, Goddard MS, Smith BP, Mofidi A, et al. Robotic systems in orthopaedic surgery. J Bone Joint Surg Br. 2011;93:1296–9.

33. Liow MHL, Chin PL, Tay KJD, Chia SL, Lo NN, Yeo SJ. Early experiences with robot-assisted total knee arthroplasty using the digiMatch™ ROBODOC® surgical system. Singap Med J. 2014;55:529–34.

34. Cobb J, Henckel J, Gomes P, Harris S, Jakopec M, Rodriguez F, et al. Hands-on robotic unicompartmental knee replacement: a prospective, randomised controlled study of the acrobot system. J Bone Joint Surg Br. 2006;88:188–97.

第二篇
膝关节相关技术

第9章 膝关节单髁置换术：NAVIO 机器人手术系统

对于病变局限在单间室的骨关节炎患者，单髁关节置换术 (UKA) 获得了越来越多的青睐，对韧带结构的最大化保留是该术式区别于全膝关节置换术的优点，因而能达到运动学要求，获得更好的功能性和满意度，术后发病率更低，围术期花费也更低[1, 2]。UKA 目前占所有膝关节置换手术的 8%~10%，而且这一比例在未来可能会增加到 20%~30% 或以上，尤其是在年轻患者中的使用越来越多[3, 4]。尽管手术适应证没有扩大，但仍有越来越多的医生对 UKA 技术和外科培训展示出了浓厚的兴趣，认可这些手术培训的医生数量也在不断增加。

文献显示由手术量较大的医生完成的 UKA 手术，能获得良好的疗效、功能和假体长期生存[5-9]，从国家注册系统中可以发现[10, 11]，手术量较小的中心，其完成的假体术后生存期较低，并发症发生率高。UKA 术后无菌性松动的病因是多方面的，假体位置欠佳、力线不良和软组织不平衡容易导致失败[12, 13]。一项研究[13]发现 12% 的 UKA 无菌性失败是由于假体植入错误和位置不良造成的，其中一半发生在植入后的 5 年内。同样，对挪威关节置换登记系统的分析发现，UKA 翻修的常见原因是假体位置不良、软组织不平衡和关节不稳定[12]。一些研究证明，冠状面上超过 2° 或 3° 的力线偏差以及胫骨过度后倾会预示 UKA 的机械性失败[14-19]。即使对于熟练的外科医生而言，使用常规技术，尤其是微创方法，在 UKA 中实现可重复的精确性也是困难的[15-18, 20]。

在使用传统技术的情况下，多达 40%~60% 的情况会出现超过 2° 的力线不良[20, 21]。一项对 221 例连续病例的研究发现，经微创入路进行的 UKA，胫骨假体的不良力线偏差为 ±4°，范围从 18° 内翻到 6° 外翻[19]。正是基于这些原因，机器人辅助 UKA 手术进行截骨和软组织平衡得到了越来越多的关注。

计算机导航技术的引入，皆在降低不良力线的发生情况，提高手术精准性。然而，即使在导航辅助下，由于采用传统手术方法和常规截骨工具所带来的不确定性，异常值的发生率（偏出术前计划 2°）也可能接近 15%[20]。因此，半自动机器人可通过更好的术中定位和截骨操作，提升导航手术无法真正实现的手术效果，即使是采用微创技术，也能进一步提高手术精准性[21-33]。

尽管机器人辅助膝、髋关节置换术的出现是渐进性的，但半自动机器人目前在美国 UKA 病例中的应用已超过 15%[34]，而随着越来越多的外科医生选择机器人技术，准确性提高，机器人辅助的选择更加多元化，以及从 UKA 扩展到全膝关节置换 (TKA) 和其他手术的更大平台出现，预计未来几年这一数字将大幅增长至 35% 以上[35]。虽然这项技术提高了手术的精度，但机器人领域面临的挑战是保证高效的同时如何降低经济成本。几个因素阻碍了第一代机器人技术广泛开展：该系统维护成本较高，同时过于依赖计算机断层扫描 (CT) 的术前计划；在亚洲和欧洲几个主要中心对自主（主动）机器人系统辅助的全膝、髋关节手术进行了并发症观察，结果对 UKA 中优化精确度的重要性持怀疑态度；同时暴露的问题还有：费用高昂，操作不便，需术前 CT 扫描以进行手术规划的时间延迟，还有 CT 辐射暴露的担心 [27, 29, 36, 37]。

较新的无图像半自动机器人技术（NAVIO, Smith & Nephew, Memphis TN）是对第一代基于 CT 扫描的自动和半自动系统的升级产品 [26]。本章将重点介绍这项技术的细节和早期数据。

NAVIO 系统

NAVIO 系统是一种手持式、非影像学依赖的机器人手术工具，可用于辅助 UKA、髌股关节置换术 (PFA) 和全膝关节置换术 (TKA)，分别于 2012 年 2 月和 12 月获得 CE 标志和美国食品药品管理局许可（图 9.1a, b）。这种轻巧的机器人工具结合了非影像学依赖的术中注册、规划和导航，以及精确的骨骼注册和动态软组织平衡。作为一个半自动的系统，它增强了外科医生的操作精确性，并在适当的保护措施下优化准确性和安全性。该系统可持续追踪患者下肢的位置以及手持磨钻，以便在微创入路下，实时调整手术过程中不断改变的肢体位置和膝关节屈曲程度。

适应证和禁忌证

本系统与传统的 UKA 治疗、其他机器人辅助系统的适应证和禁忌证相同。外科医生的理念、容忍度或偏好不同，导致选择上可能存在些许差异。NAVIO 系统的使用没有明确的禁忌证，尽管在学习曲线早期，增加的手术时间可能会使某些患者不希望使用NAVIO 系统，但在优化程序设置、准备和

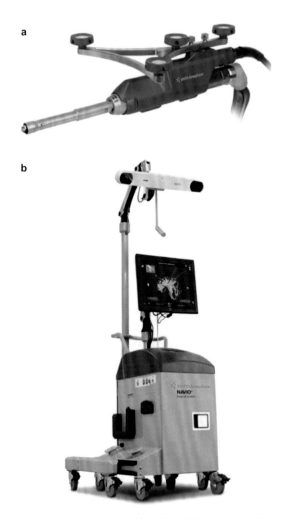

a

b

图 9.1 (a, b) Navio 手持机器人磨锉工具和图像监控器（Smith & Nephew, Memphis TN）

手术细节后会得到改善。

手术技术

患者仰卧在手术台上，术侧肢体被准备、覆盖并安置在固定于手术床的腿托中。经皮植入固定于胫骨近端和股骨远端干骺端的双皮质螺纹钉。在胫骨上，从胫骨嵴内侧胫骨结节下约 3 cm 处植入螺钉。在股骨上，在膝关节尽可能弯曲的情况下，将螺钉放置在髌骨上极约 5 cm 处，以便在置钉前充分

伸展股四头肌，并尽量避免穿过髌上囊。然后将光学示踪器固定在这些固定螺钉上，大约在皮肤上方 2 cm 处（图 9.2）。一个带有红外线摄像机的跟踪系统不断地确定反射回形针的位置。膝关节位置在整个运动范围内都能稳定捕捉，同时在畸形的程度上通过拉紧或松弛侧副韧带，以避免局部畸形对摄像机捕捉示踪器的干扰。

根据外科医生的习惯，使用标准入路显露关节。对于内侧 UKAs，从髌骨的近端内侧边缘到胫骨结节的内侧做一个前内侧皮肤切口（图 9.3）；对于外侧 UKAs，做一个更靠近中线的切口，使切口更靠近胫骨结节，然后进行外侧髌旁关节切开术。本章我们将介绍内侧 UKA 的典型手术方法和技术。内侧髌旁入路经内侧切开关节，延伸至髌骨近端。应注意在关节切开时保护股骨滑车软骨，这可以通过在屈膝不超过 30° 或完全伸展的体位下进行近端关节切开来避免（而不是在深屈的情况下进行囊膜切开）。对关节进行检查以证实磨损部位确实符合 UKA 指征，并从暴露的关节炎侧间室和髁间切迹去除骨赘。

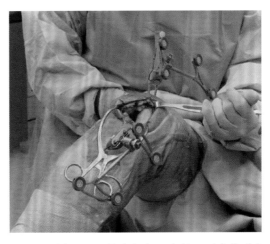

图 9.3　内侧 UKA 的常规切口在保证可充分观察病损的情况下，即可满足机器人辅助手术的手术暴露需求

肢体配准与曲面测绘

由于 NAVIO 方法完全基于术中导航和注册，因此假体的位置和大小，以及要截除的骨量和位置，都是基于股骨和胫骨的机械轴和旋转轴而确定，同时还参考了病损关节表面的映射。系统算法依次识别髋关节中心（通过环绕髋关节）、踝关节和膝关节中心，从而确定下肢、股骨和胫骨的机械轴。在最大伸膝时捕获肢体的自然静止机械力线，然后屈膝到最大角度，在韧带张力正常的情况下，确立膝关节的旋转轴，最终确定股骨假体的旋转（图 9.4）。利用光学探针对股骨远端和胫骨近端的多个点进行定位，确定骨骼的表面解剖边界以及大小、形状。胫骨的旋转轴基于胫骨内侧嵴的方向（图 9.5a～d）。通过对股骨髁表面进行"绘制"，实现了胫骨近端和股骨远端的术中三维虚拟重建。由此确定假体尺寸和位置。这样，术中测绘取代了依赖 CT 扫描的术前规划（图 9.6a，b）。

间隙平衡

NAVIO 机器人系统的另一个核心技术是通过全范围的膝关节运动来动态量化软组

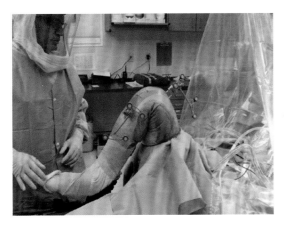

图 9.2　屈膝位放置双皮质螺钉及示踪器，股骨侧位于髌骨上极 5 cm 处，胫骨位于胫骨结节下方 3 cm 处

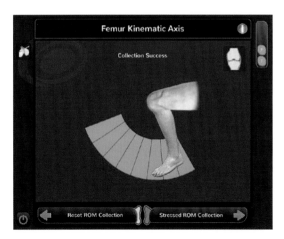

图 9.4　数字化模拟的下肢旋转（运动学）轴可指导股骨假体的安放

织平衡。在虚拟安置假体后，系统算法可模拟术侧间室的软组织松紧度。在显露关节和去除内侧骨赘后，膝关节被动地从伸膝位运动到深屈膝位，外翻应力（以内侧 UKA 为例）会作用于关节（图 9.7a, b）。经过上述关节表面测绘和假体尺寸的三维规划，确定了假体的安放位置。贯穿整个运动范围的关节间隙以图形来表示。可以对虚拟的假体位置进行调整，包括胫骨后倾、截骨量或股骨假体矢状和远近端位置，使得在整个屈曲弧中实现所需的软组织平衡（图 9.7a ~ d）。其目的是调整植入假体的位置和方向，以便根据外科医生的偏好来平衡伸屈间隙，通过一个完整的运动弧线，部件之间大约有 2 mm 的松弛度，并避免过度校正力线以增加对侧间室的压力（图 9.7c, d）。虽然假体的位置和良好力线通常被认为是机器人辅助手术最大的优势，但与传统方法相比，量化后的软组织平衡很可能是最有助于改善术后功能和假体长期生存的重要因素。因此，在这个阶段花费时间来创建一个描绘 UKA 所需软组织平衡的图表是至关重要的。最后，可以计划内侧和外侧假体定位和角度定向，以便虚拟规划股骨和胫骨运动，并根据需要进行调整（图 9.8）。

表面准备

在表面测绘后，会对手术计划和间隙平衡方案进行调整，之后即可开始股骨侧高速磨钻的操作。打磨股骨髁表面的高速磨钻一般为 5 mm 或 6 mm 高速钻。NAVIO 机器人系统通过调节一个可伸缩磨钻的转速或钻头收缩，来防止意外的骨切除。"显露控制"模式调整磨钻暴露在保护套之外的程度。磨钻尖端的位置会根据骨骼位置数据实时更新调整。当在要移除的骨组织区域内时，磨钻尖端会显露在圆柱形防护罩之外；而当移出预定要移除的骨组织区域时，磨钻则会缩回保护套内。这种磨锉方式非常适合对股骨远端髁和股骨后方进行操作。在"速度控制"模式下，使用一个较短的护套，不覆盖磨钻尖端。通过调整磨钻接近于目标表面边界的转速来把控安全性。这允许磨钻磨锉预定范围内的骨组织，随着尖端到达手术区域的边缘，速度减慢到停止。该模式非常适合于股骨髁后部、胫骨面以及股骨和胫骨耳孔的制备（图 9.9a ~ d）。在股骨髁完好的情况下，胫骨后表面建模相对困难，因此胫骨尺寸的确定和耳孔制备最好协同手工测量和钻孔导板一起完成。这种方法对确定胫骨大小最为准确，并确保了最佳的胫骨假体前后位置（图 9.10a, b）。

测试和植入

截骨完成后评估表面情况，股骨后部骨赘和未被假体覆盖的骨组织会被移除（图 9.11）。切除半月板，手工安装假体。量化评估下肢力线、活动范围、假体位置和间隙平衡，并同术前计划进行比较（图 9.12）。如存在的韧带紧张或间隙不平衡确实需要调整，可调整手术计划中截骨的后倾或深度，以额外截除更多骨质。一旦膝关节力线和软组织平衡满意，冲洗并干燥骨表面，然后手工通过骨水泥固定假体（图 9.13a ~ e）。

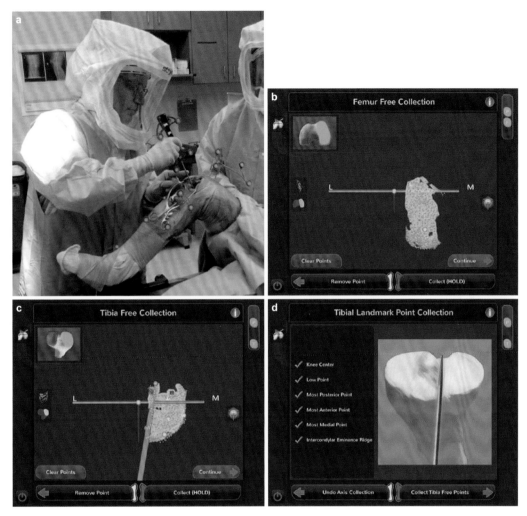

图 9.5　局部解剖形态可通过视觉探针触碰股骨髁和胫骨平台来描绘 (a)，描绘股骨表面 (b)，描绘胫骨表面 (c)，建立胫骨旋转轴 (d)

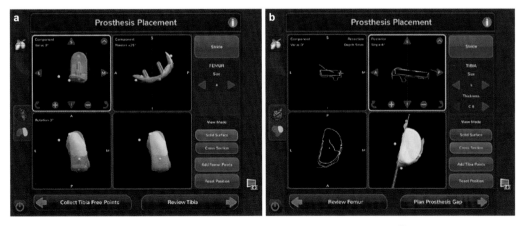

图 9.6　(a, b) 基于描绘的局部解剖，预置股骨和胫骨假体

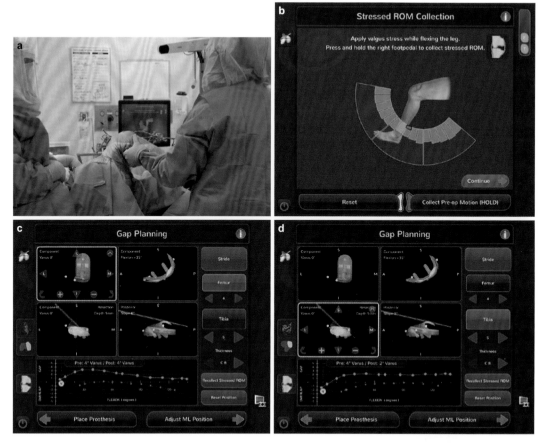

图 9.7 在去除骨赘后，初步的动态软组织平衡被建立。以内侧 UKA 为例，外翻应力以紧张内侧副韧带和关节囊 (a，b)。全关节范围活动的实时间隙（松弛和紧张度）被显示，以指导假体安放和预期的术后力线。(c) 示例中显示，初始安装方案显示在 20°~50° 时软组织相对松弛，而屈膝超过 90° 会紧张。(d) 通过调整胫骨后倾、股骨假体下移和前移等方法来控制运动范围内 2 mm 左右的紧张度，同时保证力线偏差在 2°~4° 内

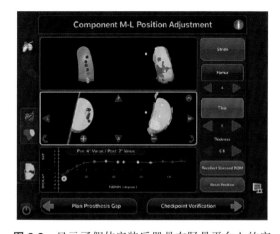

图 9.8　显示了假体安装后股骨在胫骨平台上的实际接触点，同时可显示软组织张力，并可据此进行相应的调整

结果

　　在对 NAVIO 系统可行性的初步研究中，Smith 等评估了 20 例手术（10 例右侧、10 例左侧）的截骨准确性。骨表面磨锉和假体位置安放非常精确，股骨假体位置偏差（屈伸、内翻和旋转）在 1.05°~1.52°，胫骨植入物在 0.66°~1.32°；平移误差均值为 0.61 mm，最大为 1.18 mm；磨锉过度或不足的平均值，股骨和胫骨表面分别为 0.14 mm 和 0.21 mm。

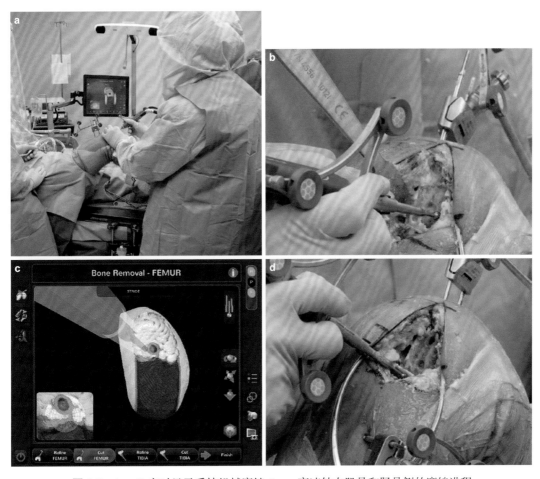

图 9.9 (a ~ d) 实时显示手持机械磨锉 6 mm 高速钻在股骨和胫骨侧的磨锉进程

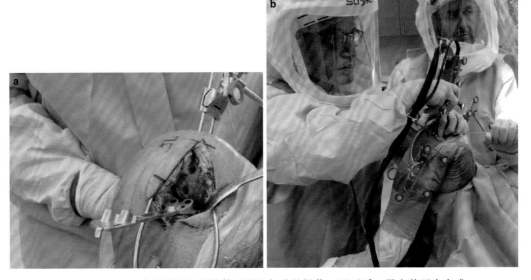

图 9.10 (a, b) 术中测量胫骨假体型号和打孔的操作，通过手工导向装置来完成

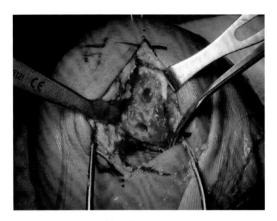

图 9.11 显示精准磨锉的股骨和胫骨骨面

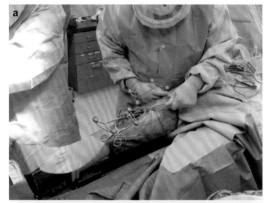

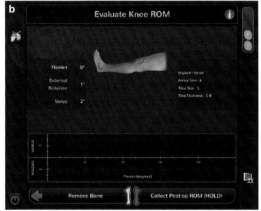

图 9.12 (a, b) 插入试模，记录下肢力线和软组织平衡。示例中，下肢力线在完全伸膝时为内翻 2°，同术前计划一致。厚度为 2 mm 的插片可以帮助在关节活动时确定软组织平衡

Lonner 等通过 25 具尸体标本的研究，对 NAVIO 系统截骨的精确性进行了评价。比较假体的"计划"和"实际"角度、平移和旋转位置。股骨假体三个方向的均方根角误差为 1.42°~2.34°；胫骨假体三个方向的均方根角误差为 1.95°~2.60°。股骨假体和胫骨假体的均方根平移误差分别为 0.92~1.61 mm 和 0.97~1.67 mm[25]。结果进一步总结在表 9.1 中，与传统徒手 UKA 相比，提示影像引导机器人技术良好的精度和显著减少的误差[21, 25, 28]。

Picard 等的临床放射学研究，报道 65 例使用 NAVIO 行内侧 UKA 的患者。使用全长、双站姿、负重位片将术前计划的力线与术后进行比较[40]。结果显示术前平均力线为 4.5° 内翻（标准差 =2.9°，范围：0~12° 内翻）。术后平均机械轴矫正至 2.1°（范围：0~7° 内翻）。91% 的患者术后冠状位机械轴力线在术中计划的 1° 以内。在 6 例术后力线偏差大于 1° 的病例中，3 例是由于植入的聚乙烯片厚度增加所致。"计划"术中机械轴与术后全长负重位机械轴的平均差异为 1.8°[40]。

在 UKA 中关节线位置尤为重要，对优

化术后运动学轨迹和减少聚乙烯应力均有显著影响。一些研究表明，与传统方法相比，NAVIO 机器人系统改善了股骨关节线位置[41]。Herry 等的回顾性病例对照研究，比较了 2013—2016 年间，通过机器人辅助 (n=40) 或传统 (n=40) 技术行 UKA 的两组匹配患者。与传统组相比，机器人辅助组更好地保留了关节线高度，传统组有下移关节线的趋势 [+1.4 mm ± 2.6 vs +4.7 mm ± 2.4 (P < 0.05)][42]。同样，Fu 等的回顾性病例对照研究，比较 175 个匹配的内侧 UKA 患者的胫骨后倾和关节线位置，这些患者由同一名外科医生使用传统间隙测量模块技术

表 9.1　定位误差总结——机器人技术与传统技术

RMS 误差	Mako Rio[19]	Acrobot[13]	Navio PFS[17]	传统技术[19]
屈 - 伸（°）	2.1	2.1	1.8	6.0
内 - 外翻（°）	2.1	1.7	2.5	4.1
内 - 外旋（°）	3.0	3.1	1.7	6.3
近 - 远端（mm）	1.0	1.0	1.3	2.8
前 - 后（mm）	1.6	1.8	1.3	2.4
内 - 外（mm）	1.0	0.6	1.0	1.6

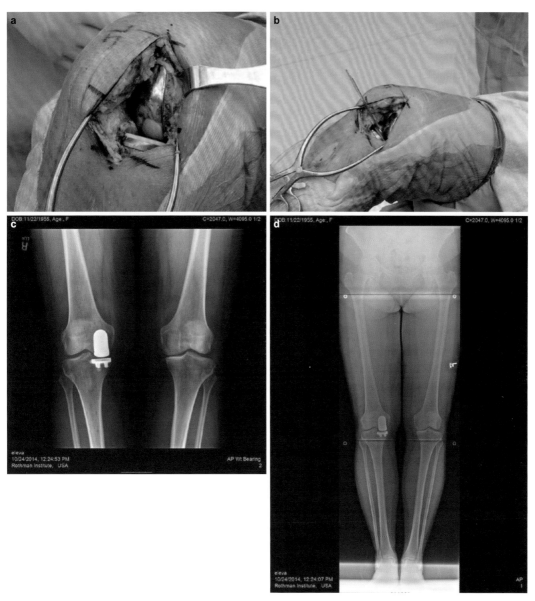

图 9.13　(a) 术中显示由骨水泥固定的内侧 UKA。(b) 屈膝 20°～30° 时插入 2 mm 厚的插片，以挤压假体[38,39]下的骨水泥。(c～e) 术后下肢站立正侧位片显示良好的假体位置和力线

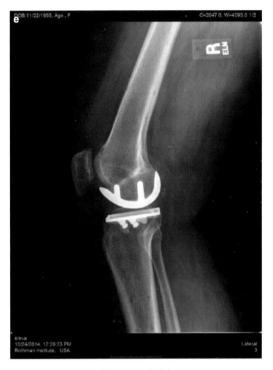

图 9.13 （续）

(n=52)、无图像依赖机器人系统 (n=57) 或基于 CT 的机器人辅助系统 (n=66) 分别完成。常规组术后平均后倾角最高 (8.98°+/-2.83°)，其次是 MAKO 组 (7.1°+/-2.5°)，然后是 NAVIO 组 (5.56°+/-2.18°)。两组间差异有统计学意义 ($P<0.001$)。重要的是，当高年资外科医生试图将胫骨后倾限制在 7°以内时，常规病例、MAKO 病例和 NAVIO 病例的后倾异常值 > 7°的百分比分别为 25%、5% 和 3.5%。此外，与 NAVIO 组 (-0.3 mm+/-1.06 mm) ($P<0.001$) 或 MAKO 组 (-0.26 mm+/-0.98 mm) ($P<0.001$) 相比，常规组的关节线显著下移 (-1.57 mm+/-1.62 mm)。在该研究中，MAKO 组 和 NAVIO 组的关节线改变没有差异 ($P=0.65$)[43]。

此外，与传统的手术方法相比，机器人辅助手术的胫骨切除更为保守[44]。在对 8 421 个机器人辅助 UKA 和 27 989 个传统 UKA 的分析中，Ponzio 等发现在统计学上，机器人组 (93.6%) 比传统组 (84.5%) 使用的

8 mm 和 9 mm 聚乙烯嵌件（一种骨量保存性胫骨截骨方案）更多 ($P<0.0001$)。此外，6.4% 的机器人辅助病例和 15.5% 的传统病例中使用了直径 ≥ 10 mm 的、较大胫骨假体，这是典型的胫骨侧截骨过多的表现[44]。这既有生理意义，也有实践意义。首先，胫骨截骨越多，其结构支撑力越弱，因此在生物力学上应尽量减少截骨。第二，如果将来采用 TKA 进行翻修，当在 UKA 胫骨截骨过多时，重建更具挑战性，很可能需要胫骨侧垫块和延长杆。

关于机器人辅助手术精确性对假体生存率影响的临床研究正在不断涌现。最近一项为期 2 年的临床观察显示，接受 NAVIO 辅助的 UKA 患者（中位 97%，侧位 3%）的总体假体存活率（无失败或翻修）为 99.2%，与澳大利亚登记系统的 95.7% 的参考生存率相比，这一结果并不差。在研究过程中出现了一例因持续软组织疼痛而翻修的病例，但没有松动、下沉、错位或感染的迹象[45]。在一项匹配的病例对照研究中，比较了采用 NAVIO 或使用相同假体的传统技术（HLS Uni Evolution, Tornier®）对 160 例患者在植入位置、肢体力线和翻修率等方面的结果，Batailler 等发现对照组的术后肢体力线偏差为 ±2°，不论是外侧 UKA（机器人组为 26%，对照组为 61%，$P=0.018$）还是内侧 UKA（分别为 16% 和 32%，$P=0.038$），均明显高于机器人辅助组。此外，机器人辅助组的冠状和矢状位胫骨侧异常值（±3°）明显少于对照组。在平均 19.7 个月 ±9 个月（机器人辅助组）和 24.2 个月 ±16 个月（对照组）的随访中，5%（n=4/80）的机器人辅助 UKA 组患者和 9%（n=7/80）的常规 UKA 组患者需要行 TKA 翻修术。与机器人辅助组相比，传统组 86% 的翻修是由于假体位置不佳或力线不良引起的[46]。目前正在进行的研究是比较由资深外科医生进行的常规与导航辅助 UKA 配对组的术后功能情况。我

们尚未公布的初步数据显示，机器人组患者术后功能康复速度明显加快，但长期随访的分析尚未完成。

尽管机器人辅助 UKA 可提高手术精准性，但利益相关者（即医院或手术中心的外科医生和管理者）担心，采用机器人系统可能会需要较长的学习曲线并增加手术时间，外科医生才能有效地掌握该技术。为了解决这方面的顾虑，Gregori 等观察了 5 位经验丰富的关节置换外科医生其达到"稳态"手术时间所需的训练次数，他们之前没有任何使用这类机器人的经验[47]。所有外科医生在前 15 个病例中的平均手术时间（示踪器放置到安放试模）为 56.8 分钟（范围：27～102 分钟）。手术时间从最慢到最快的平均改善空间为 46 分钟，在最初的 15 例患者中，"截骨"期平均减少 31 分钟。结果显示，达到稳态手术时间平均需要经历 8 个手术（范围：5～11），平均稳态手术时间为 50 分钟（范围：37～55 分钟）。

与先前的机器人技术不同，NAVIO 不需要使用计算机断层扫描 (CT) 进行术前定位。Ponzio 和 Lonner 的一项研究发现，通过从 CT 扫描系统 (Mako, Stryker Mako, Fort Lauderdale, FL) 切换到 NAVIO 系统，每次扫描避免的有效辐射剂量 (ED) 为 4.8 ± 3.0 mSv（大约相当于拍摄 48 张胸片的辐射量）[36]，因此，美国食品和药品管理局 (FDA) 也发布警告称，应采取措必要施以减少不避免的辐射暴露[48]。

结论

NAVIO 技术已被证明在 UKA 中在优化假体位置、保留骨量、恢复关节线和量化软组织平衡方面具有价值。新近研究数据表明，NAVIO 机器人辅助系统可改善 UKA 的早期功能并提高假体生存率。未来有必要进一步深入研究，以更好地确定 NAVIO 系统带来的手术精准性提升是否有助于提升长期耐久性和临床疗效。

与第一代基于图像的机器人系统相比，在保证手术精度和安全性的前提下，NAVIO 在多个层面上都有相当大的提升，包括节省了手术时间、提高了使用便利性以及消除了术前 CT 扫描相关的辐射暴露；降低了空间需求；节约资金和单位手术费用。这些对于主要的利益关系人——付费方、医院、社区和患者来说都是明显的益处。NAVIO 系统很好地适应了我们在全国范围内看到的变化趋势，即部分膝关节置换术越来越多地成为日间手术，更多地在手术中心进行而不是医院。该技术成本低，占用空间小，储备要求不高，非常适合在这些门诊中心开展。

（Jess H. Lonner, Christopher P. Bechtel 著

赵旻暐 译）

参考文献

1. Noticewala M, Geller J, Lee J, et al. Unicompartmental knee arthroplasty relieves pain and improves function more than total knee arthroplasty. J Arthroplast. 2012;27(S8):99–105.
2. Hansen E, Ong K, Kurtz S, Lau E, Lonner JH. Unicondylar knee arthroplasty has fewer complications but higher revision rates than total knee arthroplasty in study of large United States databases. J Arthroplast. [in press].
3. Hansen EN, Ong KL, Lau E, Kurtz SM, Lonner JH. Unicondylar knee arthroplasty in the U.S. Patient population: prevalence and epidemiology. Am J Orthop (Belle Mead NJ). 2018;47(12).
4. Riddle DL, Jiranek WA, McGlynn FJ. Yearly incidence of unicompartmental knee arthroplasty in the United States. J Arthroplast. 2008;23:408–12.
5. Berger RA, Meneghini RM, Jacobs JJ, Sheinkop MB, Della Valle CJ, Rosenberg AG, et al. Results of unicompartmental knee arthroplasty at a minimum of ten years of follow-up. J Bone Joint Surg Am. 2005;87:999–1006.
6. Cartier P, Sanouiller JL, Grelsamer RP. Unicompartmental knee arthroplasty surgery. 10-year minimum follow-up period. J Arthroplast. 1996;11:782–8.
7. Newman J, Pydisetty RV, Ackroyd C. Unicompart-

mental or total knee replacement: the 15-year results of a prospective randomised controlled trial. J Bone Joint Surg Br. 2009;91:52–7.

8. Pandit H, Jenkins C, Gill HS, Barker K, Dodd CA, Murray DW. Minimally invasive Oxford phase 3 unicompartmental knee replacement: results of 1000 cases. J Bone Joint Surg Br. 2011;93:198–204.

9. Price AJ, Svard U. A second decade lifetable survival analysis of the Oxford unicompartmental knee arthroplasty. Clin Orthop Relat Res. 2011;469:174–9.

10. Australian Orthopaedic Association National Joint Replacement Registry. Available at: https://aoanjrr.dmac.adelaide.edu.au/en.

11. New Zealand Joint Registry. Available at: http://www.nzoa.org.nz/news/new-zealand-joint-registry-thirteen-year-report.

12. Dyrhovden GS, Lygre SHL, Badawy M, Gothesen O, Furnes O. Have the causes of revision for total and unicompartmental knee arthroplasties changed during the past two decades? Clin Orthop Relat Res. 2017;475:1874–86.

13. Epinette JA, Brunschweiler B, Mertl P, Mole D, Cazenave A, French Society for Hip and Knee. Unicompartmental knee arthroplasty modes of failure: wear is not the main reason for failure: a multicentre study of 418 failed knees. Orthop Traumatol Surg Res. 2012;98(6 Suppl):S124–30.

14. Chatellard R, Sauleau V, Colmar M, Robert H, Raynaud G, Brilhault J. Socie te d'Orthope die et de Traumatologie de l'Ouest (SOO). Medial unicompartmental knee arthroplasty: does tibial component position influence clinical outcomes and arthroplasty survival? Orthop Traumatol Surg Res. 2013;99(4 Suppl):S219–25.

15. Collier MB, Eickmann TH, Sukezaki F, et al. Patient, implant, and alignment factors associated with revision of medial compartment unicondylar arthroplasty. J Arthroplast. 2006;21(6, S2):108–15.

16. Hernigou P, Deschamps G. Alignment influences wear in the knee after medial unicompartmental arthroplasty. Clin Orthop Relat Res. 2004;423:161–5.

17. Hernigou P, Deschamps G. Posterior slope of the tibial implant and the outcome of unicompartmental knee arthroplasty. J Bone Joint Surg Am. 2004;86-A:506–11.

18. Fisher DA, Watts M, Davis KE. Implant position in knee surgery: a comparison of minimally invasive, open unicompartmental, and total knee arthroplasty. J Arthroplast. 2003;18(7, S1):2–8.

19. Hamilton WG, Collier MB, Tarabee E, et al. Incidence and reasons for reoperation after minimally invasive unicompartmental knee arthroplasty. J Arthroplast. 2006;21(6, S2):98–107.

20. Keene G, Simpson D, Kalairajah Y. Limb alignment in computer-assisted minimally-invasive unicompartmental knee replacement. J Bone Joint Surg Br. 2006;88:44–8.

21. Cobb J, Henckel J, Gomes P, et al. Hands-on robotic unicompartmental knee replacement: a prospective, randomised controlled study of the acrobot system. J Bone Joint Surg Br. 2006;88:188–97.

22. Romanowski MR, Repicci JA. Minimally invasive unicondylar arthroplasty: eight-year follow-up. J Knee Surg. 2002;15:17–22.

23. Lonner JH. Indications for unicompartmental knee arthroplasty and rationale for robotic arm-assisted technology. Am J Orthop. 2009;38(S2):3–6.

24. Sinha RK. Outcomes of robotic arm-assisted unicompartmental knee arthroplasty. Am J Orthop. 2009;38(S2):20–2.

25. Lonner JH, Smith JR, Picard F, et al. High degree of accuracy of a novel image-free handheld robot for unicondylar knee arthroplasty in a cadaveric study. Clin Orthop Relat Res. 2015;473:206–12.

26. Lonner JH, Moretti VM. The evolution of image-free robotic assistance in unicompartmental knee arthroplasty. Am J Orthop. 2016;45:249–54.

27. Conditt MA, Bargar WL, Cobb JP, Lonner JH. Current concepts in robotics for the treatment of joint disease. Adv Orthop. 2013;2013:948360.

28. Dunbar NJ, Roche MW, Park BH, et al. Accuracy of dynamic tactile guided unicompartmental knee arthroplasty. J Arthroplast. 2012;27:803–8.

29. Lang JE, Mannava S, Floyd AJ. Specialty update: general orthopaedics: robotic systems in orthopaedic surgery. J Bone Joint Surg Br. 2011;93-B:1296–9.

30. Lonner JH, John TK, Conditt MA. Robotic arm-assisted UKA improves tibial component alignment: a pilot study. Clin Orthop Relat Res. 2010;468:141–6.

31. Conditt MA, Roche MW. Minimally invasive robotic-arm-guided unicompartmental knee arthroplasty. J Bone Joint Surg Am. 2009;91(S1):63–8.

32. Roche M, O'Loughlin PF, Kendoff D, et al. Robotic arm-assisted unicompartmental knee arthroplasty: preoperative planning and surgical technique. Am J Orthop. 2009;38(S2):10–5.

33. Swank ML, Alkire M, Conditt M, et al. Technology and cost effectiveness in knee arthroplasty: computer navigation and robotics. Am J Orthop. 2009;38(S2):32–6.

34. Orthopedic Network News, 2013 Hip and knee implant review. Available at: www.OrthopedicNetworkNews.com. 2013; 24.

35. Medical Device and Diagnostic Industry. 2015. Available at: https://www.mddionline.com.

36. Ponzio DY, Lonner JH. Preoperative mapping in unicompartmental knee arthroplasty using computed tomography scans is associated with radiation exposure and carries high cost. J Arthroplast. 2015;30(6):967.

37. Lonner JH. Robotically assisted unicompartmental knee arthroplasty. In: Austin MS, Klein GR, editors. World clinics: orthopedics: current 112 J.H. Lonner controversies in joint replacement. Philadelphia: Jaypee Brothers Medical Publishers LTD; 2014.

38. Smith JR, Picard F, Rowe PJ. The accuracy of a robotically-controlled freehand sculpting tool for unicondylar knee arthroplasty. J Bone Joint Surg Br. 2013;95(S28):68.

39. Smith JR, Riches PE, Rowe PJ. Accuracy of a free-hand sculpting tool for unicondylar knee replacement. Int J Med Robot. 2014;10:162–9.

40. Picard F, Gregori A, Bellemans J, et al. Handheld robot-assisted unicondylar knee arthroplasty: a clinical review. 14th Annual Meeting of the International Society for Computer Assisted Orthopaedic Surgery. Milan, Italy, 2014.

41. Kwon OR, Kang KT, Son J, Suh DS, Baek C, Koh YG. Importance of joint line preservation in unicompartmental knee arthroplasty: finite element analysis. J Orthop Res. 2017;35(2):347–52. https://doi.org/10.1002/jor.23279.

42. Herry Y, Batailler C, Lording T, Servien E, Neyret P, Lustig S. Improved joint-line restitution in unicompartmental knee arthroplasty using a robotic-assisted surgical technique. Int Orthop (SICOT). 2017;41:2265–71. https://doi.org/10.1007/s00264-017-3633-9.

43. Fu H, Manrique J, Yan CH, Chiu KY, Lonner JH. Award paper: joint line restoration and alignment after conventional versus robotic unicompartmental knee arthroplasty. Proceedings of the Hong Kong orthopedic association annual congress, Hong Kong, November 3–4, 2018.

44. Ponzio DY, Lonner JH. Robotic technology produces more conservative tibial resection than conventional techniques in UKA. Am J Orthop. 2016;45(7):E465.

45. Battenberg AK, Netravali NA, Lonner JH. A novel handheld robotic-assisted system for unicompartmental knee arthroplasty: surgical technique and early survivorship. J Robot Surg Springer. 2018; https://doi.org/10.1007/s11701-018-00907-w.

46. Batailler C, White N, Ranaldi FM, Neyret P, Servien E, Lustig S. Improved implant position and lower revision rate with robotic- assisted unicompartmental knee arthroplasty. Knee Surg Sports Traumatol Arthrosc. 2018; https://doi.org/10.1007/s00167-018-5081-5.

47. Gregori A, Picard F, Bellemans J et al. The learning curve of a novel handheld robotic system for unicondylar knee arthroplasty. 14th Annual Meeting of the International Society for computer assisted orthopaedic surgery. Milan, Italy, 2014.

48. Initiative to reduce unnecessary radiation exposure from medical imaging, 2010. Available at: http://www.fda.gov/Radiation-EmittingProducts/RadiationSafety/RadiationDoseReduction/ucm199904.htm. Accessed 20 Feb 2014.

第10章 膝关节单髁置换术：
MAKO 机器人手术系统

第一例 MAKO 机器人膝关节单髁置换术是在 2006 年完成，使用了全聚乙烯胫骨平台（图 10.1）。第二年，开发了金属托胫骨平台，成为现在的标准（图 10.2）。在 2009 年，引入了第二代 RIO 机器人，能够做内侧、外侧、髌股和双间室膝关节置换（图 10.3）[1]。

与全膝关节置换相比，单髁置换有更好的生物力学，疼痛更轻，更受患者欢迎 [2,3]。

MAKO 关节置换手术仍然遵循以下原则：严格的患者选择和适当的术前计划。仔细的骨水泥技术和尽量少软组织损伤保证一致的效果 [4]。

机器人系统

(a) 软件

先要应用软件做患者患肢的 CT 扫描。CT 包括髋、膝、踝关节。评价关节病理和关节内外畸形，以便匹配和定位解剖型假体。

三维重建 CT 术前画出轮廓以便术中准确地验证和校验患者的解剖。在手术室，软件显示为图形样式的使用者交互界面，手术过程中，软件是医生的关注焦点。

(b) 硬件

机器人主机装有电机，伸出有 6 个自由度的机械臂。电机驱动的磨钻或锯片连接在机械臂末端，医生可以操控这些器械。在使用磨钻和锯时，多个感受器可以控制安全和提供反馈。

导航是红外光学追踪系统，这一系统需要稳定的反射传感器，传感器用骨钉固定在患者股骨和胫骨上。机械臂是通过一组独立的感受器来追踪和校验的 [5,6]。

在截骨之前，验证股骨和胫骨检查点以确定没有遗漏注册。机器人用无菌套套起来，放在合适的位置以便可以到达全部手术区（图 10.4）[7]。

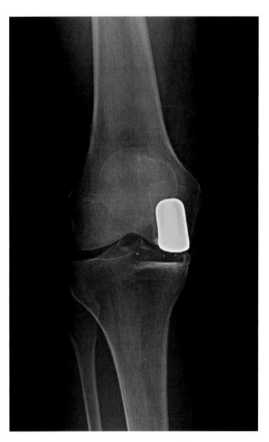

图 10.1 术后 12 年 MAKO 胫骨一体的内侧单髁关节置换正位片

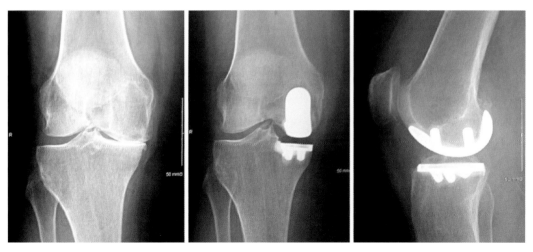

图 10.2　术后 10 年 MAKO 胫骨组合的单髁关节置换术前正位 X 线片、术后正位片、术后侧位片

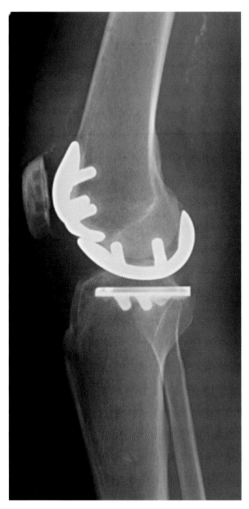

图 10.3　双间室组配平台 MAKO 关节置换术后 8 年侧位片

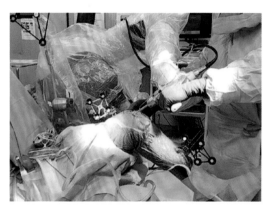

图 10.4　带有追踪器的机械臂和磨钻进入手术中的膝关节

(c) 植入假体

　　股骨和胫骨假体专用于机器人系统，有一系列兼容的型号。股骨是钴铬（CoCr）合金的，胫骨平台是钛的。胫骨垫片尺寸从 6 mm 到 9 mm，且经过伽马（Gamma）射线消毒。假体用骨水泥固定。

手术计划

　　医生评价患者术前 CT，可以调整假体以匹配解剖。可以获得适当的后倾、旋转、皮质边缘匹配。首先设定关节线和截骨厚度。能够发现一些病理情况，比如缺血性坏死范围和软骨下骨囊肿。这种基于影像的方法能够术前选择假体，准确注册减少误差和提高手术中效率。

患者体位和手术暴露

患者标准平卧位。检查手术侧的膝关节。检查膝关节活动度、韧带稳定性和畸形是否可纠正。术侧腿消毒，铺无菌单，放在一个活动的有关节的腿架上，确保能全角度活动。通常使用止血带。

内侧 UKA

做关节内侧切口进入病损的间室。由于医生可以把膝关节放在各个位置不用直视而用磨钻或锯安全截骨同时防止损伤软组织，所以可以缩小切口（图 10.5）。Repicci 医生喜欢小切口入路，已经作为常规入路[8]。他列举潜在的优势包括减少出血、减少组织创伤和并发症率、早恢复和容易康复。小切口

手术如果使用传统截骨模板，由于可视性不足导致假体置换、肢体力线、骨水泥技术和截骨可能出错（图 10.5）[9-11]。

大多数微创膝关节手术的支持者推崇一种不破坏股四头肌肌腱的切口。同时该技术也不需要翻转髌骨。在关节活动范围内，机器人辅助手术可以根据触觉边缘创建一个安全的手术区域，这个范围甚至包括了术者不能直视的区域。膝关节牢靠地固定在允许机械臂最大范围操作的一个角度上，保护内侧副韧带和髌腱，机械臂就可以在该范围内进行手术了。在需要同时行髌股关节置换的病例，切口可以延长[10]。

外侧 UKA

虽然医生有自己的喜好，外侧 UKA 通常用外侧纵切口。大部分工作和显露在膝关节伸直和中度屈曲时完成，以放松髌骨外侧牵拉的力量。在伸直时，根据"锁扣"机制胫骨需要内旋向前对合股骨，股骨也需要偏外侧和垂直。股骨假体位置要符合膝关节屈曲时外侧髁的分开角；这样可以避免膝关节

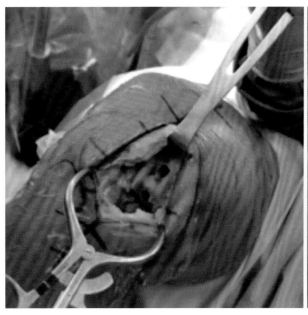
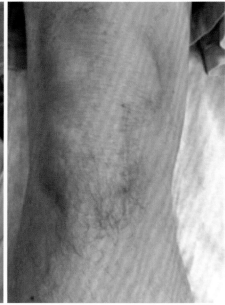

图 10.5 微创入路，机器人内侧单髁术中已经截骨和术后瘢痕

伸直时股骨假体与胫骨撞击。当内侧松弛、股骨后髁磨损或发育不良情况下，屈曲间隙很难平衡。必须注意不要过度填塞屈曲间隙，这样会使得伸直间隙内翻力线不良[9]。

偶尔，因为撞击不得不松解腘肌腱。安装股骨假体时，为了抵消外侧髌骨的拉力，可使膝关节伸直，然后屈曲以帮助安放。

机器人技术的优势

机器人辅助系统让医生能够使用手术前计算机辅助计划系统和术中触觉导航系统。

使用传统器械不能获得稳定的准确胫骨假体对线，较术前计划偏差 2° 以上的发生率为 40% ~ 60%，尤其使用微创手术入路时。一个 221 例连续微创单髁置换的研究发现：胫骨假体对线角度范围很大，平均 6°（标准差 4°），范围从 18° 内翻到 6° 外翻[11]。

这些错误是混合性的，由于冠状面、矢状面和旋转面上的胫骨截骨不准确导致间隙不平衡、不良对线、不良旋转、撞击以及边缘负荷（图 10.6）[12, 13]。

Roche 和 Coon 报道了 RIO 系统假体植入的准确性[14, 15]。Coon 等比较了 44 例手工植入和 33 例机器人植入的单髁关节的放射线影像。与手工胫骨截骨架器械的单髁置换比，机械臂辅助植入的假体位置在矢状面得到了改善，在冠状面平均均方根误差为 3.2°。Roche 等测量 43 例机器人术后假体的准确性，均方根误差在冠状面为 1.9°，矢状面为 1.7°。

机械臂在保证假体植入准确的同时，需要其他因素以便医生成功手术。稳定和准确地完成手术计划的能力与适当的假体型号和专属于患者解剖的假体位置有关。在全关节活动范围优化侧副韧带和交叉韧带的张力 / 平衡[16]，通过软骨测绘软件实现假体 - 软骨平滑过渡，和通过感觉边缘在手术中减少截骨量和组织损伤是感觉控制机器人辅助

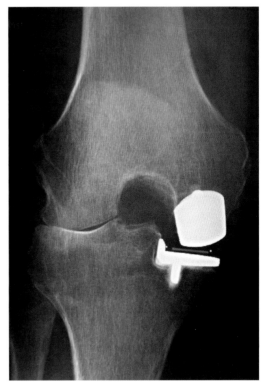

图 10.6　由于过度矫正力线外侧关节加速退变，冠状位出现假体撞击

单髁置换的优势。

通过小切口、优化假体植入和软组织平衡开启了快速康复计划，这样患者可以用较短恢复时间重返日常生活和恢复工作。

稳定地完成手术计划

这一系统减少变异性，提高安全性，同时保持手术效率。学习曲线稳定一致，不依赖医生的经验和手术量。准确性是主要的差异。机器人单髁置换比手工单髁置换准确性高 2 ~ 3 倍，可重复性高 3 倍[11, 13, 14]。这很关键，因为大多数常见技术错误导致早期假体失败。重建关节线、后倾和假体位置的能力允许膝关节早期活动和潜在地改善结果。手术前知道假体型号减少了试体测试和手术操作，腿固定器减少了影响视线的手术牵拉。

截骨前计划定制

注册阶段

置入和稳定股骨和胫骨追踪器固定钉，固定感受器，以便在全关节活动范围红外线追踪系统可以确定腿的位置和导航机械臂。在置钉过程中，注意不要妨碍股四头肌腱，骨量减少时要小心操作。验证点放在一个稳定的地方同时避免在假体周围形成应力孔。机械臂通过一系列三维运动被注册和追踪到。注册下肢以获得机械轴线，用尖头探针接触骨以注册骨结构并和患者 CT 扫描结果验证。

定制计划

检查膝关节前交叉韧带稳定性、髌股关节和外侧软骨情况。如果其他间室有关节炎需要置换，现在可以改变计划以包括其他间室，测绘软骨保证和假体的平滑过渡。

去除骨赘，现在评价膝关节。医生可以根据韧带张力矫正下肢畸形，确定全关节活动范围内没有过度矫正。

(A)　通常在膝关节 4 个位置评价力线和关节间隙（图 10.7）
- 0°：这个位置明确有无屈曲挛缩，医生可以调整股骨型号以保证在完全伸直时胫骨假体不会撞击股骨软骨。
- 10°：解除锁扣机制还可以松弛后关节囊。医生能够判断术前的力线，施加外翻力直到内侧副韧带紧张同时保证下肢力线没有过度矫正。
- 45°：保持同样的外翻力量，确立中度屈曲过程松弛。
- 90°：固定股骨而保持同样张力以确定屈曲间隙。
- 现在让膝关节全范围活动以评价运动学后滚和假体间对合（图10.8）。

(B)　根据这些矫正的角度，现在可以修改计划。图像会显示模型骨与骨之间的间隙，依据保留假体间 2 mm 间隙的目标而调整假体位置。避免过多胫骨截骨和保持关节线。

(C)　第三步是确定股骨假体中央在胫骨上的轨迹以避免假体边缘负荷导致早期松动。利用软骨绘图保证平滑过渡，尤其是存在滑车假体时。

此时，最终的手术计划加载到图像计算机屏幕上，医生可据此进行适当厚度的截骨，将假体安放在合适角度。这一方法可以

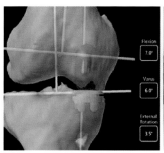
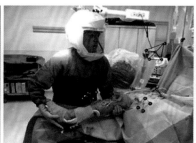
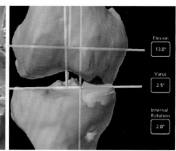

图 10.7　在截骨前医生确定矫正的力线和间隙

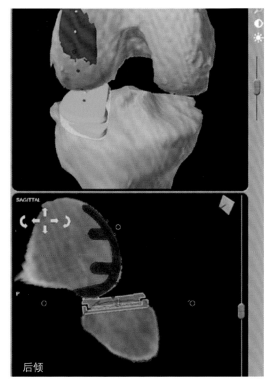

图 10.8　膝关节动态运动评估——圆点描绘了中央假体轨迹

设计真正的定制计划以获得运动学平衡而不破坏软组织封套。

一体化的计划并且准确实行避免了导致疼痛和早期松动的常见错误[4, 17, 18]：

- 过度矫正
- 屈曲 - 伸直不稳定
- 髌骨撞击
- 假体边缘负荷
- 假体露出或覆盖不足
- 假体不正确旋转 - 不正确力线（冠状 / 矢状 / 旋转）
- 胫骨过多截骨，错误的关节线
- ACL/MCL 损伤

手术操作

手术肢体固定在一个可活动的腿架上，以避免术中膝关节突然运动而触发机器人停止磨钻或锯操作，腿架也便于小切口手术的观察。

假体的范围标成绿色，医生去除标记范围的骨组织。医生可以结合使用磨钻和锯以提高效率。

在手术截骨过程中确定感觉边缘。"感觉"是在手术过程中触觉、视觉和听觉反馈技术。这让医生高效工作，医生通常和操作者屏幕互动而不是只看膝关节里面（图10.9）。如果医生将要超过了感觉边缘，出现提示音和红色区域提醒医生改变自己的入

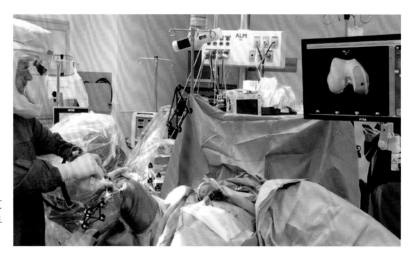

图 10.9　术者手持磨钻通过观察屏幕的指示边界进行手术操作

路。如果超过了感觉墙，系统会为了安全关闭机械臂[1,5,19]。

在内侧副韧带放一个拉钩。开始不切除内侧半月板，以帮助保护内侧副韧带和内侧关节囊。先做股骨和胫骨都可以。

磨钻或锯放在入口平面"入路模式"，按下扳机。扳机一旦被按下，执行医生控制机动对线，机械臂校准截骨工具到立体定位的边界然后截骨工具放到"操作线"上。

一旦完成机动对线，系统模式从"入路模式"变成"截骨模式"，截骨工具被限制在立体定位的边界内准备截骨。从"入路模式"变成"截骨模式"可以在操作者屏幕看到。医生可以在3个不同平面观察截骨。立体定位界面限定了医生截骨的范围。

完成骨床准备后，提起机械臂，将截骨工具带离关节面。一旦截骨工具离开"结束线"，立体定位控制功能将失效。截骨工具回到"入路模式"。完成股骨远端截骨后，用触觉反馈式电动钻制作股骨假体嵴部、股骨和胫骨假体立柱的骨床。随后切除残余的半月板与多余骨赘。

检查截骨面是否准确，安放试体。随后检查力线、稳定性和活动度。如果需要修整，可以调整计划，重新接入机械臂。如果需要更厚的试体垫片，装入后重新评价肢体情况。

一旦试体测试合适，干燥骨面，骨水泥固定假体。通常先固定胫骨假体，去除边缘多余的骨水泥。安装股骨和试体垫片以便假体在压力下固化。固化时膝关节应该在中度屈曲位以产生同心压力，还要避免胫骨假体摆动。

骨水泥硬化后，松止血带和冲洗膝关节。插进并嵌入最终的垫片。去除骨钉和检查点，冲洗局部后缝合。

常规缝合筋膜和皮肤。不用引流。覆盖手术敷料和低温垫。

疼痛管理和出院

局部内收肌管感觉阻滞可以缓解术后疼痛。使用全身麻醉或椎管麻醉同时关节囊周围阻滞。患者术后2小时可以下床和出院回家。

家庭锻炼同时给予最小限度的物理治疗。在开始的4～6周，患者根据耐受程度增加活动量。

并发症

对于任何单髁系统患者选择仍然重要。机器人系统不会改善选择不适合的患者的结果。CT扫描可获得全下肢皮质和解剖精确信息以制订手术计划。医生术前应该使计划可视化。

导航可以准确跟踪机械臂和肢体。注意确定反射传感器稳定并且手术室灯光没有影响红外线追踪。如果手术中验证不准确，在截骨前用专门的步骤重新注册并确定准确性。教育手术团队保护追踪器。骨钉固定单侧骨皮质，小心不要刺入股四头肌腱。检验点放在稳定地方，不要直接在假体面下方，那会导致应力升高和骨折。

手术中机器人系统崩溃不常发生，患者麻醉诱导前检查机器人系统。需要连接磨钻和锯片并确定牢固，确保注册准确。

制定的截骨平面和肢体力线一定要保证关节线和最少量胫骨截骨，否则会引起术后并发症。骨水泥技术很关键，残留的骨水泥会脱落需要术后关节镜取游离体。早期恢复过度活动会引起胫骨应力水肿，还有报道因为导航钉导致的应力增高。

结果

对于新采用的技术，需要评价结果、患者满意率和经济价值[20]以便能推广使用。

2017 年澳大利亚注册系统发布了所有单髁膝关节置换术后 1 年的翻修率是 2.2%，而 MAKO 机器人单髁置换术后 1 年累计翻修率为 0.8%[21]。一项多中心超过 900 例 MAKO 关节置换手术 2 年的研究报告累计翻修率为 1.2%，Kaplan-Meier 生存率曲线 2 年生存率为 99.1%[22]。

一项 139 例患者的 RCT 研究，比较手工器械活动平台单髁置换和机器人辅助单髁置换。他们报道了机器人辅助术后有更高的准确度，更低的术后疼痛评分，和双倍以上的良好结果[12]。

一项多中心研究报告了 5 年 1.8% 的翻修率和 90% 的患者满意率[23]。

与全膝关节置换相比，对于 78 岁的患者，如果每年单髁置换转换全膝关节置换的比率＜4%，单髁置换就有成本效益[24]。数据支持采用机器人辅助单髁置换术总体有价值[20-22]（图 10.10）。

总结

任何先进技术的应用，给医生带来好处的最终目标一定是改善患者的结果。患者要求使用新技术，医院希望增加市场份额和发展盈利的服务线。医生需要验证技术总体的价值。变量包括效率、安全、稳定性和费用[23, 24]。

机器人的优势是以不折不扣地执行手术计划为中心。根据每个患者膝关节的病理定制手术的能力归功于系统的灵活性。适合解剖的假体；调整计划以优化力线、假体位置和间隙；和忠实地执行计划促使改善了术后结果和患者满意度。

至今为止，全世界已经完成超过 10 万例机器人辅助 MAKO 关节置换手术。这一提高

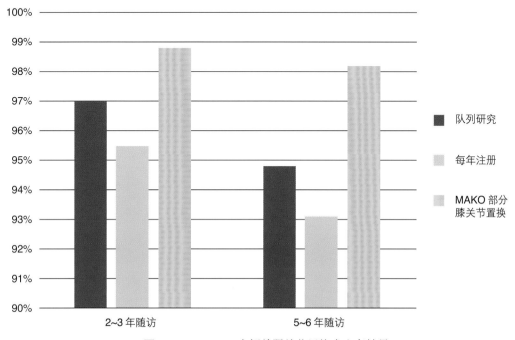

图 10.10　MAKO 内侧单髁关节置换术生存结果

的技术已证明有一致的学习曲线，即使不同经验和手术量的医生能得到相似的结果[25]。

根据患者的病情和软组织特点进行个性化手术，可获得术后极好的满意度和早期康复。

中期结果优异，而长期结果则需要继续采用机器人手术和资金投入。

将来的应用中，机械臂可以连接不同的器械使其可以用多种假体，以及具有更大的移动性以探索连续手术的能力。

（Martin Roche 著　刘延青 译）

参考文献

1. Roche M, et al. Robotic arm-assisted unicompartmental knee arthroplasty: preoperative planning and surgical technique. Am J Orthop (Belle Mead NJ). 2009;38(2 Suppl):10–5.
2. Zuiderbaan HA, et al. Unicompartmental knee arthroplasty versus total knee arthroplasty: which type of artificial joint do patients forget? Knee Surg Sports Traumatol Arthrosc. 2017;25(3):681–6.
3. Borus T, Roberts D, Fairchild P, Christopher J, Branch S, Conditt MA, Matthews J, Pirtle K, Baer M. UKA patients return to function earlier than TKA patients. ISTA 27th Annual Congress; September 24–27, 2014, Kyoto, Japan.
4. Hamilton WG, Collier MB, Tarabee E, McAuley JP, Engh CA Jr, Engh GA. Incidence and reasons for reoperation after minimally invasive unicompartmental knee arthroplasty. J Arthroplasty. 2006;21(6 Suppl 2):98–107.2198 2006.
5. Van der List, Jelle P, Chawla H, Pearle AD. Robotic-assisted knee arthroplasty: an overview. Am J Orthop. 2016;45(4):202.
6. Gomes P. Surgical robotics: reviewing the past, analysing the present, imagining the future. Robot Comput Integr Manuf. 2011;27(2):261–6.
7. Roche M. Robotic-assisted unicompartmental knee arthroplasty. Clin Sports Med. 2014;33(1):123–32.
8. Repicci JA, Eberle RW. Minimally invasive surgical technique for unicondylar knee arthroplasty. J South Orthop Assoc. 1999;8(1):20–7. discussion 27.
9. Conditt MA, Franceschi G, Bertolini D, Khabbaze C, Rovini A, Nardaccione R. Unicompartmental lateral knee arthroplasty using the robotic arm system. ISTA 27th Annual Congress; September 24–27, 2014, Kyoto, Japan.
10. Borus T, Brilhault J, Confalonieri N, Johnson D, Thienpont E. Patellofemoral joint replacement, an evolving concept. Knee. 2014;21:S47–50.
11. Citak M, Suero EM, Citak M, Dunbar NJ, Branch SH, Conditt MA, Banks SA, Pearle AD. Unicompartmental knee arthroplasty: is robotic technology more accurate than conventional technique? Knee. 2013;20(4):268–71.
12. Bell S, Anthony I, Jones B, et al. Improved accuracy of component positioning with robotic-assisted Unicompartmental knee arthroplasty: data from a prospective, randomized controlled study. Bone Joint Surg Am. 2016;98(8):627–35. https://doi.org/10.2106/JBJS.15.00664.
13. Lonner JH, John TK, Conditt MA. Robotic-arm assisted UKA improved Tibial component alignment: a pilot study. Clin Orthop Relat Res. 2009;468(1):141–6.
14. Roche MW, Augustin D, Conditt MA. Accuracy of robotically assisted UKA. J Bone Joint Surg Br. 2010;92-B(SUPP_I):127.
15. Coon TM, Driscoll MD, Conditt MA. Robotically assisted UKA is more accurate than manually instrumented UKA. J Bone Joint Surg Br. 2010;92-B(SUPP_I):157.
16. Roche MW, Branch S, Lightcap C, Conditt MA. Intraoperative assessment of the soft tissue envelope is integral to the planning of UKA components. World Arthroplasty Congress, April 15–18, 2015, Paris, France.
17. Ridgeway SR, et al. The effect of alignment of the knee on the outcome of unicompartmental knee replacement. J Bone Joint Surg Br. 2002;84(3):351–5.
18. Aleto TJ, et al. Early failure of unicompartmental knee arthroplasty leading to revision. J Arthroplast. 2008;23(2):159–63.
19. Lonner JH. Robotic-arm assisted unicompartmental knee arthroplasty. Semin Arthroplast. 2009;20(1):15–22.
20. Moschetti WE, Konopka JF, Rubash HE, Genuario JW. Can robot-assisted unicompartmental knee arthroplasty be cost-effective? A Markov decision analysis. J Arthroplast. 2016;31(4):759–65.
21. National Australian Joint Replacement Registry 2017 Annual Report.
22. Pearle AD, van der List JP, Lee L, Coon TM, Borus TA, Roche MW. Survivorship and patient satisfaction of robotic-assisted medial unicompartmental knee arthroplasty at a minimum two-year follow-up. Knee. 2017;24(2):419–28.
23. Kleeblad LJ, Coon TM, Borus TD, Pearle AD. Survivorship and patient satisfaction of robotic-assisted medial unicompartmental knee arthroplasty at a minimum five-year follow-up. European Knee Society 2017 annual meeting. London, England. Poster No. P54. April 19–21, 2017.
24. Slover J, et al. Cost-effectiveness of unicompartmental and total knee arthroplasty in elderly low-demand patients: a Markov decision analysis. JBJS. 2006;88(11):2348–55.
25. Branch SH, Erdos T, Conditt MA, Jinnah RH, Christopher J. The learning curve of robotically assisted UKA. 13th EFORT Congress, May 23–25, 2012, Berlin, Germany.

第 11 章 髌股关节置换术：NAVIO 机器人手术系统

髌股关节置换术（patellofemoral arthroplasty, PFA）是治疗膝关节孤立性髌股关节病的公认方法 [1, 2]。手术适应证 / 禁忌证在文献中有详细记录 [3]。尽管取得了很多成功，其仍存在术后高并发症发生率、再次手术、高翻修率等风险，尤其是对于嵌入式假体 [4]。胫股关节疾病的进展是失败的最常见原因；带有嵌入式滑车假体的患者早期髌骨不稳发生率比镶嵌式更高。控制滑车部件相对于股骨轴前后方向的旋转减少了髌骨轨迹相关问题的发生率 [4]。准确地放置滑车假体是术中难点，外科医生在部件定位上的错误也可能导致髌骨畸形及机械症状，如绞索或撞击。虽然手术技术和髌股关节假体设计有所改进，但是计算机辅助技术能使外科医生达到更好的预期结果。

NAVIO：无图像机器人辅助系统

NAVIO 机器人雕刻工具是一种手持的半自动精确骨骼成形机器人工具 [5]（图 11.1）。由于此系统的器材简单化，所需工具和操作方式简化（图 11.2、图 11.3）。术前不需要像 MRI 或 CT 这样的影像学检查。相反，系统允许手术过程中使用光学探针探测患者解剖结构。NAVIO 系统通过调节髓腔钻的速度和骨面暴露于髓腔锉的时间来控制截骨量。在暴露时间控制模式下，该技术通过调整手柄和扩髓钻的位置，应用防静电装置按照术前计划进行截骨和调整。在速度控制模式下，系统根据接近目标表面的情况

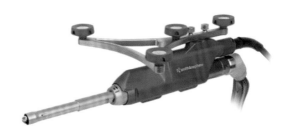

图 11.1 在暴露时间控制模式下的 NAVIO 精细雕刻工具 (Courtesy of Smith & Nephew, Memphis, TN, USA)

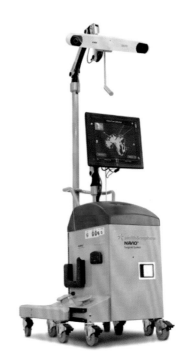

图 11.2 NAVIO 光学相机和基底部件，包括计算机、扩髓钻能量供应和交互式计算机屏幕（Courtesy of Smith and Nephew, Memphis, TN, USA）

来调节骨钻的转速。系统显示比标准仪器能达到更高的精确度 [6, 7]。

图 11.3　NAVIO 单元占用手术室空间相对较小

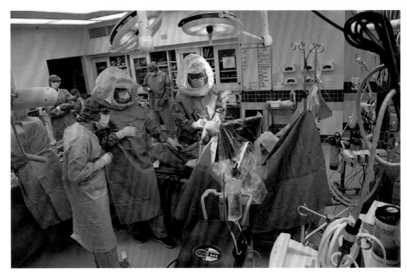

手术技术：NAVIO

大多数手术操作过程都是在腰麻下进行的。所有患者均在术中切皮前适当静脉注射抗生素。根据外科医生的判断，患者也可以接受 1 g 静脉注射氨甲环酸，除非存在氨甲环酸相关禁忌证。通常在止血带控制下，应用标准的髌内侧入路进行手术。要注意保护、避免去除正常半月板和关节软骨表面。首先确认疾病仅发生于髌股关节，然后去除周围骨赘。标准方法准备髌骨。在膝关节完全伸直的情况下，髌骨被固定于外翻位。横向截骨以保证髌骨的厚度均匀，并平行于前表面。将髌骨假体中置有利于髌股轨迹的恢复。一般来说，关节表面被切除的部分应用相同厚度的聚乙烯假体替代。理想情况下，髌骨截骨剩余厚度应至少为 15 mm，安放假体后厚度为 23 ~ 24 mm。然而，许多晚期髌股关节疾病患者髌骨量减少、髌骨磨损和发育不良（特别是髌骨侧面），应注意避免过度切除而使得髌骨厚度小于 12 mm。同时应避免髌骨过厚。在这种情况下，髌骨厚度少量增加就可能是必要的。

光学探针置于股骨上并记录股骨表面的标志（图 11.4），通过软件登记其形态 / 虚拟模型（图 11.5）。医生使用图形用户界面优化假体大小和安放位置（图 11.6）。该系统允许镶嵌式和覆盖式假体类型。医生操作假体植入位置是完全自由的，可以控制假体安放的旋转角度、植入的深浅以及与股骨的屈伸关系。因此，我们可以计划从假体到患者周围髁突软骨的完美过渡，并根据患者滑车和髁突解剖结构确定最合适的股骨旋转角度（图 11.7）。有些医生倾向于将假体垂直于股骨的前后轴，而另一些医生则选择将假体相对于截骨滑车轻微地仰

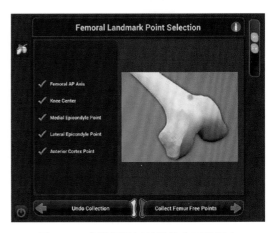

图 11.4　光学探针记录股骨表面的标志

头（从而实现内部旋转）。通过机器人规划，可以进行量化的术前规划以进行精确地术中处理。此外，可术前优化滑车假体位置，使其与股骨前皮质近端和髁突面远端相匹配，以降低机械症状和发生髌骨滑车并发症的风险。

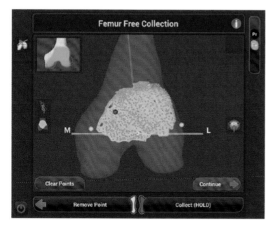

图 11.5 股骨表面被染色以用于光学探针建立虚拟模型

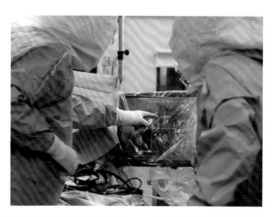

图 11.6 外科医生可用 GUI 系统轻松操控假体以获得最佳的假体大小及位置

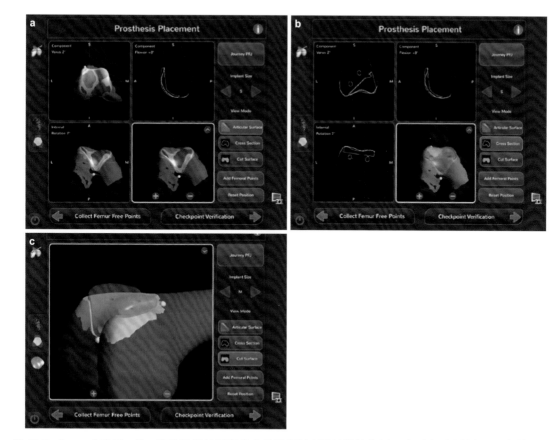

图 11.7 （a~c）从屈、伸、旋转及安放深度几个纬度规划理想的假体位置。为了达到这样的理想假体位置，可以允许假体覆盖同患者自身软骨出现轻度不匹配

在确定假体的尺寸和位置后，NAVIO手持式摆锯用于截骨（图11.8）。医生在指导下使用活动用户界面来完成骨准备。暴露时间控制模式可用于初始计划的大部分截骨。速度控制模式可用于精细微调以及孔的准备。完成截骨后，开始安装假体试模。如果使用止血带，可以此时释放止血带并判断髌股轨迹。如果假体位置已优化，但髌股轨迹不良，应考虑采取其他措施，如释放髌骨外侧支持带和（或）中置胫骨结节。

除了髌骨的稳定性外，还应仔细评估从滑车植入物到自体软骨的髌骨轨迹的转变以确保不会有突然变化引起机械症状。如果测试显示滑车的位置有问题，软件中的计划很容易更改。在最终假体确定前，可重新制订截骨方案以匹配假体。

术后护理

大多数患者接受联合镇痛疗法包括对乙酰氨基酚、选择性 Cox-2 抑制剂、加巴喷丁和阿片的合理使用。关节内局部麻醉药注射也有助于术后疼痛控制。所有患者在手术当天都被要求活动。患者一般在术后第 1天出院。如果患者愿意，也可以在门诊进行 PFA 术。

患者术后纳入门诊物理治疗方案，着重于保障术后关节活动度及初始行走安全。鼓

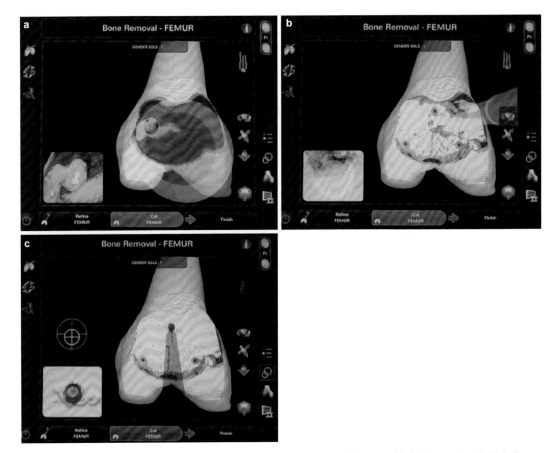

图 11.8 （a~c）暴露时间控制模式用于大部分截骨。速度控制可用于精确微调以及开孔的定位

励使用助行器，直到患者可良好控制股四头肌肌力。在过渡到家庭锻炼计划之前，需物理疗法引入强化和功能锻炼几个星期以上。

大多数患者在术后 3 个月左右可恢复基本正常活动，但完全康复可能需要半年到 1 年。对于术后活动不进行任何限制。

结论

机器人辅助髌股关节置换可以有效地进行滑车表面准备。NAVIO 机器人截骨工具为可量化的术前虚拟模板和规划以及精确的表面处理提供了手段。遵循严谨的治疗原则和合理选择患者适应证，精确的机器人手术技术和术后护理可使术后恢复和患者预后取得成功。

（Brian Hamlin 著　赵　然 译）

参考文献

1. Osarumwense D, et al. Patellofemoral joint arthroplasty: early results and functional outcome of the Zimmer Gender solutions Patello-Femoral joint system. Clin Orthop Surg. 2017;9(3):295–302.
2. Akhbari P, et al. The Avon Patellofemoral joint replacement: mid-term prospective results from an independent centre. Clin Orthop Surg. 2015;7(2):171–6.
3. Pisanu G, et al. Patellofemoral arthroplasty: current concepts and review of the literature. Joints. 2017;5(4):237–45.
4. Dy CJ, Franco N, Ma Y, Mazumdar M, McCarthy MM, Gonzalez Della Valle A. Complications after patello-femoral versus total knee replacement in the treatment of isolated patello-femoral osteoarthritis. A meta-analysis. Knee Surg Sports Traumatol Arthrosc. 2012;20(11):2174–90.
5. Lonner JH. Robotically assisted unicompartmental knee arthroplasty with a handheld image-free sculpting tool. Orthop Clin North Am. 2016;47(1):29–40.
6. Smith JR, Riches PE, Rowe PJ. Accuracy of a free-hand sculpting tool for unicondylar knee replacement. Int J Med Robot. 2014;10(2):162–9.
7. Lonner JH, et al. High degree of accuracy of a novel image-free handheld robot for unicondylar knee arthroplasty in a cadaveric study. Clin Orthop Relat Res. 2015;473(1):206–12.

第 12 章 髌股关节置换术：MAKO 机器人手术系统

单独的髌股关节炎并不少见，是常见的骨性关节炎（OA）的一种类型，在治疗方面并没有明确的共识。McAlindon 等[1]证实单独的髌股关节炎在大于 55 岁的人群中，11% 的男性和 24% 的女性会存在此类疾病。Davies 等[2]证实有症状的膝关节骨关节炎患者中 9.2% 伴有单独的髌股关节炎。在进展期的髌股关节骨性关节炎的治疗中，非手术和多种形式的手术治疗都未能达到长期有效的结果。全膝关节置换术已证明可以有长期而优异的临床结果；但是，许多外科医生对于给年轻的单独髌股关节炎患者实施全膝关节置换还存在犹豫。Mont 等[3]已证实对于单独髌股关节炎患者实施全膝关节置换术，术后有多达 19% 的患者有残留膝前的疼痛。髌股关节置换对于正确选择的患者而言，是一种有效的方法，理论上来讲可以保留自然的胫股关节生物力学和运动学。

McKeever[4]在 1955 年首先介绍了髌股关节置换术（patellofemoral arthroplasty, PFA），对股骨滑车和髌骨都进行了表面置换。Blazina 等[5]和 Lubinus[6]在 1979 年都描述了更新的 PFA 设计，取得了合理的短期结果。但是，多达 30% 的病例出现了并发症，多与过多的聚乙烯磨损和轨迹不良有关[7–9]。现代的 PFA 假体利用超高分子量聚乙烯（UHMWPE），并减少了旧的设计存在的髌骨轨迹不良问题。适当地定位滑车以及镶嵌设计减少了组件的对位不良，而先前的镶嵌设计将导致滑车组件的过度内旋，从而出现髌骨不稳定和轨迹不良。

髌股关节置换的结果和寿命与假体组件的位置和手术技术直接相关。由于滑车组件定位的误差窗口比较狭窄，一些作者主张使用机器人辅助髌股关节置换（robotic-assisted PFA, RA-PFA）。带有 MAKO 系统的 RA-PFA 使用术前 CT 扫描以确保准确的模板测量和滑车假体的安放，同时考虑到了组件相对于患者的自然解剖结构的旋转对位（图 12.1）。

影像

负重的 AP 位和中屈曲度 PA 位 X 射线照相可以明确胫股关节骨关节炎的情况，但是负重位的 X 线片常常会低估了胫股关节炎病变的程度。中屈曲度 PA 位 X 线片有利于排除股骨后髁的磨损，轴位的 X 线片可以评估滑车发育不良或髌骨倾斜 / 半脱位的程度[10]（图 12.2）。如果有 MRI 图像或以前的关节镜照片，应该拿来做评估[11]。在 RA-PFA 手术之前，需要获得患者的术前 CT 扫描以评估患者的解剖结构，并将其上传到用于 3D 建模和术前、术中计划的机器人软件中去。

临床评估

临床评估应首先排除引起膝前疼痛的其他原因，包括：股四头肌 / 髌腱肌腱炎、鹅足滑囊炎或半月板撕裂，然后再考虑 PFA。

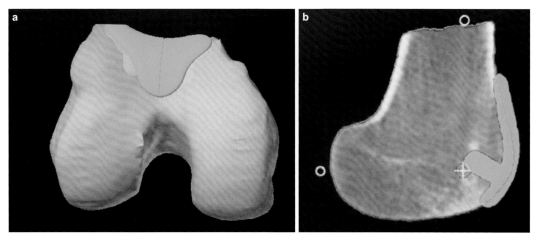

图 12.1　（a）利用患者的术前 CT 扫描进行三维重建模型模拟滑车组件。注意组件不进入股骨髁间窝，同时避免内外侧悬出。（b）计划的滑车部件的矢状面图像覆盖至患者术前 CT 扫描图像

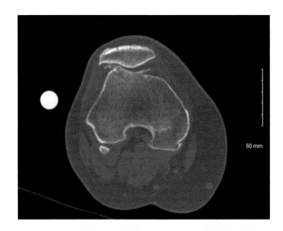

图 12.2　术前 CT 图像显示髌骨向外侧半脱位

需要对患者病史中的关键要素进行评估以了解外伤史，是否有髌骨半脱位或脱位，以及以前的治疗过程（手术和非手术）。髌股关节退变的患者会抱怨在上楼、蹲下或坐下时间长了，膝前疼痛会加剧。体格检查应明确触诊时内侧 / 外侧面的压痛，髌骨研磨试验阳性。髌股捻发音很常见，医师还应该评估髌骨的轨迹并记录下患者的 Q 角（图12.3）。

适应证

　　单独的髌股关节置换的潜在患者是那些骨关节炎或创伤后髌股关节退变且影响日常活动的患者。影像检查和体格检查可以更早地确认髌股关节炎的诊断（图 12.4）。如果可以参考以前做过关节镜的图片或报告，对于那些有症状的、评估为 3 级或以上的软骨软化症，且病变局限于髌股关节的患者也是手术的适应人群 [12]。髌股关节的对线不良或发育不良引起的退变是常见的 PFA 的适应证。对于 Q 角过大的患者在 PFA 之前或手术中应同时进行胫骨结节移位调整 [12]。

禁忌证

　　单独髌股关节置换的禁忌证包括：全身性或炎症性关节炎、低位髌骨、软骨钙化病、胫股关节软骨 Outerbridge 分级达 3 级或 4 级、髌股关节软骨病变不足 3 级。临床医生要花时间进行胫股关节的评估，因为考

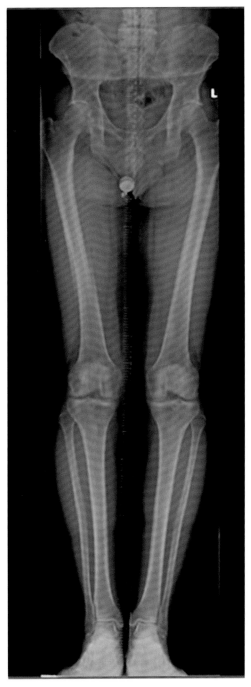

图 12.3　术前下肢站立 X 线评估患者的下肢对线和 Q 角

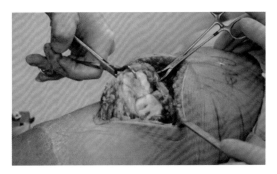

图 12.4　术中发现髌股关节的广泛退行性改变

室有 8% 的关节炎进展，Kooijman[13] 在 15 年随访时显示出 23% 的关节炎进展。活动的感染是膝关节置换包括 PFA 的绝对禁忌证，未经矫正的髌股关节不稳定 / 对线不良是相对禁忌证，应在髌股关节置换之前或者术中予以解决。通常来讲，体格检查方面不应有膝关节的屈曲挛缩，膝关节最低活动范围为 100°，因为膝关节挛缩就提示了膝关节内病变累及到髌股关节间室[12]。内侧和外侧关节线水平的压痛可能是潜在的胫股关节软骨损伤的征象，或者存在半月板损伤，可能是单独 PFA 的禁忌证，除非怀疑是髌股关节的放射痛（经 MRI 确认）。医生应就期望和结果向患者提供咨询；那些长期使用麻醉剂、患慢性区域性疼痛综合征或心因性疼痛的患者并不是合适的手术候选患者。

MAKO 机器人系统的手术技术

在 MAKO 机器人辅助髌股关节置换术中，术前模板的主要目的是用于精确植入相对于患者骨骼的合适尺寸的假体，并和骨性解剖相匹配。应该注意的是，使用此系统机器人需要术前 CT 扫描，识别患者的解剖结构，任何手术侧或非手术侧下肢上带有的金属都会降低其准确性。外科医生应该记住最佳的手术效果和正确的髌骨、滑车植入物尺

虑到当前的假体设计，最常见 PFA 失败的原因是胫股关节骨关节炎的进展。Tauro 等[9] 报道了在 8 年随访时在内侧或者外侧关节间

寸以及准确定位有关，这和严谨的外科解剖技术一样重要。在股骨滑车的模板测量中，需要充分向外旋转滑车组件，使其垂直于股骨的 AP 轴并平行于股骨髁上轴（图 12.5）。

在选择股骨滑车植入物尺寸时，滑车假体应该达到良好的前方覆盖，但不应该在内 / 外侧悬出，或者突入到髁间窝，这样可能造成 ACL 的撞击。滑车假体通过模板测量应该是与相邻的股骨髁软骨相平齐或者或深入 1 mm，在股骨前皮质和滑车假体之间应该有一个平稳的过渡。

在我们的技术中，膝关节屈曲 45°，取前方皮肤切口，经内侧切开关节囊。在进行关节切开术时，外科医生必须注意避免损伤下方的胫股关节软骨，同时避免损伤半月板间韧带。保留肌肉的入路比如股内侧肌下方入路，可以确保髌骨有足够的活动度，以允许滑车假体的安放（图 12.6）。一旦关节切开，就需要注意所有关节内的结构，包括 ACL、PCL 和内外侧胫股关节间室，并确保没有广泛的软骨软化。术中检查时，如果发现有弥漫的软骨软化或 ACL/PCL 缺失，此时我们则建议考虑进行全膝关节置换术而不是单独的 RA-PFA。

其次，机器人系统的"教育"是执行校准机器人软件的识别，这是通过固定三维空间来实现的，将探针固定入患者的股骨，选择几处预先确定的患者的原发解剖部位，来供计算机识别和确认（图 12.7）。在这之后，机器人的磨锉装置将辅助医生按照模板进行滑车的切骨（图 12.8）。重要的是在校正后要去除髁间的骨赘，手术结束前要确保没有 ACL 的撞击。前面已经提到过，滑车骨床的准备应该是平齐周围软骨或在 1 mm 距离内。髌骨采用标准 TKA 原则进行表面置换，包括髌骨假体的内置，需要使用测量截骨技术来避免髌股关节的过度填塞。髌骨外侧缘的切除可以改善髌骨轨迹，避免髌骨外侧的撞击。

一旦所有的切骨准备工作完成，下一步可以放置试体，应对髌骨对线和轨迹进行评估。外侧支持带的平衡可以使用由内而外的"剥离"技术，从外侧髌骨上剥离外侧支持带，而不用松解关节囊。此时应该注意髌骨的倾斜、半脱位、卡顿等，必要时予以调整。对试体的位置、尺寸、髌骨轨迹都满意后，可以使用标准的骨水泥技术安放最终的假体。在膝关节屈曲 20°~30° 位置关闭关节囊，可以达到软组织的平衡[14]（图 12.9）。

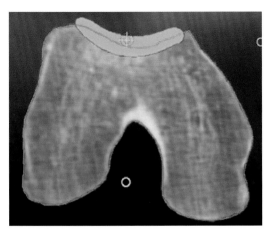

图 12.5　术前模板显示滑车组件垂直于股骨的 AP 轴（Whiteside 线）并与髁上轴平行

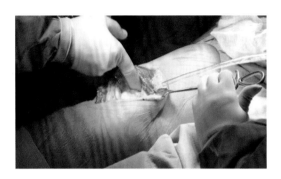

图 12.6　显示保留肌肉的股内侧肌下方入路。评估膝关节的所有部分（医生手指的左侧显示广泛的髌骨磨损），注意不要损伤半月板前角或半月板间韧带

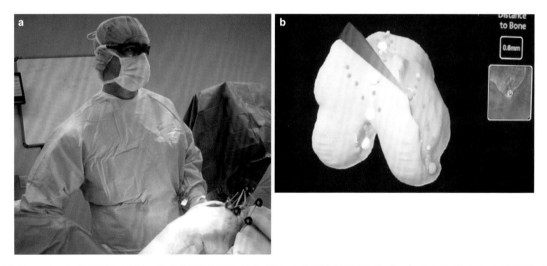

图 12.7　（a）外科医生固定三维空间识别探头对患者股骨进行计算机识别。（b）外科医生现在使用手持式探头找出患者解剖结构的几个关键特征以利于进一步的电脑识别和校正

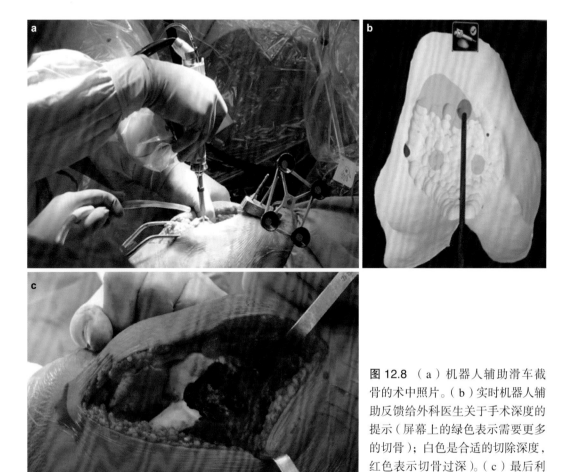

图 12.8　（a）机器人辅助滑车截骨的术中照片。（b）实时机器人辅助反馈给外科医生关于手术深度的提示（屏幕上的绿色表示需要更多的切骨）；白色是合适的切除深度，红色表示切骨过深）。（c）最后利用机器人辅助进行股骨滑车切骨

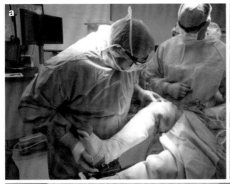
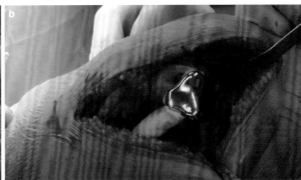
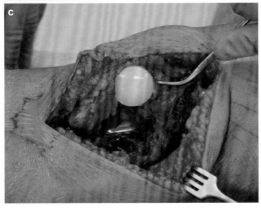

图 12.9　（a）安放试体，评估髌骨轨迹。（b）最后使用标准骨水泥技术固定滑车和髌骨部件。（c）术中照片显示髌骨和滑车假体部分

结果

目前还没有文献来分析 RA-PFA 的结果，尽管常规报道 PFA 使用合理的技术和设计可以获得满意的结果，未来还需要收集到更多的数据[14-17]。Hofmann 等在 2009 年[18]回顾研究了 34 位患者的 40 个常规 PFA 病例，平均随访 30 个月，95% 的患者对手术感到满意，并且 Tegner 评分得到明显的改善。其中有 2 例翻修，是与外伤相关的，否则就没有失败的病例。在我们目前未发表的研究中，我们在 31 位患者中评估了 37 个机器人辅助的 PFA 病例，这些手术是由 4 个经过训练的关节外科医生完成的。经过平均 4 年的随访，这项研究最终的 KOOS 评分为 96.43 分，Tegner 评分为 93.95 分。疼痛评分从术前 VAS 平均评分为 7.8 改善至术后的 1.01。5 个病例因胫股关节骨关节炎的进展做了 TKA 手术。此组病例中没有无菌性松动的病例。

讨论

机器人辅助的髌股关节置换术是一种新技术，也是一种治疗单独髌股关节炎的创新方法。要获得良好的疗效就需要谨慎地选择病例、使用合理设计的假体、仔细的外科技术[19]。医生应遵循关键的手术原则，包括使用适当的保护肌肉的暴露，避免股骨前皮质损伤，避免滑车组件内旋，采用测量截

骨法处理髌骨以避免髌股关节张力过高，关闭切口时适当的软组织平衡。患者经过咨询应该了解到潜在的髌骨不稳定（特别是镶嵌设计的髌骨假体内旋位放置）是一个近期的并发症，而后期骨性关节炎的进展是最常见的远期并发症。将来还是需要经过进一步研究，以确定使用机器人辅助 PFA 与传统技术相比是否有好处，比如髌骨轨迹、功能结果以及耐久性方面。

（Jesua Law, Aaron Hofmann, Bradley Stevens, Alexandria Myers 著 李 锋 译）

参考文献

1. McAlindon TE, Snow S, Cooper C, Dieppe PA. Radiographic patterns of osteoarthritis of the knee joint in the community: the importance of the patellofemoral joint. Ann Rheum Dis. 1992;51:844–9.
2. Davies AP, Vince AS, Shepstone L, Donell ST, Glasgow MM. The radiographic prevalence of patellofemoral osteoarthritis. Clin Orthop Relat Res. 2002;402:206–12.
3. Mont MA, HAAS S, Mullick T, Hungerford DS. Total knee arthroplasty for patellofemoral arthritis. J Bone Joint Surg Am. 2002;84:1977–81.
4. McKeever DC. Patella prosthesis. J Bone Joint Surg Am. 1955;37-A:1074–84.
5. Blazina ME, Fox JM, Del Pizzo W, Broukin B, Ivey FM. Patellofemoral replacement. Clin Orthop. 1979;144:98–102.
6. Lubinus HH. Patella glide bearing total replacement. Orthopedics. 1979;2:119–27.
7. Arcierio RA, Major MC, Toomy HE. Patellofemoral arthroplasty: a three to nine year follow up study. Clin Orthop. 1988;330:60–71.
8. Argenson JN, Guillaume JM, Aubaniac JM. Is there a place for patellofemoral arthroplasty? Clin Orthop. 1988;236:60–71.
9. Tauro B, Ackroyd CE, Newman JH, Shah NA. The Luminus patellofemoral arthroplasty. J Bone Joint Surg (Br). 2001;83-B:696–701.
10. Lonner JHJ. Patellofemoral arthroplasty. J Am Acad Orthop Surg. 2007;15(8):495–506.
11. Wheaton AJ, Casey FL, Gougoutas AJ, et al. Correlation of T1rho with fixed charge density in cartilage. J Magn Reson Imaging. 2005;20:519–25.
12. Leadbetter WB, Ragland PS, Mont MA. The appropriate use of patellofemoral arthroplasty: an analysis of reported indications, contraindications, and failures. Clin Orthop Relat Res. 2005;436:92.
13. Kooijman HJ, Driessen APPM, van Horn JR. Long-term results of patellofemoral arthroplasty: a report of 56 arthroplasties with 17 years of follow up. J Bone Joint Surg (Br). 2003;85-B:836–40.
14. Leadbetter WB, Kolisek FR, Levitt RL, Brooker AF. Patellofemoral arthroplasty: a multi-centre study with minimum 2-year follow-up. Int Orthop. 2008;33:1597–601.
15. Ackroyd CE, Newman JH, Evans R, Eldridge JD, Joslin CC. The Avon patellofemoral arthroplasty: five year survivorship and functional results. J Bone Joint Surg Br. 2007;89:310–5.
16. Mont MA, Johnson AJ, Naziri Q, Kolisek FR, Leadbetter WB. Patellofemoral arthroplasty 7-year mean follow-up. J Arthroplast. 2012;27(3):358–61.
17. Konan S, Haddad FS. Midterm Outcome of Avon Patellofemoral Arthroplasty for Posttraumatic Unicompartmental Osteoarthritis. J Arthroplast. 2016;31:2657–9.
18. Hofmann AA, Clark CD, Ponder C, Hoffman M. Patellofemoral replacement: the third compartment. Semin Arthro. 2009;20:29–34.
19. Glassman AH, Lachiewicz PF, Tanzer M, editors. Orthopedic knowledge update: hip and knee reconstruction. 4th ed. Rosemont: American Academy of Orthopaedic Surgeons; 2011.

第13章 膝关节双间室置换术：
NAVIO 机器人手术系统

膝关节局限性骨关节炎的治疗一直充满挑战。非手术治疗往往只能部分缓解疼痛，改善关节功能。而保膝手术如力线重建性截骨术和胫骨结节截骨术，有一定效果但作用有限。此外，保膝手术在患者选择和适应证方面与关节置换相比有诸多差异。对于局限性的进展期骨关节炎，不宜做保膝手术，而膝关节单间室置换术（unicompartmental knee arthroplasty, UKA）具有功能改善更明显和术后恢复更快的潜在优势，可能是更好的治疗选择。

双间室骨关节炎并不罕见，大约占膝关节骨关节炎就医人群的58%[1]。许多接受全膝关节置换术（TKA）的患者存在包括内侧或外侧胫股关节骨关节炎合并髌股关节炎的双间室骨关节炎，无明显关节畸形，有良好的关节活动度和完整的交叉韧带功能。对于这部分患者，一些医生主张实施膝关节双间室置换术（bicompartmental knee arthroplasty, BiKA）来弥补UKA和TKA的不足。同样地，有相当一部分比例接受髌股关节置换术（patellofemoral arthroplasty, PFA）或内/外侧UKA的患者后续病情进展出现了其他间室的退变，并最终接受了TKA治疗。这部分患者可能会从分体式的关节间室重建手术中获益。

尽管普遍认为BiKA手术操作更为复杂，但与TKA相比，BiKA有着与UKA相似的理论上的优势。保留髁间隆起以及前后交叉韧带，重建正常的关节运动学和步态，保留骨量，保持正常旋转轴和下肢形态，恢复正常髌骨轨迹以及本体感觉的保留等都是部分膝关节置换术的基本特征优势。

BiKA可以定义为髌股关节置换联合内侧或外侧胫股关节置换，或双侧胫股关节置换。此类手术要求很高，实施数量较少。近来开发的机器人辅助系统旨在通过优化假体植入和动态软组织平衡，提高膝关节置换的临床疗效。这些机器人辅助系统提高了手术准确性，从而减少了异常值的出现，似乎非常适用于要求很高的手术，如膝关节双间室置换术。尽管有先进的机器人技术的帮助，但许多手术步骤仍然需要徒手完成，并且需要医生有很高的技术水平。本章介绍了机器人辅助BiKA的手术技术步骤及相应技巧，并对机器人辅助BiKA的临床效果进行了报告。

适应证

BiKA的适应证需同时满足临床和影像学标准，与UKA类似，区别在于出现了双间室骨关节炎表现。BiKA的首要适应证是以双间室疼痛为表现的骨关节炎（图13.1、图13.2）。另一个主要适应证是曾接受过内侧/外侧UKA或PFA治疗的患者，出现了另一个间室的进展期骨关节炎，满足其他畸形和稳定性的相关标准。

前交叉韧带（anterior cruciate ligament, ACL）应当健存或已修复完好。通过临床查体和施加前向应力的X线侧位片上评估ACL是否松弛。在应力位片上，胫骨向前滑移＞10 mm或出现后侧碟形磨损提示存

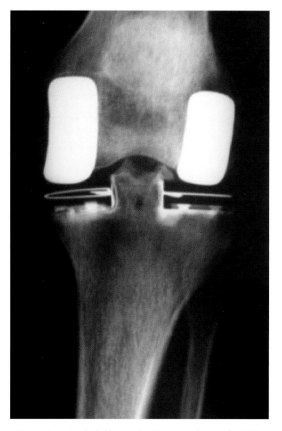

图 13.1 63 岁女性，双间室 UKA 术后 2 年随访

在 ACL 功能不全。

术前冠状位畸形程度应限制在：对于外侧间室 UKA，胫股关节角不超过 194°（膝外翻小于 14°）；对于内侧间室 UKA，胫股关节角不小于 170°（膝内翻小于 10°）。通过内翻或外翻应力前后位 X 线片评估畸形能否矫正。并不要求做到完全矫正畸形，因为手术目的是矫正由于关节内磨损导致的部分畸形，而非整体（力线）上的畸形。

最后，术前关节活动度必须正常或基本正常：屈曲超过 100°，屈曲畸形小于 10°。尽管 BiKA 更适合体重指数（body mass index, BMI）< 32、功能需求高的年轻、活动良好的患者，但该术式对体重、年龄并无严格限制。

我们认为，任何类型的炎性关节炎，因其存在其他间室退变的潜在进展可能，都是 BiKA 的绝对禁忌证。

术前检查

影像学检查包括膝关节前后位和侧位 X 线片、双下肢全长站立位 X 光片、内外翻应力位 X 线片以及膝关节屈曲 30° 的 "skyline" 位 X 线片。

医生应从 X 线片上评估术前内外翻畸形程度以及是否可以矫正，有无 ACL 功能不全的征象（胫骨向前滑移 > 10 mm 或出现胫骨后侧磨损）以及有无髌股关节间隙狭窄。前后位片上出现胫股关节半脱位同样提示 ACL 功能不全，也是 BiKA 的禁忌证。

Navio 机器人系统辅助行 BiKA 无需额外影像资料，如 CT 或 MRI。所有的术前规划均在手术开始前、膝关节摄片后完成。

有时，在临床上需要明确 ACL 完整性或评估某一间室是否受累时，需要完善 MRI 检查。CT 检查可用来在 PFA 术前评估有无髌骨不稳定的危险因素。

手术技术

选择何种假体？

有一体化假体和分体式假体两种 BiKA 可供选择。我们倾向于使用分体式假体，并开发了相应的手术技术操作流程。两个间室的关节置换分别进行，可以使两部分假体均获得满意植入。这样，针对 PFA，既可以使髌股关节滑车置于正确的旋转位置，又保证滑车深度可以提供理想的髌骨轨迹，同时避免髌股关节间室高压。对于内侧或外侧间室 UKA，可以使假体获得更好的冠状面、矢

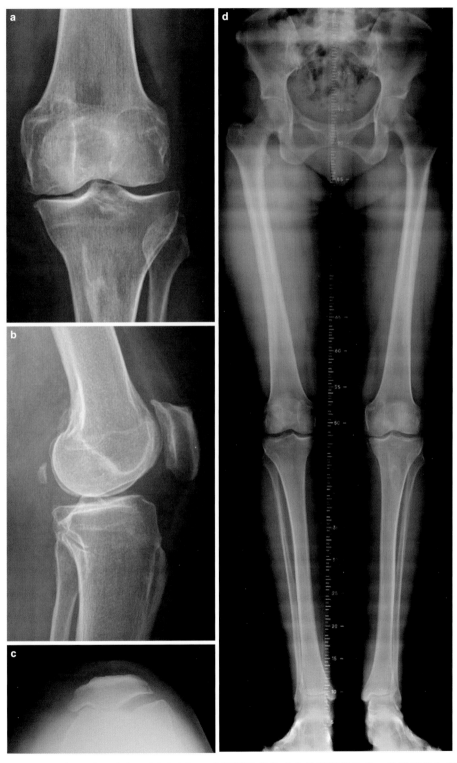

图 13.2 （a～g）患者 53 岁，年轻、活动良好，内侧胫股关节炎合并髌股关节炎。外侧间室和交叉韧带功能完好。X 线片上可见内翻畸形（HKA: 176°）通过外翻应力可矫正。髌骨半脱位合并 Iwano Ⅳ度骨关节炎。该患者接受了膝关节双间室置换术

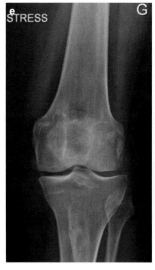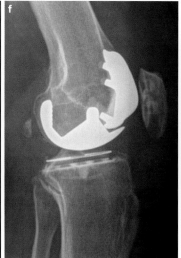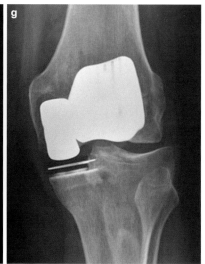

图 13.2 （续）

状面和旋转对位对线，同时避免"边缘负荷"和力线过度矫正。分体式假体也允许不同间室间假体的尺寸互换性，以适应患者及不同膝关节间室在股骨几何形态和纵横比上的潜在差异。在分体式的双间室置换术中，PFA 滑车假体的过渡边缘与 UKA 股骨侧假体的近端边缘之间的间隙尺寸大小可能因患者而异。

无论是否使用机器人系统辅助，分体式双间室置换假体的植入在技术上都比一体化假体操作简便[2]。由于股骨远端对线和形态学的多样性，一体化假体在尺寸选择和对线处理上都更有挑战性[3]。Morrison 等报道了21 例使用 Journey-Deuce 假体行双间室膝关节置换术的患者，在术后 1 年由于持续疼痛选择接受 TKA 治疗，翻修率高达 14%，而且在术后 2 年随访时翻修率有继续升高的趋势[4]。

麻醉和体位

在全身麻醉和区域阻滞麻醉下均可完成手术。患者仰卧在标准的手术床上，放置体位架使患侧膝关节可以充分屈曲或固定在90° 位，根据术者习惯决定是否放置止血带。

手术入路

内侧 / 外侧 UKA 和 PFA

皮肤切口长度 12 ~ 16 cm，上缘起自髌骨上极上方 3 ~ 4 cm 处，朝胫骨结节内侧或外侧向远端延伸，止于关节线水平以下2 cm 处。首先，采用经股四头肌入路（经过股四头肌肌腱）实施内侧 / 外侧 UKA，也可采用股四头肌下入路一并实施内侧 UKA 和PFA（图 13.3）。然后，在 UKA 试模放置完毕后实施 PFA。所有试模测试完毕后一并打入假体。

内侧和外侧 UKA

皮肤切口长 10 ~ 14 cm，起自髌骨上极上方 1 ~ 2 cm 处，朝胫骨结节内侧或外侧向远端延伸，止于关节线水平以下 2 cm 处。瘢痕应选在膝关节畸形的凹侧。两侧均采用股四头肌下入路实施 UKA。首先进行病变

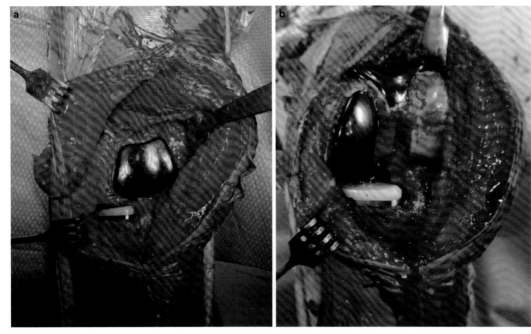

图 13.3　（a，b）采用股四头肌下入路行内侧 UKA 和 PFA，暴露充分

严重侧（通常为关节畸形的凹侧）的 UKA 手术，再进行另一侧手术。

NAVIO 机器人辅助系统的工作步骤

在任何一个间室的关节置换前，都应当单独进行解剖标志点选取、数据获取和术前规划，中间无需对导航固定钉进行调整。

经皮向胫骨近端和股骨远端分别打入双皮质固定并连接光学追踪元件过后，获取了髋关节和膝关节中心的位置（UKA 中还要确定踝关节中心位置），就能够确定下肢的机械轴和旋转轴。膝关节运动学、前后轴（Whiteside 线）和通髁轴一旦确定，就确定了股骨假体的旋转位置。光学探头可以通过关节面"涂色"绘制出股骨髁、胫骨平台和滑车的解剖形态（图 13.4）。这样就建立了一个虚拟的膝关节模型。

在进行内侧或外侧 UKA 时，会运行一套动态软组织平衡算法。向内侧副韧带施加

外翻应力（内侧 UKA）或向外侧稳定结构施加内翻应力（外侧 UKA）时，会捕获到关节被动活动范围下股骨和胫骨的三维位置。接着"虚拟"地给出假体的尺寸、位置和方向信息。系统会创建一个活动范围内的关节间隙大小变化的示意图，进一步评价出股骨和胫骨假体的术前规划位置是否合理，或者做出一些调整以达到最佳的软组织平衡（图 13.5）。通过调整假体位置，包括调整胫骨后倾、截骨厚度以及股骨假体的前移或下移，可以虚拟化地实现动态的软组织平衡。

对于 PFA，系统描绘出滑车信息后便建立了一个虚拟的膝关节模型，无需进行动态数据获取。滑车假体的术前规划在各个空间方位的三维示意图上进行（图 13.6）。

术前规划完成后，使用手持磨钻进行股骨髁、胫骨和滑车表面的骨床准备（图 13.7）。NAVIO PFS 系统进行了改进，在磨钻的头端安装了保护套。这些位置数据不断实时更新。骨床准备完毕后，进行表面评

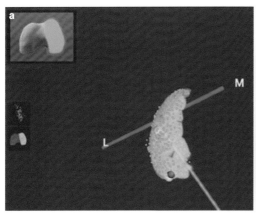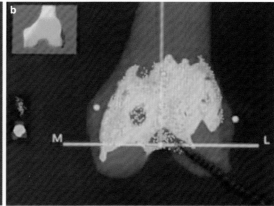

图 13.4 （a，b）通过光学探头"涂色"绘制出 UKA 中股骨髁和 PFA 中滑车的解剖形态，建立虚拟的膝关节模型

估，并将假体试模安放到位以评估关节活动度和稳定性。对于内侧或外侧 UKA，下肢力线、关节活动度、假体位置和间隙平衡情况能够量化，并与术前规划进行比对。

各间室特征

掌握手术原理和各间室相关的特殊技巧是很重要的。无论是否使用机器人系统，这些特征都是一致的。

BiKA 之后，下肢机械轴必须接近 180°，允许凹侧有 1°~2° 的残留畸形。

内侧 UKA

胫骨侧截骨应当垂直于胫骨机械轴，以最小量（4~5 mm）在骨赘下水平进行截骨。胫骨后倾截骨应当恢复自然后倾角或稍小以保护前交叉韧带。

股骨假体应选择不会使假体在残存关节软骨与股骨远端截骨边缘交界处悬出（overhang）的最大尺寸，以避免髌骨撞击。通常股骨假体尽可能接近髁间切迹，并且不与胫骨髁间隆起发生撞击。股骨假体的旋转与股骨内髁自然旋转保持一致。在屈曲位和

伸直位分别检查股骨力线情况。

在膝关节屈伸活动检查过程中，胫骨和股骨之间的间隙中应当能够插入一枚 2 mm 的间隙测量模块。

外侧 UKA

胫骨侧截骨应当垂直于胫骨机械轴。因为外侧间室骨关节炎常常会累及股骨侧，所以采用最小量的胫骨截骨（不超过 4 mm）是非常重要的。胫骨后倾截骨应当恢复自然后倾角以避免屈曲位过度紧张（前倾）和保护前交叉韧带（过度后倾）。由于外侧胫骨平台会在"screw home"机制下产生外旋，矢状面截骨线要适当内旋以越过髌腱。应以最小截骨量做股骨远端截骨，使股骨假体可以充分替代股骨远端的磨损。当有髁发育不良时，股骨假体不能仅仅恢复其原始解剖，而应当弥补股骨远端和后髁的发育不良。

假体安装时应注意膝关节伸直过程中的"screw home"机制。因此胫骨假体应当尽可能贴近胫骨髁间隆起，并安放在 10°~15° 的内旋位（图 13.8）。此外，屈曲位安装股骨假体时应当增大外旋并尽量靠外侧放置，有时甚至需要安放于外侧骨赘之上。

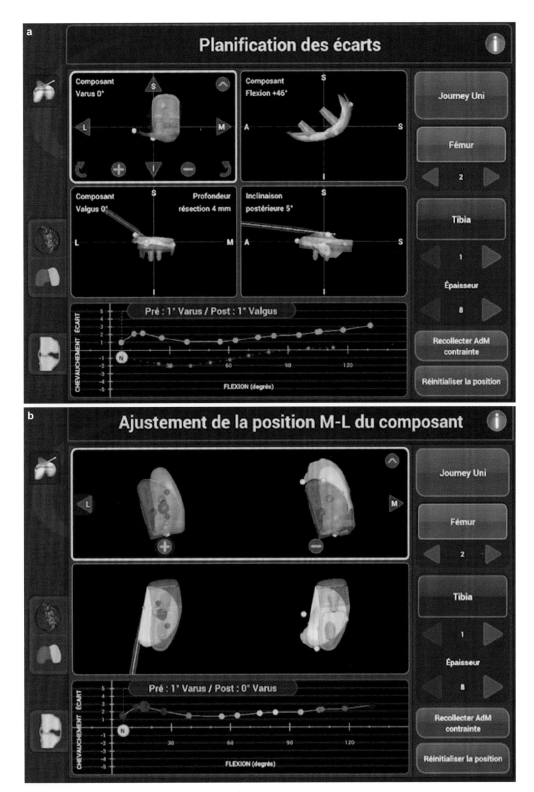

图 13.5 （a，b）"虚拟"地设置 UKA 假体位置和方向，获得满意力线和动态的软组织平衡。通过各个屈曲角度下的关节间隙大小变化和假体对线情况的示意图理解该规划过程

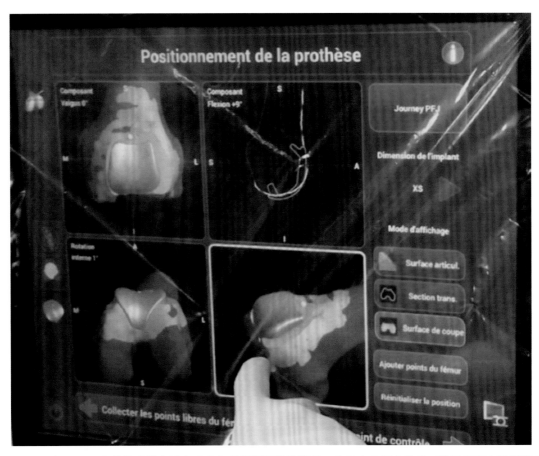

图 13.6 对于 PFA，在描绘出滑车形态后建立虚拟的膝关节模型，在各个空间方位的三维示意图上进行滑车假体的术前规划

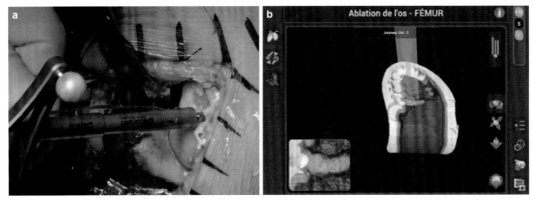

图 13.7 （a，b）使用内置自动反馈系统的手持磨钻完成骨床准备，只去除规划要求必须去除的骨质。NAVIO PFS 系统进行了改进，在磨钻的头端安装了保护套

图 13.8 在机器人辅助 UKA 中，"screw home"机制容易识别。这张图显示了机器人辅助 UKA 中两部分假体在伸直过程中旋转运动的差异

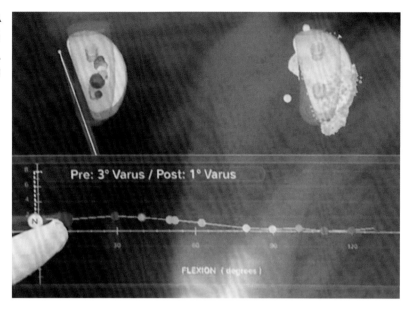

PFA

髋股关节假体的设计对于良好的髌骨轨迹和满意的术后疗效尤为重要。Journey PFJ 假体（前切镶嵌式假体）的滑车几何形态是非对称式的，植入后围绕股骨前后轴做中立位旋转运动，并对外侧滑车沟槽进行了改良，从而保证了在正常活动范围内的良好髌骨轨迹。

股骨假体必须恢复正常滑车尺寸，避免出现前方"过度充填（overstuffing）"现象和持续疼痛。滑车和股骨髁的移行区域应尽量平滑。股骨假体的安装方向十分重要，容易受到术前髌骨的错误定位追踪的影响。有时，股骨假体应适当外移并相对于髌骨平面适当外旋，来使髌骨居中，改善髌骨轨迹（图 13.9）。

并发症

机器人辅助 UKA/PFA 的特有并发症包括固定钉相关并发症、手术时间延长以及由

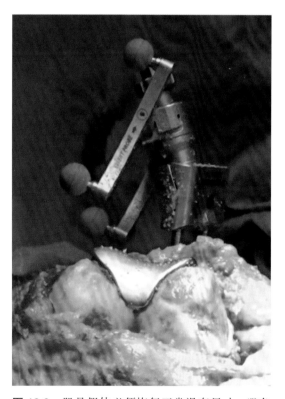

图 13.9 股骨假体必须恢复正常滑车尺寸，避免出现前方"过度充填（overstuffing）"。该股骨假体适当进行了外移并相对于髌骨平面进行了一定的外旋，使髌骨再次居中，改善髌骨轨迹

于设备或硬件问题导致的术式改变。用于连接光学追踪元件的固定钉会导致皮质骨压力增加，有引起骨折的风险；因此，通常建议将固定钉打入股骨和胫骨的干骺端而非骨干来降低骨折的风险。固定钉的错误置入理论上还有损伤神经血管的风险。在使用机器人工具进行骨床准备的过程中还有无意间造成软组织损伤的风险[5]。

内侧和外侧 UKA

使用传统工具实施 UKA 的术后特有并发症在机器人辅助 UKA 中同样可能出现，包括假体松动、聚乙烯磨损、非手术间室的骨关节炎进展、感染、关节僵硬、不稳定和血栓栓塞并发症。

在实施双侧 UKA 的 BiKA 中，最主要的手术风险是胫骨髁间嵴的骨折或撕脱。Parratte 等报道，100 例 BiKA 中出现了 4 例该并发症[6]。这些病例均在术中即刻实施了松质骨螺钉 + 锚定缝合的内固定。报道中，出现该并发症的患者临床疗效与其他没有出现并发症的患者相当。BiKA 后下肢力线不良，尤其是过度矫正，会导致对侧间室压力增高，假体磨损或松动，以及未行手术治疗的胫股关节间室的退变、磨损。

PFA

PFA 的早期术后并发症包括持续膝前痛、髌骨弹响、髌骨轨迹不良或不稳定，以及伸膝装置断裂。髌骨周围疼痛加重可能是由于假体厚度与切除的骨与软骨的厚度相比有所增加导致的髌股关节"过度充填"。这些并发症与髌骨关节假体的位置密切相关[7]。机器人辅助系统有望减少髌骨关节假体位置不良的发生[8]。BiKA 中使用分体式的假体行 PFA 并无特殊并发症。

临床效果

文献报道中，很少有研究提及机器人辅助的 BiKA。一些学者报道了使用传统工具实施 BiKA 的疗效，而另外一些学者曾报道过机器人辅助行 UKA 的疗效。

有研究报道了应用 MAKO 系统辅助行双间室膝关节置换术（PFA 联合内侧或外侧 UKA）的临床疗效[9]。该研究发现，BiKA 可以有效减轻疼痛，牛津膝关节评分（Oxford Knee Scores, OKS）由 18 ± 6（$10 \sim 28$）分提高到 36.43 ± 8.56（$8 \sim 48$）分（$P < 0.0001$）。仅有一例患者术后功能不佳。在平均 27 个月的随访中，29 位患者中有 24 人（占 83%）取得了优良的临床疗效。

另一篇报道中，Lonner 等调查了一组 12 人的应用机械臂辅助行分体式 BiKA 的连续病例系列[2]。术后平均关节活动度（ROM）由术前的 100° 提高到 126°。经过最短 6 个月的临床随访，WOMAC 评分和 KSS 评分均较术前有显著提高。

影响 BiKA 临床疗效的因素很多，包括患者相关因素、假体设计、力线和固定方式。患者选择是影响 BiKA 临床疗效的重要因素。

Parratte 等研究发现，同 TKA 相比，术后 2 年以后，同期行分体式 BiKA（双侧 UKA 和内侧 UKA 联合 PFA）在日常活动中拥有更高的舒适度（forgotten knee）和更好的功能改善[6]。Parratte 等在一组 100 例双间室置换（内侧和外侧 UKA）的病例系列调查中报道，在平均 11.7 年的随访中，满意和非常满意率达到了 91%。其余 9% 不满意的患者在 4 年内因无菌性松动接受了翻修手术[10]。很少有研究具体描述 BiKA 术后的活动范围，通常报道令人满意的活动度，大部分均达到屈曲 120° 以上并能完全伸直[11-13]。

BiKA 假体耐久性方面的结果好坏参半，

其中一项分析假体 17 年中翻修、影像学松动和疾病进展的研究中，Bi-UKA 组和 med-UKA/PFA 组的 17 年假体存活率分别为 78% 和 54%。翻修的主要原因是胫骨假体的无菌性松动（内侧和 / 或外侧）。症状性髌股骨关节炎的翻修并不常见 [6]。

如果病情需要，使用初次 TKA 假体进行翻修往往不难，偶尔会用到金属垫块和延长杆。PFA 联合内侧 / 外侧 UKA 的翻修往往不需要使用 TKA 翻修假体。TKA 翻修假体，包括铰链膝，相对更常见地用在内侧联合外侧 UKA 的翻修中 [6, 13]。

结论

膝关节双间室置换术（BiKA）是一种高难度的手术，可以获得良好的功能恢复和高满意度。现有文献报道 BiKA 取得了与传统 UKA 手术相当的优异长期临床疗效和影像学改善。接受 BiKA 的最适人群为内侧或外侧胫骨关节炎合并髌股关节受累的年轻患者。在这一高要求的手术中，机器人系统辅助有助于假体安放更加精准和减少手术创伤。然而，有关机器人辅助行 BiKA 的文献报道十分罕见。另一适应证是 UKA 术后髌股关节炎进展或髌股关节置换术后出现了内侧 / 外侧胫股关节炎。对于这部分病例，由于术中注册和图像描绘会受到前次 PFA 或 UKA 的影响，使用机器人系统辅助是否合适，答案是不确切的。也许未来机器人辅助系统会对这一指征做进一步评估。

（Cécile Batailler, Nathan White, E. Servien, P. Neyret, Sébastien Lustig 著　耿　霄　译）

参考文献

1. Ledingham J, Regan M, Jones A, Doherty M. Radiographic patterns and associations of osteoarthritis of the knee in patients referred to hospital. Ann Rheum Dis. 1993;52:520–6.
2. Lonner JH. Modular bicompartmental knee arthroplasty with robotic arm assistance. Am J Orthop (Belle Mead NJ). 2009;38:28–31.
3. Palumbo BT, Henderson ER, Edwards PK, Burris RB, Gutierrez S, Raterman SJ. Initial experience of the Journey-Deuce bicompartmental knee prosthesis: a review of 36 cases. J Arthroplast. 2011;26:40–5.
4. Morrison TA, Nyce JD, Macaulay WB, Geller JA. Early adverse results with bicompartmental knee arthroplasty: a prospective cohort comparison to total knee arthroplasty. J Arthroplast. 2011;26:35–9.
5. Lonner JH. Robotically assisted unicompartmental knee arthroplasty with a handheld image-free sculpting tool. Orthop Clin North Am. 2016;47:29–40.
6. Parratte S, Pauly V, Aubaniac JM, Argenson JN. Survival of bicompartmental knee arthroplasty at 5 to 23 years. Clin Orthop Relat Res. 2010;468:64–72.
7. Lustig S, Magnussen RA, Dahm DL, Parker D. Patellofemoral arthroplasty, where are we today? Knee Surg Sports Traumatol Arthrosc. 2012;20:1216–26.
8. Cossey AJ, Spriggins AJ. Computer-assisted patellofemoral arthroplasty: a mechanism for optimizing rotation. J Arthroplast. 2006;21:420–7.
9. Tamam C, Plate JF, Augart M, Poehling GG, Jinnah RH. Retrospective clinical and radiological outcomes after robotic assisted Bicompartmental knee Arthroplasty. Adv Orthop. 2015;2015:747309.
10. Parratte S, Ollivier M, Opsomer G, Lunebourg A, Argenson JN, Thienpont E. Is knee function better with contemporary modular bicompartmental arthroplasty compared to total knee arthroplasty? Short-term outcomes of a prospective matched study including 68 cases. Orthop Traumatol Surg Res. 2015;101:547–52.
11. Argenson JN, Parratte S, Bertani A, Aubaniac JM, Lombardi AV Jr, Berend KR, et al. The new arthritic patient and arthroplasty treatment options. J Bone Joint Surg Am. 2009;91(Suppl 5):43–8.
12. Isaac SM, Barker KL, Danial IN, Beard DJ, Dodd CA, Murray DW. Does arthroplasty type influence knee joint proprioception? A longitudinal prospective study comparing total and unicompartmental arthroplasty. Knee. 2007;14:212–7.
13. Shah SM, Dutton AQ, Liang S, Dasde S. Bicompartmental versus total knee arthroplasty for medio-patellofemoral osteoarthritis: a comparison of early clinical and functional outcomes. J Knee Surg. 2013;26:411–6.

第 14 章　膝关节双间室置换术：MAKO 机器人手术系统

膝骨关节炎（osteoarthritis, OA）患者保守治疗无效后，有一系列的手术疗法可以选择。对于 OA 已经影响到膝关节的两个间室，但还没有达到影响全部的情况，可以选择采用膝关节双间室置换（bicompartmental knee arthroplasty, BiKA）。随着导航手术和机器人辅助关节置换术的发展，由 Stryker MAKO 研发的技术成为早期到中期 OA 患者的一种手术选择。本章我们将介绍 MAKO 膝关节双间室置换的适应证、潜在效益以及相关技术。

MAKO 双间室结构分型

MAKO 膝关节双间室置换有三种方案。内侧间室（内侧 BiKA）构型是将内侧单髁置换术（内侧 UKA）和髌股关节置换术（PFA）结合起来（图 14.1）。在大多数情况下，由于膝的解剖和生物力学特征，骨关节炎往往在内侧位置最严重，因此内侧间室构型是最常见的一种构型。外侧间室（外侧 BiKA）构型是将外侧单髁置换术（外侧 UKA）和髌股关节置换术（PFA）结合起来，这种较少见。第三种配置，通常称为双间室膝间室置换（Bi-UKA），同时包括内侧和外侧 UKA（图 14.2）。有一种可能可以置换三个间室（内侧 UKA、外侧 UKA 和 PFA），本文作者已有实践。但是在这种情况下，对于保守的 TKA 应慎重选择，因为要代替三个间室非常复杂，其适应证的范围也很窄，因此在本章不做讨论。

MAKO 只能识别膝内侧间室构型，因为这是目前 FDA 唯一认可的双间室构型应用。而且，制造商将这种构型称为 MAKO MCK 或者多间室膝（multicompartmental knee），可以和 Restoris MCK 生产的膝移植物保持一致。其余的间室构型则被认为是未经 FDA 批准的 MAKO Restoris MCK 移植系统。虽然不在本章讨论范围内，但是值得关注的是，通过综合内侧 UKA、外侧 UKA 和 PFA，完成前文提及的膝关节三间室置换是可行的，当然，这也是未经 FDA 批准的 Restoris MCK 移植，而且极少使用。

MAKO 膝关节双间室置换和双髁置换术的适应证

MAKO BiKA 和 Bi-UKA 的适应人群是年轻、相对健康并且高活动水平患者（即 UCLA 活动评分 [1] 所示呈现出高活动水平者）和从事高冲击运动（包括赛车、高山滑雪、远足、网球等）、体重指数（BMI）低于 30 kg/m² 的患者。这与之前的只有运动量小的老年人才适合膝关节置换术的结论是矛盾的，但是，越来越多的研究发现，运动功能需求较高的年轻患者更能够通过膝关节双间室置换获益，获得更好的预后 [2-4]。该疗法的适应证还包括剧痛或者保守治疗失败的情况。

在体检时，患者的患膝需完成伸屈 5°～110° 的活动度。接受内侧 BiKA 的患者，其膝内翻要小于 8°；而接受外侧 BiKA 的患

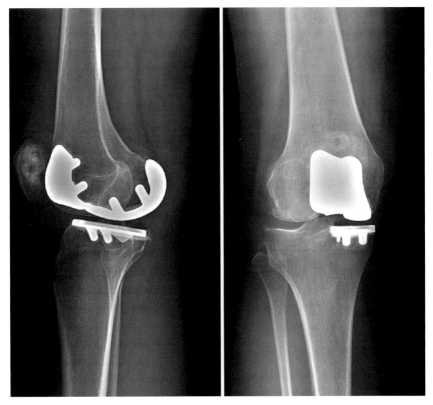

图 14.1　MAKO 膝关节内侧间室单髁置换后的假体状态

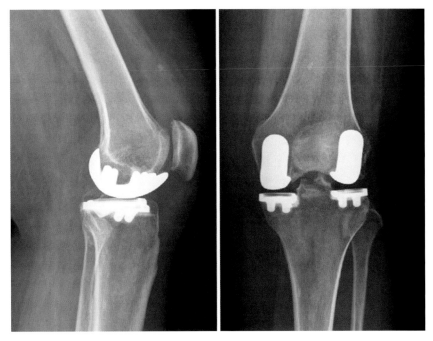

图 14.2　MAKO 膝关节双间室置换后的假体状态

者，其膝外翻要小于 4°。对于接受 Bi-UKA 的患者，患膝要非常接近膝关节中立位，内翻或外翻都要小于 4°。

MAKO BiKA 和 Bi-UKA 的禁忌证包括脓毒性骨关节炎、类风湿关节炎、创伤引起的关节炎合并畸形，以及其他不符合上述标准的严重畸形。虽然还未定论，但是目前我们认为，年龄在 65 岁以上的老人，一般不应考虑接受 BiKA 或者 Bi-UKA 治疗，除非患者平日具有一定活动量。

应用原理和潜在缺陷

与传统的 TKA 相比，膝关节双间室置换能够更好地保护骨骼和软组织，因为 BiKA 和 Bi-UKA 通过保留髁间隆起从而保留前交叉韧带（ACL）和后交叉韧带（PCL），这样就可以保证膝的自然活动、旋转以及屈伸时胫骨前后平移的控制力。有了 MAKO BiKA 和 Bi-UKA 对骨骼和软组织的保护，才能在将来有必要时，更好地用 TKA 进行膝翻修。这种手术方法创伤小、出血少，而且对周围组织伤害小，因此，可以减轻术后疼痛，缩短恢复时间，愈后效果更好。有研究证明，相比全膝关节置换术，Bi-UKA 对年轻患者具有更大的潜在优势。这一疗法有非常大的益处，体现在日常生活中更好的活动能力、术后症状缓解的主观评定效果更佳等 [5]。除此之外，与基于传统工具的 UKA 相比，机器人系统的应用能够缩短学习曲线，而且在学习阶段不会给患者增加风险 [6]。

在模拟 BiKA 和 Bi-UKA 中，如果需要多个假体，就要求假体之间在契合度方面具有更高的精准性，从而最大化假体的使用寿命和功能。事实上，研究表明机器人辅助在手术中可以提供更高的精准度，保证更好的效果 [7]。MAKO BiKA 和 Bi-UKA 为

MAKO 机器人手臂和软件系统特别定制的了 Restoris MCK 系统，保证了精准性和精确度，但是也带来了一些缺陷，即假体的设计和构建只此一种，没有任何可替代选择；另一方面，与传统手术相比，如果频繁使用该程序，可能会导致医师对机器人触觉反馈和计算机模板的依赖；此外，这种方法会增加成本，包括机器人和两套植入系统的成本；最后，该程序的高度复杂性，带来技术上的困难，增加手术操作时间。尽管如此，MAKO BiKA 和 Bi-UKA 对于部分特定患者来说仍然是更好的选择。

MAKO 内侧 BiKA、外侧 BiKA 和 Bi-UKA 的基本手术方法

所有接受 MAKO BiKA 或 Bi-UKA 的患者，在术前都要求对患肢进行 CT 扫描，获取该部位的 3D 解剖视图 [5]。这和 MAKO UKA 的操作流程一样。CT 扫描片要从髋关节到脚踝，扫描层厚为 5 mm，膝关节扫描层厚变为 1 mm，然后转换成 DICOM 格式上传到 MAKO 触觉导航系统（Tactile Guidance System, TGS）[7, 8]。然后使用软件来测量植入物大小、定位、校准并提供截骨初步方案 [7]。所有的数据都要在术前复查其可行性，然后在术中通过骨骼标记匹配，确认最佳植入位置。

在患者摆好体位后，常规消毒铺单、确认止血带工作后，可从髌骨上侧面行髌前内侧切口，深度至胫骨平台下约 2 cm；然后行内侧髌旁入路将软组织层剖开至内侧囊。内侧间室暴露之后，就可以清除脂肪组织和损伤的半月板组织，也可将髌骨从股骨滑车外侧移回。

追踪器可以动态追踪软组织的平衡性；胫骨近端经皮固定放置胫骨追踪器，同时在股骨远端放置股骨追踪器。这样就可以通过

髋关节环转运动核准在股骨近端和胫骨远端的标志，然后核准内侧髁、外侧髁匹配点。检查点螺钉被放置在股骨远端和胫骨近端的骨皮质内，来探测追踪器的位置改变。胫骨和股骨表面的骨骼匹配点得以收集，然后与术前通过 CT 扫描建立的模型进行比对，来确定真实的 3D 空间结构位置[5, 8]。这种情况下，不应在匹配之前去除骨赘。动态追踪可用于机械校准、韧带松弛和屈伸间隙，从而重建关节平衡。为保证平衡的精准性，关键在于要等匹配完成之后再除去骨赘。根据所选择的不同间室手术，以及膝内翻或外翻的程度，骨骼匹配和软组织平衡的方法也会不同，在讨论每个具体的手术方案时也需要进一步的细节描述。

基于动态追踪所获得的数据，经过与 3D 关节模型的比对，MAKO TGS 就可以确定截骨的参数。在截骨之前需要对检查点螺钉再匹配以确定和接收这些参数。这时，带有一个切割钻的 RIO 手臂移入手术区，然后通过触觉反馈引导手术操作，操作者只能在机器设定范围内移动切割钻；如果手术医师试图将切割钻移出该区域，手臂就会施加越来越大的阻力，同时生成触觉反馈，阻止 TGS 系统定义范围之外的操作。

预先确定好的骨被切除后，就可按顺序放入移植物。聚乙烯垫片厚度和需要额外切除的骨由最终的外翻或内翻角、手术医师的经验以及动态追踪所获得的数据来共同决定。骨赘或软骨等会用咬骨钳去除。为了确保各部件的位置合适，在达到软组织平衡后，就可以取出试验假体。一定要充分冲洗，将残留的松质骨全部清理干净，这一点非常重要，以免导致术后疼痛，然后用 CO_2 灌洗系统（如 CarboJet, Kinamed Inc., Camarillo, CA）进行脱水，达到骨水泥固定最佳效果。两批骨水泥要确保均匀分布，根据双间室的顺序，用特定的装置来操作。

MAKO 内侧 BiKA 的手术方法和注意事项

MAKO 内侧 BiKA 的注册是基于 MAKO 内侧 UKA 的操作流程，在前侧骨皮质和股骨滑车处额外设置一些匹配点。使用一个感应探针（图 14.3）来追踪关节和环绕内侧髁的非关节表面、股骨滑车沟、前皮质以及内侧胫骨平台、内侧胫骨髁、前外侧（Gerdy's）结节、前侧髁间区、胫骨粗隆（图 14.4a，b）。完成注册之后，有一个重要的操作是把所有骨赘都去除，重建内侧以达到

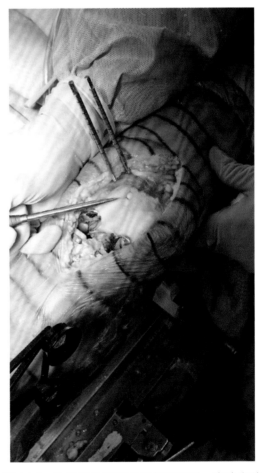

图 14.3　使用探针进行骨骼标记注册，来确定膝 3D 模型

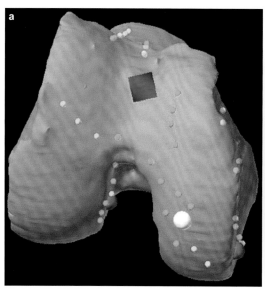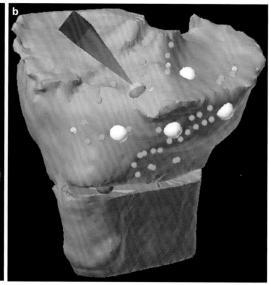

图 14.4　在 MAKO 双间室置换的内侧结构定位中，分布在（a）内侧股骨髁、皮质、滑车沟和（b）内侧胫骨平台、内侧胫骨髁、前外侧（Gerdy's）结节、前侧髁间区、胫骨粗隆的匹配点

精确平衡。在平衡软组织之前，需要把后内侧髁的关节囊充分松解，内侧胫骨平台上的骨赘都清理掉。

建立膝内翻的软组织平衡，需要轻柔地施加生理性膝外翻压力（最少 4 个姿势，据作者所了解一般为 10 个姿势左右），包括全伸展（约 10°）、中度弯曲（30°~60°）、弯曲（约 90°）、全弯曲（110°~120°），并通过动态追踪来捕捉[9]。膝外翻压力测试通过对 MCL 制造适度紧张，打开了患有关节炎的内侧间室连接区域，在力学轴上恢复胫股对位，达到患病前的相对状态[10]。对 MCL 施加的压力需要足够紧张，才能在做一系列动作时保持合适的关节空间[7]。在假体和残余软骨之间的过渡区域选取额外的软骨标记点，以进一步微调移植物的位置，避免假体和残余软骨之间产生间隔。

完成软组织平衡并确定了假体的尺寸之后，就可以对计算好的区域进行截骨——从内侧股骨髁开始，经内侧胫骨平台，最后是股骨滑车处。置入试体，通过一系列的动作

进行被动屈伸从而通过动态追踪进一步确定软组织平衡。在必要时可对手术方案作进一步调整，因为 MAKO TGS 软件可以截骨重新计算新的变量。最后，对于 PFA，可以用卡尺来测量术前腿部完全伸展状态下髌骨厚度从而确定髌骨植入厚度。使用钳、锯等工具可实现关节面的手动切除。实现预期的效果后，下一步是冲洗，如根据前文所述做准备，最后按下面的顺序把假体用骨水泥固定：胫骨假体、股骨假体、髌骨假体。解开止血带后，对髌骨进行评估，必要时行外侧松解术。最后，进行软组织平衡检验，嵌入聚乙烯垫片（图 14.5）。

MAKO 外侧 BiKA（未经 FDA 批准）的手术方法和注意事项

许多 MAKO 内侧 BiKA 的参数和手术步骤都可以用于 MAKO 外侧 BiKA，必要时做一些调整以纠正膝外翻的角度。但是，由

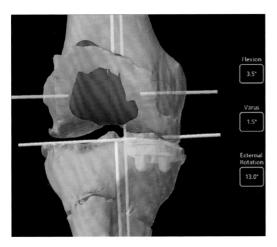

图 14.5　在 MAKO 内侧间室置换术中，通过动态追踪进行检验校准、软组织平衡、垫片厚度，固定假体

于 MAKO 外侧 BiKA 是未经 FDA 批准的临床应用，MAKO TGS 软件没有安装间室即时匹配装置，所以骨骼匹配、平衡、切除以及试体的放置都在 PFA 之前完成。在膝外翻病例中，同样需要先把骨赘去除，松解后外侧组织实现软组织平衡。需要注意的是，由于在 MAKO 内侧 BiKA 中，本文的前提是允许一定程度的膝内翻，所以在 MAKO 外侧 BiKA 中，需要额外施加一些膝外翻力，以对齐膝中位。

软组织平衡的操作与内侧 BiKA 类似；但是，对于膝外翻，手术医师需要做一系列内翻压力测试，如上文描述的一样，最少做 4 种关节动作。通过对 LCL 施加适度张力，打开外侧间室，在力学轴上恢复胫股对位[8]。

截骨操作流程如下：先是外侧股骨髁，然后外侧胫骨平台，最后股骨滑车处。放置试体、确定软组织平衡这两个操作同内侧 BiKA 的操作。必要时可做进一步的调整；达到预期的安装效果后，分两次使用骨水泥将假体固定好。第一次用骨水泥固定髌股部件、胫骨部件，骨水泥变硬之后，用第二次的骨水泥固定股骨部件和髌骨扣。最后检验软组织的平衡，固定所有的假体，测算垫片厚度，然后解开止血带后测试髌骨状态。如有必要可行外侧松解术。

MAKO Bi-UKA（未经 FDA 批准）的手术方法和参数

MAKO Bi-UKA 与内侧和外侧 BiKA 在某些方面有所区别，因为其程序实际上包括两项 UKA 操作，没有 PFA。主要目的是达到膝正中位的力学对称；所以，对于膝轻度内翻，内侧间室会设计得较紧，而对于膝轻度外翻，外侧间室会设计得较紧来达到矫正的目的。同样由于上述原因，对于内翻的膝，允许保持适度的生理性内翻，同时采取措施纠正外翻以达到力学的对称。这个操作流程要求两个实现软组织平衡的步骤，根据习惯，首先进行内侧间室松解，完成之后需要重新捕捉定位。一项对 Bi-UKA 细节的研究表明，对于所有的 Bi-UKA 病例都需要从内侧间室开始，因为这是畸形最严重的部位[9]。

MAKO Bi-UKA 的注册和 MAKO MCK（内侧 BiKA）的基础原理也是一样的，无论是膝内翻还是膝外翻，其匹配都是基于内侧间室，以便收集到最多的匹配点。原因在于该软件的配置初衷不是用于 Bi-UKA[5]。所以，在测量外侧匹配点时需要非常细心谨慎。最初的这一步不包括外侧间室的注册，间室的检测需要在外侧的平衡和准备之前完成。然而，如果在内侧间室的准备和平衡之前正确完成了注册，那么这个重新注册就没有必要了[5]。和 BiKA 一样，在软组织平衡之前，需要先把骨赘去除，松解股骨髁内侧沟，并且松解后内侧囊和后外侧囊周围的粘连或挛缩[5]。

如前文所述，MAKO Bi-UKA 对于轻度膝内翻、膝外翻或者膝中位的患者都适用。

自然下垂的膝关节对齐状态，可用于软组织平衡检测。在第一步软组织平衡中，需对外侧施压，然后给予最小程度内侧施压，捕捉定位重建外侧间室。但是，在膝外翻矫正中，两次软组织平衡都需要对内侧施压。为了避免在准备内侧间室时过度膝外翻，所设计的内侧间室部件会倾向于略宽松的韧带平衡。重新捕捉定位之后，就可以设计外侧间室方案从而实现膝中位矫正。但是，如果做不到上述操作，就得换为 TKA。

截骨和试体放置都要先在内侧间室中完成，然后再进行外侧间室的截骨和试体放置[5, 9]。内侧间室完成后，就可以获取软组织的平衡定位，然后在外侧间室中进行调整，直到实现关节各部位的最佳契合和屈伸间隙平衡[5]。关节平衡达到最佳状态之后，就可以取出试验假体，冲洗，脱水，最终按如下步骤植入假体并固定：第一次用骨水泥固定外侧胫骨平台和内侧胫骨平台，第二次用骨水泥固定外侧股骨髁和内侧股骨髁[5]。先装外侧假体再装内侧假体的原因是，外侧操作空间太小，而如果先装内侧就会使得空间进一步减少，操作不便。所有的假体都安装完成后，需要检验软组织平衡，并通过测试胫骨试体的不同厚度，来决定最终的内侧、外侧间室的垫片厚度（图 14.6）。

临床效果

目前，评估机器人辅助 BiKA 临床效果的研究很少，仅对内侧 UKA 和 PFA 作

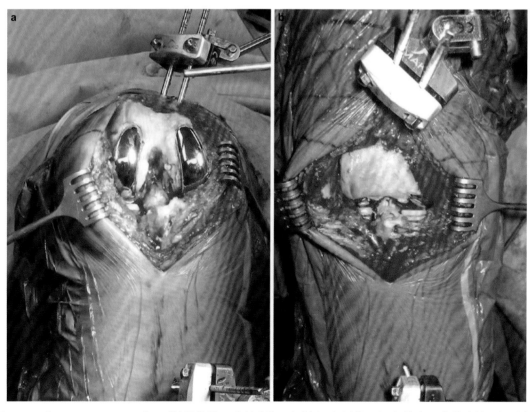

图 14.6 在 MAKO Bi-UKA 时，对膝关节做一系列动作，包括（a）屈曲、（b）伸直，来检验软组织平衡，最后测量内侧、外侧间室的垫片厚度，并固定假体

了初步介绍。Kamath 等曾报道过一组机器人辅助操作的 BiKA 案例，平均随访为 31 个月（范围：24～46 个月）。进行效果评价的方法有膝关节和功能评分（Knee Society Knee and Function Scores）、KOOS、SF-12、WOMAC，以及影像学评估和假体存活率。结果显示，平均关节活动度（ROM）从 122° 提高到 133°（$P < 0.001$），所有的功能评分均有统计学意义的改善。1 例在经历了 3 年膝关节不稳后，行全膝关节置换手术。没有病例出现髌骨不稳定，假体松动、磨损，或者继发性关节炎[11]。

Tamam 等报道了使用 MAKO 系统接受 BiKA 膝关节双间室置换术［内侧（83%）或外侧（17%）相关 PFA］的 30 个案例[12]。在平均随访的 27（12～54）个月内，机器人辅助 BiKA 后，疼痛得到缓解，Oxford Knee Scores 提高了 18 ± 6（10～28）分（$P < 0.0001$）。有 1 例出现术后功能不良，其余 29 例中的 24 例（83%）术后功能恢复良好，没有出现相关并发症。

结论

MAKO 膝关节双间室置换术有利于治愈骨关节炎，保护骨、韧带等组织。MAKO BiKA 自带软件可以利用 CT 数据做精准的术前规划，术中还可以准确地进行导航，可作为传统的部分或者全膝关节置换术的替代方法。

（Stefan W. Kreuzer, Stefany J. K. Malanka,

Marius Dettmer 著　王　程 译）

参考文献

1. Naal FD, Impellizzeri FM, Leunig M. Which is the best activity rating scale for patients undergoing total joint arthroplasty? Clin Orthop Relat Res. 2009. https://doi.org/10.1007/s11999-008-0358-5.
2. Plate J, Mofidi A, Mannava S, Lorentzen C, Smith B, Seyler T, et al. Unicompartmental knee arthroplasty: past, present, and future. Reconstr Rev. 2012:52–62.
3. Pandit H, Jenkins C, Gill HS, Smith G, Price AJ, CAF D, et al. Unnecessary contraindications for mobile-bearing unicompartmental knee replacement. J Bone Joint Surg B. 2011;93-B:622–8. https://doi.org/10.1302/0301-620X.93B5.26214.
4. Sabatini L, Giachino M, Risitano S, Atzori F. Bicompartmental knee arthroplasty. Ann Transl Med. 2016;4:5. https://doi.org/10.3978/j.issn.2305-5839.2015.12.24.
5. Dettmer M, Kreuzer SW. Bi-unicompartmental, robot-assisted knee arthroplasty. Oper Tech Orthop. 2015;25:155–62. https://doi.org/10.1053/j.oto.2015.03.004.
6. Jacofsky DJ, Allen M. Robotics in arthroplasty: a comprehensive review. J Arthroplast. 2016. https://doi.org/10.1016/j.arth.2016.05.026.
7. Pearle AD, O'Loughlin PF, Kendoff DO. Robot-assisted unicompartmental knee arthroplasty. J Arthroplast. 2010;25:230–7. https://doi.org/10.1016/j.arth.2008.09.024.
8. Conditt MA, Roche MW. Minimally invasive robotic-arm-guided unicompartmental knee arthroplasty. J Bone Joint Surg Am. 2009;91(Suppl 1):63–8. https://doi.org/10.2106/JBJS.H.01372.
9. Confalonieri N, Manzotti A, Montironi F, Pullen C. Tissue sparing surgery in knee reconstruction: unicompartmental (UKA), patellofemoral (PFA), UKA + PFA, bi-unicompartmental (Bi-UKA) arthroplasties. J Orthop Traumatol. 2008;9:171–7. https://doi.org/10.1007/s10195-008-0015-5.
10. Lonner JH. Robotically assisted unicompartmental knee sculpting tool. Oper Tech Orthop. 2015;25:104–13. https://doi.org/10.1053/j.oto.2015.03.001.
11. Kamath AF, Levack A, John T, Thomas BS, Lonner JH. Minimum two-year outcomes of modular bicompartmental knee arthroplasty. J Arthroplast. 2014;29:75–9.
12. Tamam C, Plate JF, Augart M, Poehling GG, Jinnah RH. Retrospective clinical and radiological outcomes after robotic assisted bicompartmental knee arthroplasty. Adv Orthop. 2015;2015:747309.

第 15 章　全膝关节置换术：NAVIO 机器人手术系统

虽然传统的全膝关节置换术（total knee arthroplasty, TKA）对终末期骨性关节炎有很好的疗效，但仍然有部分患者会因为假体位置不良或软组织不平衡而经历术后膝关节功能的下降并接受翻修手术[1]。随着骨科医生对假体安放的精确性以及可量化的韧带平衡的关注，机器人辅助的 TKA 手术变得越来越受欢迎[2]。已有研究表明，TKA 术后假体力线的不良会影响患者的临床预后、膝关节活动度和假体的寿命[3]。在骨科手术中应用机器人技术，有助于减少人工操作时出现的失误，从而也可能会降低假体的磨损，并在理论上延长假体的生存期[4, 5]。在这一章里，将对在全膝关节置换术中应用 NAVIO 机器人系统的手术技术进行初步探讨。

传统手术工具正在接受来自机器人系统的挑战，后者被认为可以减少力线的偏移，优化软组织平衡，并且重建正常的膝关节运动学状态[6-9]。机器人辅助手术已有近 15 年的历史，目前的系统使用了各种导航平台，通常会提供一个可触界面，允许术者根据术前计划完成全膝关节置换手术[10]。NAVIO（Smith & Nephew, Inc., Memphis, TN, United States）是一种可以由术者操控和移动的半自动手持式机器人工具，它通过提供由机器人控制的速度和范围，将截骨限制在术前计划的范围内。它的目的是在 TKA 术中，为术者提供解剖标志的参考信息，以及在操作空间上的方向和边界。在这一章中，我们将概述我们在 TKA 术中使用 NAVIO 机器人系统的手术技术。我们将把 TKA 的 NAVIO 技术总结如下：(1) 患者和系统设置，(2) 手术偏好，(3) 骨骼追踪设备，(4) 注册，(5) 假体计划，(6) 截骨和软组织平衡，以及 (7) 假体试模和植入。

患者和系统设置

正确组装 NAVIO 系统是关键的第一步，它确保了手术过程流畅无碍。NAVIO 计算机应该放置在一个合适的位置，允许术者在手术计划阶段可以轻松地操作图形界面，并在手术中提供可视化的反馈和指导。在系统安放良好，并对患者进行适当的准备和铺单后，要在计算机的显示器上覆盖透明的无菌单，以便术者在术中可以操作触摸屏。NAVIO 的手持组件也应该根据术者的偏好进行组装，但我们发现最有利于进行截骨的配置通常是使用 5 mm 的球头磨钻和进行速度控制保护。在患者准备的过程中，应注意要避免用过多的铺巾覆盖患者的脚踝，因为这会导致在进行患者注册时，难以定位那些所需的踝关节参考点。接下来，在下肢体位装置的辅助下，将股骨抬高约 45° 并屈膝至 90°（图 15.1 和 15.2）。在切开皮肤后，仔细检查关节周围，切除所有会干扰伤口暴露的骨赘和骨质增生，因为这些会影响关节间隙的平衡，也会影响术者在虚拟定位中进行关节稳定性评估的能力。在切除了这些骨赘之后，要确保膝关节能够达到约 120° 的屈曲角度。

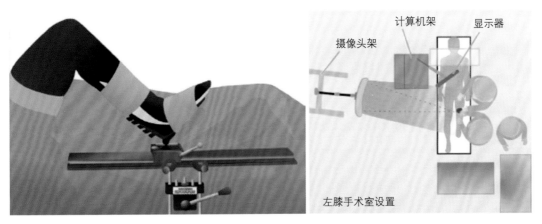

图 15.1　患者和系统设置 (Courtesy of Smith & Nephew, Inc., Memphis, TN, USA)

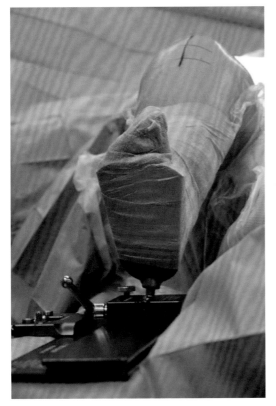

图 15.2　在下肢体位装置的辅助下，将股骨抬高约 45°，屈膝至 90°

手术偏好

　　NAVIO 系统可以允许术者自主决定手

术流程，即是股骨优先还是胫骨优先（图 15.3）。为了满足术者对旋转偏好的定义，程序也允许术者根据自己的偏好选择股骨和胫骨上的解剖标志点，以计算假体植入的位置和韧带的平衡。在股骨侧，旋转的参照点可以是：通髁线、股骨前后轴线或者后髁连线。在胫骨侧，计算旋转的参照点可以是：胫骨的前后轴线、内外侧轴线、与股骨机械轴旋转匹配的轴线，或者是与胫骨结节中内 1/3 对准的轴线。在决定了旋转的参考点之后，就开始基于患者的解剖结构，进行注册点的收集以及关节表面的绘制。

骨骼追踪设备

　　一台成功的 NAVIO 辅助手术，非常依赖于追踪器在股骨和胫骨上的坚强固定。NAVIO 采用的是双针双皮质固定系统。胫骨侧追踪器的安装，首先在胫骨嵴的内侧、胫骨结节下方约一掌处经皮打入第一枚螺钉。打入时要让螺钉与骨表面垂直，缓慢地钻入胫骨，一旦钻入对侧皮质就立刻停止。然后使用组织保护器在第一枚螺钉的下方标记出第二枚螺钉的位置，将第二枚螺钉打入胫骨。在两枚螺钉上安放支架，并将支

图 15.3 在 NAVIO 系统中进行手术偏好的设定（Courtesy of Smith & Nephew, Inc., Memphis, TN, USA）

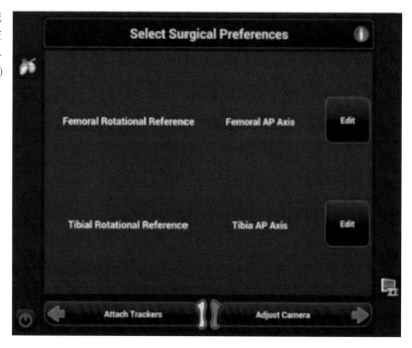

架沿着螺钉下滑，直到其底部距离患者皮肤1 cm 以内的位置。夹紧胫骨侧的螺钉，调整反射标志物的方向让其朝向摄像头，然后将整个支架从切口位置移开。接下来安装股骨侧的追踪器，首先在髌骨上方一掌处、股骨干中央的位置经皮打入第一枚螺钉。这一步可以在切开关节后进行，以确保股四头肌的肌腱不会被螺钉固定住。但如果要在切开关节前打螺钉，那就应该在膝关节过屈的状态下，在股四头肌肌腱的外侧打入螺钉，以减小固定住股四头肌的风险。将股骨侧的追踪器夹在支架上，要确认在膝关节全活动度内，追踪器都能完全在摄像头的视线范围里，以确保接下来注册和截骨流程的顺利进行（图 15.4）。然后在膝关节过屈和完全伸直的情况下，根据摄像头方向调节屏幕的显示，确认股骨和胫骨侧的追踪器都可以被捕捉到（图 15.5）。在股骨或胫骨上，还要安放核查钉，以便在整个手术过程中通过这些核查点来确认骨骼的追踪器是否发生了移动。在安放这些核查钉时，要注意尽量远离

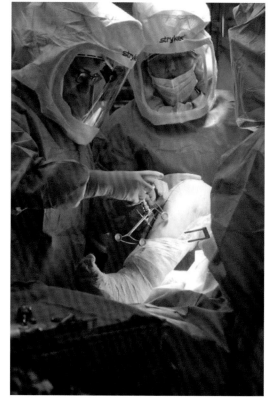

图 15.4 追踪器的理想位置是在膝关节的全部活动范围内都能在摄像头的视线中

图15.5　骨追踪设备（Courtesy of Smith & Nephew, Inc., Memphis, TN, USA）

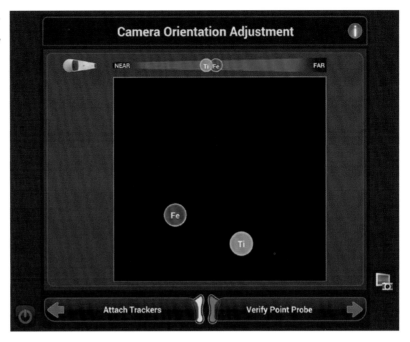

关节表面，以避免干扰截骨或是移动它们。在胫骨侧，核查钉必须放置在离截骨水平足够远的地方；在股骨侧，则应该把它放置在内侧髁上，朝向内上髁的后方，避免被股骨斜面截骨所干扰（图 15.6）。

注册

NAVIO 的注册不基于 CT，它依赖于标准的无图像原则虚拟构建出患者的解剖和运动学情况。注册的第一步，先使用探针识别出内踝和外踝上最突出的部位，以注册踝关节的中心。下一步是通过对髋关节进行圆周运动来注册髋关节的中心，它是由股骨侧的追踪器根据其轨迹而计算得出的，这一步的关键是要避免骨盆的移动，否则会导致注册数据的误差。在进行圆周运动时，先将股骨抬起约屈髋 20°（要避免屈髋超过 45°），然后缓慢地旋转髋关节，直到屏幕上的所有区域都变成绿色（图 15.7）。然后将腿完全

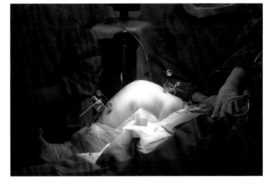

图 15.6　在胫骨侧，核查钉必须放置在离截骨水平足够远的地方；在股骨侧，则应该把它放置在内侧髁上，朝向内上髁的后方

伸直，踩住右脚的踏板，计算机将计算出患者的内翻或外翻力线。接下来，在"术前膝关节活动采集"（Preoperative Knee Motion Collection）界面中，术者可以记录膝关节正常的屈曲范围。在这一步中，术者要在患膝正常的（非应力）活动范围里活动患者的下肢，让它达到最大的屈曲角度，并确保至少采集到 20°~50° 范围里的数据。然后，在

图 15.7 （a 和 b）通过 NAVIO 系统进行注册（Courtesy of Smith & Nephew, Inc., Memphis, TN, USA）

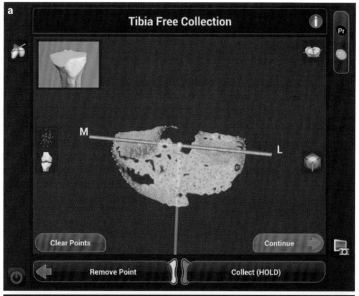

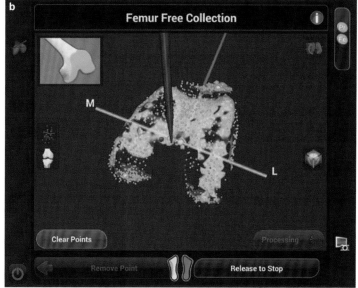

侧副韧带上施加持续的内翻和外翻应力，记录膝关节在整个屈曲过程中的数据。在系统的显示界面上，会将内侧间室变为橙色，外侧间室变为紫色。这些数据将被用来判断为了达到合适的关节平衡，膝关节的内侧和外侧各有多大的间隙需要进行重建。

　　为了对股骨髁的表面进行注册，有 4 个解剖标志点必须被采集到。使用探针，分别采集膝关节中心、最后方的内侧点、最后方的外侧点以及前髁的假体边缘点（图 15.8）。基于术者的偏好，有三种股骨旋转对线的参考可供选择：通髁线、股骨前后轴线或后髁连线。在这一步中，股骨髁表面的注册是通过踩住脚踏板，同时将探针"刷"遍整个股骨表面完成的（图 15.7）。在注册完股骨表面之后，如果术者认为建立出的旋转轴线并不合适，也可以重新对股骨的轴线进行定义，修正股骨的旋转轴。

在成功对股骨进行注册之后，胫骨侧有三个解剖标志点要采集：膝关节中心、内侧平台和外侧平台（图 15.9）。然后，就像前面的手术偏好选择一样，有四种方法可以定义胫骨的旋转轴线：胫骨的前后轴线、内外侧轴线、股骨机械轴旋转匹配的轴线以及对准胫骨结节中内 1/3 的轴线。注册的最后一步，是注册胫骨髁表面，将之前收集的胫骨机械轴和旋转轴可视化呈现出来。这一步术者仍需要踩住脚踏板，让探针"刷"遍整个表面，数字化地"绘制"胫骨髁表面，直到建立虚拟模型。为了确保准确性，"绘制"的过程最好能覆盖关节的边缘，这样就能协助模型确定尺寸。另外和上一步一样，如果术者感觉旋转轴线不合适的话，还可以再重新注册。

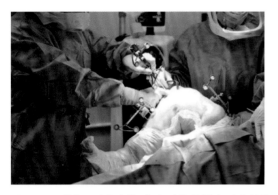

图 15.8 采集 4 个解剖标志点对股骨髁表面进行注册（Courtesy of Smith &Nephew, Inc., Memphis,TN, USA）

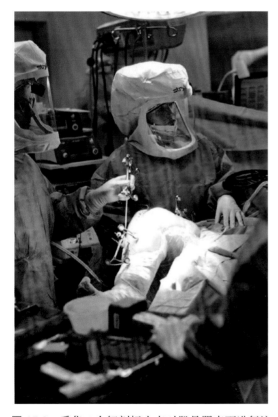

图 15.9 采集 4 个解剖标志点对股骨髁表面进行注册（Courtesy of Smith &Nephew, Inc., Memphis,TN, USA）

假体计划

在假体计划这一步中，计算机基于患者股骨和胫骨的解剖、软组织韧带的张力以及关节的平衡提供了一个虚拟的重建。它包含三个环节：(1) 假体的尺寸和安放位置，(2) 间隙计划 / 平衡，(3) 截骨导板的放置（如果在骨准备中选择了这种方法）。在注册的过程中所采集的那些解剖学标志点，将被用来调整假体的尺寸和位置。对于股骨假体，使用交叉检验模式，首先确认假体的尺寸，以保证它能对虚拟显示的股骨表面提供充足的覆盖。为了避免股骨前缘出现切迹，一定要判断好假体前缘 / 近侧的尖端与骨表面移行的位置（图 15.10）。然后，在矢状面预览的界面中，检查并调整假体的前后位置以及屈曲情况，使其在股骨前髁达到理想的过渡。而假体对后髁的覆盖，要在矢状面和横截面的预览界面中共同评估完成。NAVIO所用的截骨系统是前参考的。因此，如果需要增加后髁的截骨量以增大后方的间隙，那在假体前方位置保持不变的情况下，就要缩小股骨假体的型号。为了评估假体的覆盖，假体前缘在股骨前髁的移行水平，以及截骨

图 15.10 （a 和 b）NAVIO 的假体计划

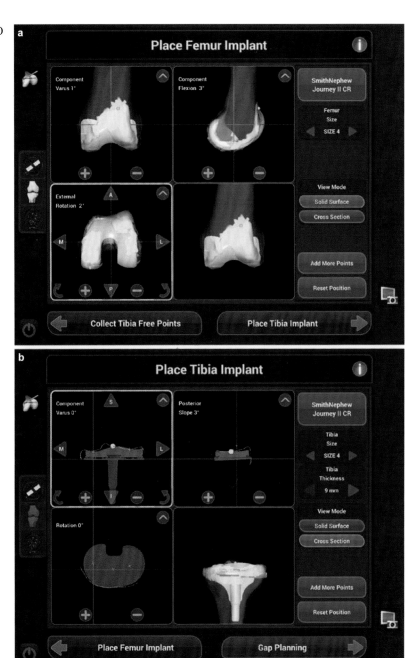

计划，可以切换到虚拟截骨界面，观察截骨后的假体安放情况。同时，术者也要确认假体在股骨的内侧和外侧都没有悬出。

对于胫骨假体，NAVIO 软件会根据胫骨解剖点的采集而自动提供一个起始的型号和安放位置。首先，可以在横截面的预览界面中确定或调整假体的型号大小。然后确定后倾角，也就是胫骨假体相对于注册时所确定的那条胫骨机械轴的后倾角度。至于胫骨假体的旋转，会被默认在和胫骨前后轴呈 0°的位置。当然，NAVIO 的截骨导板并不会限制胫骨假体安放的位置，因为假体最终的放置以及旋转都是术者手动来完成的。系统在最开始会默认使用最薄的垫片，但也可以通过改变聚乙烯假体来增加垫片的厚度。术者同样也可以选择把胫骨假体上移，这将减少胫骨所截的深度，而深度这一信息是基于所采集的胫骨平台两侧解剖标志点所获得的。

假体计划的第二步，是允许术者根据之前韧带平衡的注册情况，通过患者膝关节全方位的屈曲，了解虚拟的软组织松弛度。此处会有四个互动界面，可以在患者虚拟的关节上转换或者旋转假体。这一步的目标是让屈伸间隙达到平衡，内外侧间室都不存在重叠。术者可以对交叉韧带、侧副韧带或者关节囊进行各种松解，然后通过点击 Re-collect Joint Laxity 按钮再次采集软组织的松弛度信息，通过这一步，可以观察在进行初步平衡之后，关节间隙的真实情况。术者也可以通过控制假体虚拟的冠状位、矢状位、水平位或是旋转位置来调整间隙的平衡，使其在一定的活动范围里所产生的间隙会比零度线提高 2 ~ 3 mm（图 15.11）。通过对股骨假体进行内旋或外旋，可以平衡内外侧间室的屈曲间隙。而股骨假体旋转的调整，应相对于之前的参数进行仔细地考量，例如

股骨前切迹和髌股轨迹。在对股骨假体的屈曲进行调整时，也要考虑和之前参数的关系，例如股骨前方的匹配，以及和髓内轴（intramedullary, IM）的对线。

关节松弛度的评估，需收集关节在最大活动范围内屈伸过程中的韧带应力或松弛程度信息。首先将术肢伸直平放，保持屈膝介于 -10° 至 +10°，通过向内外侧副韧带施加最大应力获得内外翻数据，注意内侧与外侧应力需相同。界面上随即生成曲线图，代表施加应力后内侧与外侧间室的松紧程度。术者可根据此曲线图判断，伸直位下内侧与外侧间室要达到间隙平衡，需要如何进行韧带松解。然后屈膝 90°，通过向内外侧副韧带施加最大应力获得 80° ~ 100° 屈曲时的内外翻数据，注意内侧与外侧应力需相同。术者可用 Z 形拉钩或间隙撑开器打开内侧与外侧间隙的空间，让系统获取屈膝位内外翻应力下的最大松弛度数据。

截骨

虽然整个截骨的过程都可以使用 5 mm

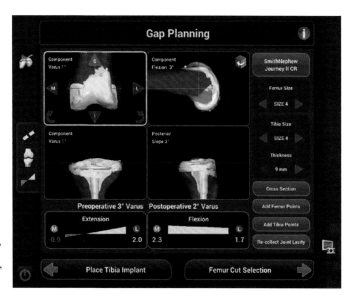

图 15.11　NAVIO 的间隙计划（Courtesy of Smith & Nephew, Inc., Memphis, TN, USA）

的磨钻来进行，但是为了提高效率，大多数 NAVIO 的使用者都会采用混合截骨的方法，使用磨钻和摆锯共同完成 TKA 中的截骨操作。根据假体的安放计划，机器人的机械臂会在患者的骨骼上设定一个锁定槽，确保截骨导板可以准确地放在预期的位置上（图 15.12 和图 15.13）。按照已经准备好的股骨前方定位孔，安装股骨远端的截骨导板，再使用稳定块和锁定针将其固定。使用手动控制的摆锯，通过机器人定位的截骨导板对股骨远端进行截骨。然后基于虚拟计划出的股骨假体型号，将钻孔导向器连接到股

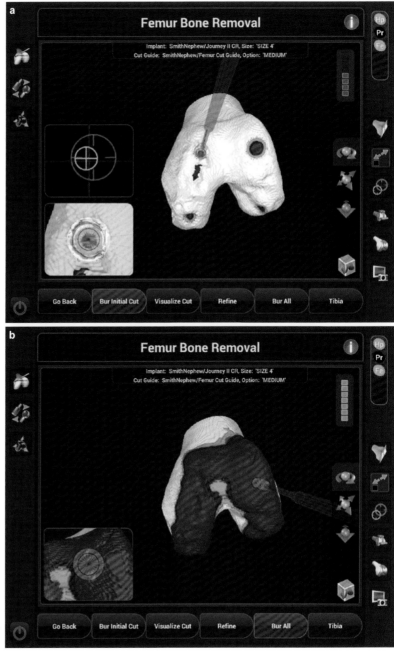

图 15.12 （a, b）使用 NAVIO 进行截骨（Courtesy of Smith & Nephew, Inc., Memphis, TN, USA）

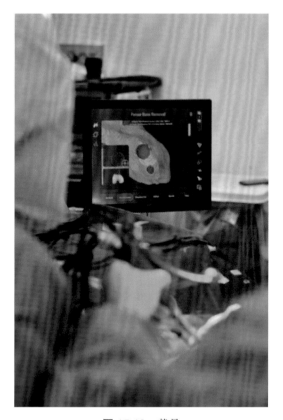

图 15.13　截骨

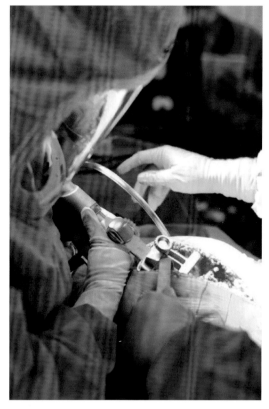

图 15.14　通过截骨导板进行剩下的股骨截骨操作

骨远端截骨导板上，并按预定的型号进行钻孔定位。将对应尺寸的 5 合 1 截骨导板打入定位孔，并使用锁定针固定。在进行 5 合 1 截骨前，可以使用一个平面探头确认截骨导板是不是放到了预想的位置，它也可以在截骨后用来确认截骨的精确程度。通过此截骨导板，进行剩下的股骨截骨的操作（图15.14）。

在胫骨侧截骨时，根据虚拟模型的计划，使用机器人工具在胫骨上制作 4 个定位孔，以精确地放置并安装胫骨侧的截骨导板。将胫骨截骨导板插入这些准备好的定位孔中，并使用锁定针将其固定。然后使用摆锯进行胫骨截骨，注意要使用拉钩对软组织进行保护，避免摆锯（或磨钻）损伤侧副韧带或其他软组织结构。

试模

完成所有截骨和调整的步骤之后，保留股骨和胫骨上的追踪设备，将试模假体临时放入关节内，通过术者的手术经验和计算机上虚拟出的量化数值，对整个屈曲过程中的假体位置、下肢力线、膝关节活动度以及内翻 / 外翻平衡进行评估（图 15.15）。在术后应力下间隙评估（Postop Stressed Gap Assessment）界面中，术者可以对安放假体后膝关节内外侧间室在屈伸状态下的松弛度进行可量化的评估。此时，还可以进行截骨或是软组织松解的调整，以进一步优化假体的位置、膝关节的活动度以及软组织间隙的平衡。在完成关节活动度（ROM）的测量之

图 15.15 （a 和 b）NAVIO 试模时的评估 (Courtesy of Smith & Nephew, Inc., Memphis, TN, USA)

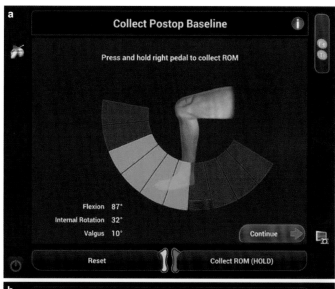

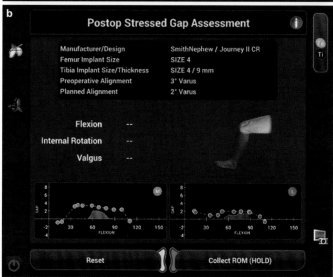

后，再最后处理一下截骨表面，为真正的假体植入做好准备（图 15.16）。

数据 / 预后

尽管目前还没有公开的数据对 NAVIO 机器人辅助 TKA 的放射学和功能随访进行过报道，但我们最初的 54 例单侧初次 TKA 的数据显示出了很好的结果。这批患者的平均年龄是 68±7 岁，性别分布上女性占 75%，男性占 25%。根据术前合并症的风险进行评估，大部分患者是 ASA 2 级（58%）和 ASA 3 级（42%）。所有患者的平均住院日是 3±1.4 天，术中的平均预估失血量（estimated blood loss, EBL）是 292±85 ml，平均手术时间是 130±43 分钟。术后所有病例的下肢力线都在 ±3° 以内，没有出现术

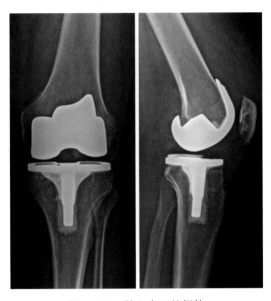

图 15.16　植入真正的假体

中或术后的并发症，也没有再手术或是翻修的病例。

总结

　　机器人辅助的 TKA 手术越来越受欢迎，因为关节外科医生一直在寻求可以提高他们精准安放假体的能力的方法。然而，机器人辅助手术的收益也必须和其他因素相权衡，例如增加的手术时间，增加的手术花费，以及这种手术的学习曲线。除此以外，由于缺乏对于这些新技术的研究数据，目前也无法明确它们在临床使用上的长期收益。机器人辅助导航系统可以在术前计划时提供清晰的3D 数据，协助术者增加假体安放的精准度。在膝关节置换中应用机器人技术，是一项很有价值的技术开发，它可以提高手术技术，并带来潜在的临床收益。

（Ameer M. Elbuluk, Jonathan M. Vigdorchik　著

李　杨　译）

参考文献

1. Kim YH, Kim JS, Kim DY. Clinical outcome and rate of complications after primary total knee replacement performed with quadriceps-sparing or standard arthrotomy. J Bone Joint Surg Br. 2007;89:467–70.
2. Park SE, Lee CT. Comparison of robotic-assisted and conventional manual implantation of a primary total knee arthroplasty. J Arthroplast. 2007;22:1054–9.
3. Matsuda S, Kawahara S, Okazaki K, Tashiro Y, Iwamoto Y. Postoperative alignment and ROM affect patient satisfaction after TKA. Clin Orthop Relat Res. 2013;471(1):127–33.
4. Bellemans J, Vandenneucker H, Vanlauwe J. Robot-assisted total knee arthroplasty. Clin Orthop Relat Res. 2007;464:111–6.
5. Song EK, Seon JK, Yim JH, Netravali NA, Bargar WL. Robotic-assisted TKA reduces postoperative alignment outliers and improves gap balance compared to conventional TKA. Clin Orthop Relat Res. 2013;471:118–26.
6. Borner M, Wiesel U, Ditzen W. Clinical experiences with Robodoc and the Duracon Total knee. In: Stiehl JB, Konermann WH, Haaker RG, editors. Navigation and robotics in total joint and spine surgery. Berlin: Springer; 2004. p. 362–6.
7. Mai S, Lorke C, Siebert W. Clinical results with the robot-assisted Caspar system and the search-evolution prosthesis. In: Stiehl JB, Konermann WH, Haaker RG, editors. Navigation and robotics in total joint and spine surgery. Berlin: Springer; 2004. p. 355–61.
8. Decking J, Theis C, Achenbach T, et al. Robotic total knee arthroplasty: the accuracy of CT-based component placement. Acta Orthop Scand. 2004;75:573–9.
9. Kharwadkar N, Kent RE, Sharara KH, Naique S. 5 degrees to 6 degrees of distal femoral cut for uncomplicated primary total knee arthroplasty: is it safe? Knee. 2006;13:57–60.
10. Paul HA, Bargar WL, Mittlestadt B, et al. Development of a surgical robot for cementless total hip arthroplasty. Clin Orthop Relat Res. 1992;(285):57–66.

第 16 章　全膝关节置换术：MAKO 机器人手术系统

MAKO 机械臂辅助全膝关节置换术是一套半自动系统，在该系统中，电锯的触觉引导部件用于精确、安全地截骨和安放假体[1]。经 CT 扫描创建三维虚拟影像后，在术前预先规划假体位置和力线，并可在整个手术过程中根据实际需要进行修改。机器人辅助可帮助外科医生获得所需的精准力线和假体良好位置，并有助于精确平衡软组织[2-6]。

膝关节截骨可按照传统的机械轴力线进行规划。在术中，计算机将测量间隙距离以协助进行软组织平衡。当然，也可以调整术前计划，在偏差中立位几度的范围内精确修改下肢力线和假体对位，以避免或尽量减少软组织的松解。这一技术也支持运动学膝关节置换，其力线参数需经术者确认。

这一技术有望实现假体精确安放，实现良好的力线和软组织平衡，从而极大程度减少力线不良和软组织不平衡情况，这是目前 15%～20% 的患者在全膝关节置换术后的手术不满意的主要原因[7, 8]。膝关节术后不稳是早期翻修的常见原因，仅次于感染[9]。一个更稳定的人工关节可以减少术后僵硬的可能性，减少疼痛和不稳定引起的不适。良好的术后力线可使聚乙烯垫片、锁定机制和接触骨面有长期良好的结果，以避免早期翻修和晚期松动。我们期望机器人辅助的全膝关节手术可以减少术后不稳定和力线不良。

假体位置、力线和软组织平衡数据会在机械臂辅助手术的过程中和结束时收集，并最终同临床随访的结果进行关联性分析。

MAKO 机械臂的特点

术者在胫骨和股骨远端安置阵列示踪器，这样红外摄像机便可跟踪完成注册的骨骼（图 16.1）。MAKO 刚性臂会自动将手术锯片放置在精确的位置和正确的截骨平面内。目前可实现半自动化的辅助效果，机械臂末端截骨器移动需要医生输入以启动摆锯工作，并在触觉边界内引导进行截骨（图 16.1）。机械臂的刚性稳定和主控计算机快速的刷新率，使锯片即使在振动和机械臂轻微移动的情况下也能精确地保持在正确的截骨平面内。截骨边界由术前规划的内置物位置确定，并在术中通过对患者骨骼进行注册得以实施。截骨边界与软组织拉钩关联，以避免锯片可能造成的软组织损伤。

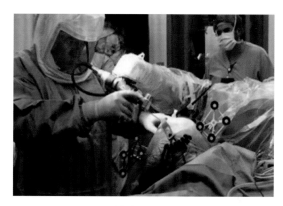

图 16.1　MAKO 机械臂的终端摆锯由外科医生操作。直锯用来进行胫骨截骨

MAKO 辅助 TKA 手术机器人的术前规划

术前对患肢进行从髋关节到踝关节的 CT 扫描。MAKO 允许减少 CT 图像切割以降低辐射风险。MAKO 默认的术前计划遵循经典的手术方式，其操作同传统截骨一致。在典型的内翻膝关节病例中，力线为 0° 中立位的胫骨和股骨冠状线，股骨外旋截骨平行于通髁线，股骨远端内侧髁骨常规切除 8 mm，胫骨外侧平台截骨 7 mm，股骨后内侧髁截骨 8 mm（图 16.2）。

医生可以自主修改术前计划，比如使下肢力线偏离中立位力线，存在 1° 的胫骨冠状位内翻，1° 股骨冠状位外翻，股骨外旋截骨更接近于后髁连线。术前计划还可优化假体的尺寸和安放位置，以避免股骨前髁过度截骨、胫骨或股骨假体悬垂以及截骨面覆盖不全等情况。

手术室、手术台和患者体位

放置机器人与手术膝关节同侧，在髋关节的水平。电脑显示器和照相机放在对侧髋

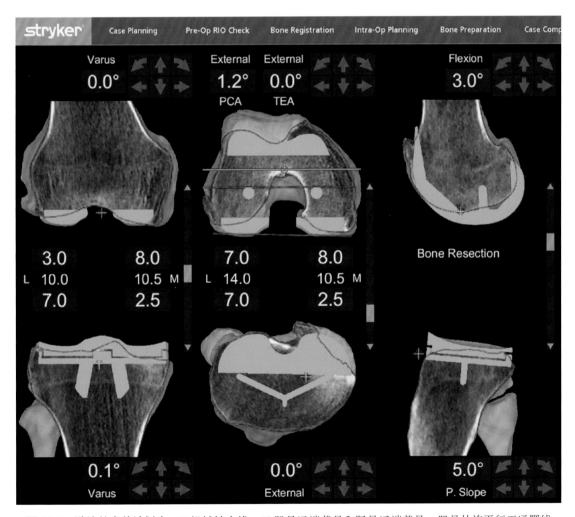

图 16.2　默认的术前计划为：0° 机械轴力线，0° 股骨远端截骨和胫骨近端截骨，股骨外旋平行于通髁线

关节位置。手术台远端降低 1/3。非手术肢体被保护固定在传统的截石位腿架上。

史赛克腿架安置于手术台术侧的远端（图 16.3）。固定杆应至少比手术床垫的顶部低 3 英寸（7.62 cm）。患者在手术台上的位置应足够靠近远端以便在将足固定在腿托上时能够完全屈膝，但也不要太远，以免影响患者膝关节伸展。但对于非常高的患者，即使在充分伸展腿托的情况下，也可能无法完全伸直膝关节。外科医生应站在手术肢体侧，助手站在术肢内侧的两腿之间。

手术显露

手术显露遵循标准的关节置换切开暴露步骤。在完成膝关节注册后再清除骨赘。

示踪器阵列的安放

在胫骨中段用短稳定器夹住两个 3.2 mm 的双皮质螺钉以固定胫骨示踪器阵列。螺钉垂直于胫骨嵴置入。一个长稳定器夹钳固定在两个置于股骨远端的 3.2 mm 双皮质螺钉上用来稳定股骨示踪器阵列，螺钉在膝关节切口的内外均可（图 16.1）。

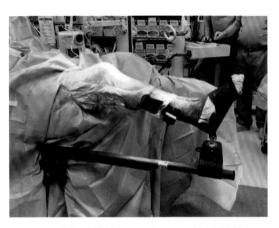

图 16.3　术侧肢体放置于腿架上。对侧肢体放置于下垂的手术床上。助手可站在双腿之间

尽量避免影响股四头肌的运动。螺钉以同前后轴 30°~40° 的夹角置入膝关节，方向为从前内侧到后外侧。应尽量把螺钉置于股四头肌近端切口内，以最大限度减少屈膝时对股四头肌的牵拉和撕扯。同时确认红外摄像头可在整个膝关节运动范围内捕捉到两个示踪器阵列。

检测点验证

胫骨侧检测点位于胫骨结节内侧，另一个检测点位于股骨内上髁的稍前方。确保检测点紧触骨头以避免移动。检测点的验证在于确保每步截骨之前示踪器都没有发生位移。

股骨远端和胫骨近端的注册与 CT 三维虚拟骨模型的建立

髋关节旋转以定位髋关节中心，在内踝和外踝上最突出的点用钝尖探针记录。钝头探针也用于记录胫骨和股骨检查点。注册探针的探头需要刺破关节软骨直达骨面，沿股骨内侧髁、滑车外侧切迹和胫骨髁间嵴内侧的骨缘以获得定位点。注册点被设计成简化记忆的模式。一声蜂鸣声即代表摄像机已识别出注册点。通过触碰蓝色定位球以确认整体定位的准确性。

姿态捕捉

所有去除骨赘的操作应尽可能地滞后。在伸膝位进行内、外翻应力测试以被动矫正冠状的畸形，这决定了根据术前虚拟计划（图 16.4a, b）进行截骨后关节内、外侧间隙和力线情况。

由于无法改变股骨的旋转，在屈膝时进行内、外翻应力试验没有那么有效。外科医生应避免本能地把持股骨示踪器阵列来防止

图 16.4 （a）显示伸膝位时给予外翻应力。（b）显示伸膝位时给予内翻应力。内外侧间隙差距在 6 mm

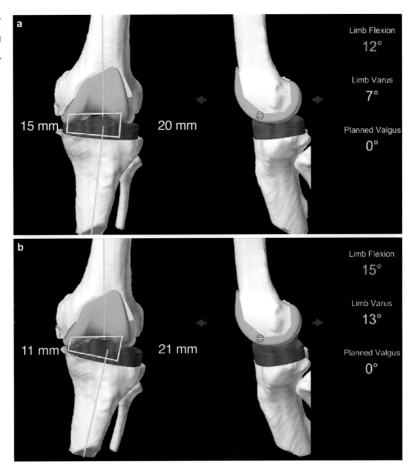

韧带紧张时的肢体旋转，因为这很可能会导致阵列螺钉的松动。建议使用间隔勺在屈膝90° 时检测内、外侧间隙，以确定屈曲间隙。间隙测量还将显示内翻膝的外侧间隙或外翻膝的内侧间隙是否已经充分伸展。

调整术前计划

如果术者对伸、屈膝关节时对姿态捕捉到的平衡感到满意，那么术前计划无需更改。如果胫骨或股骨后方仍有大的骨赘，那么姿势捕捉的间隙平衡则并不可靠，此时仍无需修改术前计划。或者，根据姿势捕捉的间隙测量结果，对术前计划进行修改。股骨和（或）胫骨假体的位置或下肢力线会发生

变化，以平衡屈、伸和内 / 外侧间隙，这将极大减少对软组织的松解。精准的机械臂截骨将保证最终的手术效果同调整后的术前计划相一致。假体位置和下肢力线必须保持在外科医生可接受的范围内。一般来说，外侧间隙比内侧间隙稍松，特别是在屈曲位时。通过将股骨假体远端安放或调整前后的位置，可平衡伸、屈膝间隙。如果在屈、伸膝时内侧或外侧间隙不平衡超过 2 mm，则胫骨内 / 外翻的力线需要进行调整（或可以进行软组织松解）。如果内侧或外侧间隙仅在伸膝时较紧，则需要改变股骨内、外翻的截骨力线。如果仅在屈膝时内、外侧间隙不平衡，则需要调整股骨截骨的外旋角度。如果在磨损较小的间室间，间隙测量值超过

20 mm，则应避免完全依赖间隙平衡技术。这表明该侧软组织被拉伸了，仅仅通过截骨来平衡间隙很可能会导致明显的力线不良。被拉伸的软组织通常需要进行额外的对侧软组织松解。

机器人底座和机械臂定位

机器人底座的位置对于保证截骨精准性非常重要。将机械臂锁定到正确位置。固定架将膝关节维持在 90° 屈曲位上。机器人被移近到患者同侧髋关节水平，截骨摆锯底部通过稳定的机械臂被安放在膝关节上方 10 cm 处。将机器人底座锁定到位。验证基本示踪阵列位置可被摄像机捕捉。

股骨侧截骨准备

术侧肢体固定在腿托内，膝关节屈曲 105°~110°。Z 形牵开器放置在内侧和外侧关节线上，并用弹力线绳固定在腿托鹿角上（图 16.5）。使用腿部固定器和固定牵开器，很大程度上减少了截骨时需要的额外辅助，也无需不断调整触觉边界以适应摆锯的移动，从而提高截骨准确性。股骨远端和斜面截骨通过 90° 摆锯完成（图 16.5）。直锯用于股骨后部、前部和前部斜面角截骨和胫骨截骨（图 16.1）。

截骨前需用探头对锯片和股骨的检测点进行核验。将锯片放置在接近实际截骨平面的位置，触觉边界将呈现在监视器屏幕上。锯片移近骨，直到它出现在触摸边界内的监视器屏幕上。按下截骨触发器，锯片将自动旋转到准确的截骨平面内；松开扳机并再次按下它将激活摆锯，锯片会和缓地进行截骨。屏幕监视器上的绿色部分消失（图 16.6）即代表着锯片截骨顺利进行。

由于截骨的触觉边界是基于种植体的尺

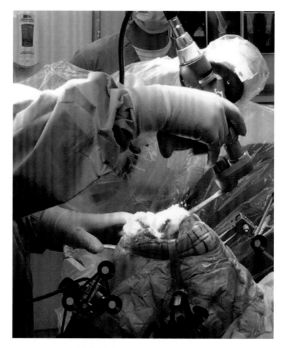

图 16.5　膝关节拉钩固定于腿架上自动牵开。90° 摆锯用于进行股骨远端截骨

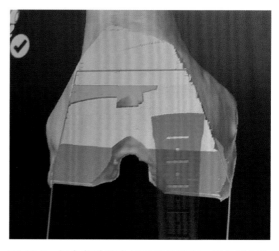

图 16.6　绿色部分消失提示截骨结束。绿色线框为触觉边界。应注意，摆锯远端不能超过触觉边界范围

寸，因此偶尔会有一些骨留在切除范围之外，这部分未切除的骨可以通过快速扩展触觉边界来移除。锯切的对准和深度精确性可以用探头进行验证（图 16.7）。

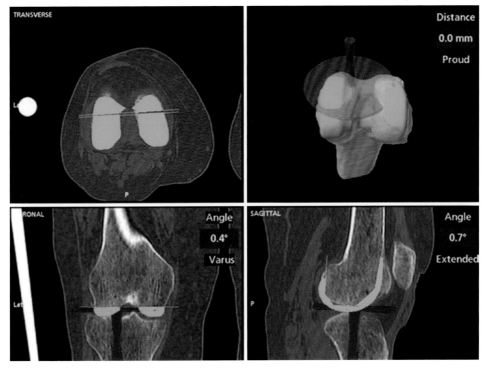

图 16.7　规划探头用来检测截骨准确性

胫骨侧截骨准备

术侧肢体稳定在腿托上，膝关节弯曲约
115°。沿胫骨近内侧平台放置宽的 MAKO
弧形牵开器。在胫骨前外侧放置 MAKO
尖状牵开器，以拉开外侧关节囊和髌腱。
MAKO 牵开器用弹力线绳固定在鹿角腿托
上。准备直锯用于胫骨截骨。在截骨前用探
头检查锯片和胫骨监测点。同股骨截骨一
样，胫骨截骨由机器人在可视化界面下引导
进行（图 16.1）。如果计划采用后交叉韧带
保留型假体，则要在后交叉韧带胫骨止点部
周围保留一个骨岛（图 16.8）。探头检验可
保证锯片工作时的力线及深度精确性。

软组织平衡检测

插入股骨、胫骨和标准间隙插入试体。

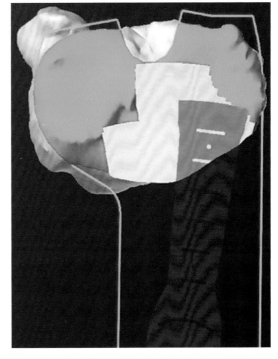

图 16.8　胫骨截骨时的触觉边界，可保护髌腱，同
时在后交叉韧带止点处形成骨岛

在接近完全伸展和大约 90° 屈曲施加内、外翻应力来评估关节稳定性。监视器屏幕上会显示出量化的空间测量差异[10]。

此时可评估屈曲和伸直间隙是否接近相等，同时评估内、外侧间隔间隙在伸、屈膝时是否平衡。必要时可进行软组织松解以平衡间隙。

术者也可以通过修改术前计划进行软组织平衡，重新调整假体位置，从较窄的间隙中截除更多的骨质（图 16.9）。如果伸直间隙过紧，则调整计划，在机器人辅助下增加股骨远端截骨；如果屈膝 90° 时太紧，缩小股骨假体型号并向前方移动；如果后交叉韧带过紧，可增加胫骨后倾。在监视器屏幕

上，可以观察到后交叉韧带张力过高会引起胫骨屈膝时外旋增加。如果在屈、伸间隙平衡的情况下后交叉韧带仍然太紧（这可能发生在广泛的内侧或外侧软组织松解时），可进行部分后交叉韧带松解，或切除后交叉韧带，改为使用后稳定型假体。

张力器辅助的软组织平衡

另一种检测软组织平衡的方法是使用传统的张力器，它可以将前述内容同计算机相结合。在进行骨切除术后，插入一个张力测量装置，在接近完全伸膝和大约 90° 屈膝的

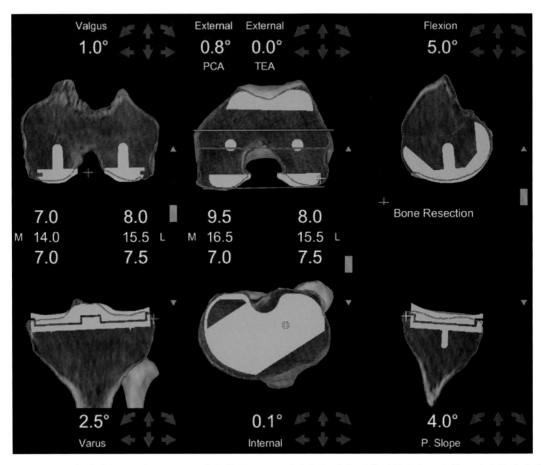

图 16.9　更改术前计划，增加胫骨 1.5° 内翻截骨，以释放内侧间隙在屈伸时的张力。整体下肢力线为内翻 1.5°，属于可接受的范围

位置分别测量内、外侧间室。必要时进行软组织松解以平衡间隙，或者术者可以通过改变假体的位置来调整软组织张力，这样可从较紧的间隙中截取更多的骨质。这些对术前计划的调整步骤同上所述。在进行截骨之前，也可以使用张力测量装置。先实施胫骨截骨，然后在膝盖伸直的情况下插入张力器，在膝关节力线被矫正的情况下调整软组织张力。如果与术前计划不同，对股骨远端的截骨和假体位置进行相应调整。另一种操作步骤是先截除股骨远端和胫骨，伸膝位插入张力测量装置，进行软组织松解以平衡内、外侧间隙，或与胫骨、股骨的力线进行联合调整。完成伸直间隙平衡后，屈膝至 90° 状态。张力测量器会探测内侧和外侧间隙。如果股骨后髁截骨同胫骨截骨面不平行，会自动在术前计划中调整股骨侧的外旋截骨。应注意避免内旋放置股骨假体。

压力传感器辅助的软组织平衡

另一个可辅助计算机导航进行软组织平衡的设备是压力传感器。选择合适的厚度插入股骨和胫骨侧压力传感器进行测试，髌腱和髌周内侧支持带的张力也被纳入考量。当保持膝关节接近完全伸展和大约 90° 的弯曲时，记录压力，注意不要施加额外的内、外翻力（图 16.10）。进行必要的软组织松解，以使间隙张力差值在 15 磅以内[11]，外侧间室的压力最好小于内侧间室。

伸直和屈曲间隙的压力数值类似。屈曲间隙的压力可能比伸直间隙的小一些。也可以修改术前计划，重新调整股骨和（或）胫骨的假体位置，以有效地从较紧的间隙中截除更多的骨质，从而获得软组织平衡。

假体植入

如需置换髌骨，或进行后稳定型假体的髁间截骨，则使用目前标准的手术器械进行。当完成软组织平衡和良好的膝关节运动对线后，按照标准技术植入关节假体。植入假体后，伸、屈膝状态下的内外侧间隙、内外翻平衡和下肢力线都会被记录。

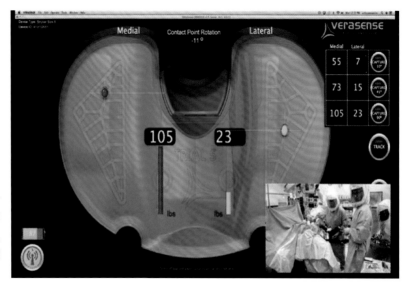

图 16.10　压力感受器用于在膝关节屈伸过程中感受韧带张力。最大压力及轨迹点被描绘出来，以显示假体旋转和膝关节的运动学轨迹

总结

对于机器人辅助人工关节置换手术的安全性，人们一直存在某些忧虑，比如术中意外造成重要韧带或血管神经结构的损伤。然而，对于本套系统，大可不必有这样的担忧，这是缘于本系统精准的终端执行工具，触觉边界的使用，以及软组织牵开器的明智应用。这套半自动的机器人系统也需要外科医生积极参与到手术截骨操作中。这套系统也增加了手术中的"乐趣"。它类似于进行电脑游戏或操控飞机降落在跑道上。让机器人执行部分手术也可以减少外科医生的疲劳，也降低他们自身关节的磨损。

借由机器人的辅助，外科医生获得了准确放置假体的能力，并能够实现术前计划所期望的良好力线。膝关节软组织平衡和力线被量化的数据显示，使得软组织松解和截骨操作更加有的放矢。精准地了解假体安放后的力线，能够直接指导软组织松解和截骨调整，可以最大限度避免无谓的手术操作。

最近的一项尸体研究表明，与传统工具相比，机器人辅助的关节手术有更好的截骨准确性和力线[12]。机器人辅助手术的力线偏差为 0.3°～1.1°，而常规手术的力线偏差为 0.8°～4.7°。另一项研究表明，经术后 6 周的下肢全长 X 线片验证，术中膝关节定位数据非常准确[13]。校准的总体力线偏差仅为 0.16°，记录下的最终平衡数据可与患者满意度进行关联性分析，以了解影响手术疗效的更深层次原因。当然，本系统对于假体位置、软组织平衡和术后功能的确切影响，还需要进一步深入研究。

利益冲突：作者声明他与所提交的文章有利益关系。他是 Stryker/MAKO 的顾问和设计师，并且确实获得了本文讨论的设备的咨询费和特许权使用费。

（Kenneth Gustke 著　赵旻暐 译）

参考文献

1. Urish KL, Conditt M, Roche M, Rubash HE. Robotic total knee arthroplasty: surgical assistant for a customized normal kinematic knee. Orthopedics. 2016;39:e822–7.
2. Sinha RK. Outcomes of robotic arm-assisted unicompartmental knee arthroplasty. Am J Orthop. 2009;38(2 Suppl):20–2.
3. Bell SW, Anthony I, Jones B, MacLean A, Rowe R, Blyth M. Improved accuracy of component positioning with robotic-assisted unicompartmental knee arthroplasty: data from a prospective, randomized controlled study. J Bone Joint Surg Am. 2016;98(8):627–35.
4. Citak M, Suero EM, Citak M, Dunbar NJ, Branch SH, Conditt MA, Banks SA, Pearle AD. Unicompartmental knee arthroplasty: is robotic technology more accurate than conventional technique? Knee. 2013;20(4):268–71.
5. Lonner JH, John TK, Conditt M. Robotic arm-assisted UKA improves tibial component alignment: a pilot study. Clin Orthop Relat Res. 2010;468:141–6.
6. Liow MH, Xia Z, Wong MK, Tay KJ, Yeo SJ, Chin PL. Robot-assisted total knee arthroplasty accurately restores the joint line and mechanical axis. A prospective randomized study. J Arthroplast. 2014;29:2373–7.
7. Noble PC, Conditt MA, Cook KF, Mathis KB. The John Insall Award: patient expectations affect satisfaction with total knee arthroplasty. Clin Orthop Relat Res. 2006;452:35–43.
8. Bourne RB, Chesworth BM, Davis AM, Mahomed NN, Kory DJ, Charron KDJ. Patient satisfaction after total knee arthroplasty: who is satisfied and who is not? Clin Orthop Relat Res. 2010;468:57–63.
9. Sharkey PF, Hozack WJ, Rothman RH, Shastri S, Jacoby SM. Insall Award paper. Why are total knee arthroplasties failing today? Clin Orthop Relat Res. 2002;404:7–13.
10. Gustke KA, Golladay GJ, Roche MW, Elson LC, Anderson CR. A new method for defining balance: promising short-term clinical outcomes of sensor-guided TKR. J Arthroplast. 2014;29(5):955–60.
11. Hampp EL, Chughtai M, Scholl LY, Sodhi N, Bhowmik-Stoker M, Jacofsky DJ, Mont MA. Robotic-arm assisted total knee arthroplasty demonstrated greater accuracy and precision to plan compared with manual techniques. J Knee Surg. 2018. https://doi.org/10.1055/s-0038-1641729.
12. Roche M, Law T, Vakharia R, Wang K, Nevelos J. Does Intraoperative robotic arm assisted total knee arthroplasty alignment correlate with standing long leg postoperative alignment? Unpublished data. Presented at the Florida Orthopaedic Society Annual Meeting, June 2018.

第 17 章　全膝关节置换术：OMNIBotics 机器人手术系统

在降低医疗花费的同时改善临床疗效方面，医疗保健提供者面临着巨大的压力。2010 年，美国联邦政府出台了《平价医疗法案》（Affordable Care Act, ACA），其部分目的是引入新型的医疗服务提供方法，旨在降低医疗保健的总体成本。这一举措导致了医疗保险中心与医疗补助服务创新中心的出现，其目标是检测创新的支付和服务提供模式，而这些模式有可能减少公共医疗支出，同时保持或提高受益人群的医疗质量[1]。因此，医疗补助服务创新中心推出了遵循自愿原则的"改善护理的捆绑支付（Bundled Payments for Care Improvement，BPCI）"方案，旨在评估覆盖整个护理过程的某一支付结构的有效性[2]。参与 BPCI 模式的多个中心的早期结果显示，通过在各种医疗服务环境中实施标准化、循证、协调的临床护理路径，能够使医疗保险节约成本[3,4]。

机器人和计算机辅助骨科（robotic-and computer-assisted orthopedic, RCAOS）技术在这种基于情景补偿和成本 - 效益的新模式中的作用尚未确定。RCAOS 技术有望通过改善 TKA 中的假体定位和软组织平衡来提高疗效，同时可减少失血及系统栓塞的概率[5,6]。当被整合到一个协调、循证的临床护理路径中时，术中机器人辅助技术可能通过上述优势显示出更高的价值。相较于昂贵的技术性护理设施，临床指标的改善可能包括进一步缩短住院时间、减少并发症、降低 90 天再入院率以及提高出院率，从而降低总的医疗成本。所带来的额外优势有望持续超过 90 天，包括更好的功能疗效和更高的患者满意度，

进一步缓解疼痛，改善生活质量，以及提高假体的存活率和降低早期的失败风险[7,8]。

在本章中，我们回顾了一个商业化的机器人辅助 TKA 系统（OMNIBotics®）及其在学术教学与社区医院环境中应用的临床和经济效果。该系统首次被引入社区医院，作者评估了假体放置和下肢力线的准确性、手术时间和学习曲线，以及该系统在常规手术以及有重大畸形的复杂病例中的总体实用性。随后该系统被引入一家教学医院，该医院开始参与 BPCI 方案的模式 2，即根据该机构的目标历史成本评估 90 天护理期内的总体成本。我们评估了接受机器人辅助手术的患者与基于传统髓内定位的 TKA 患者在平均住院时间、并发症、再入院率及总体成本节约方面的差异。

OMNIBotics 膝关节系统

OMNIBotics 膝关节系统是一个无图像机器人辅助 TKA 手术（robotic-assisted TKA surgery, RAS-TKA）平台，它建立在用于三维解剖建模和假体规划的骨骼形态学技术基础之上。该系统包括一个用于指导股骨截骨的微型机器人切割指南（OMNIBot™）[9]和一个最近推出的称为 BalanceBot™（旧称主动间隔器）的机器人韧带牵拉设备[10]（图 17.1）。主动间隔器是一种计算机控制的韧带张力和间隙间隔工具，允许术者在股骨截骨前后精确、重复地牵拉膝关节周围的软组织。这能够使我们描述整个膝关节运动范围

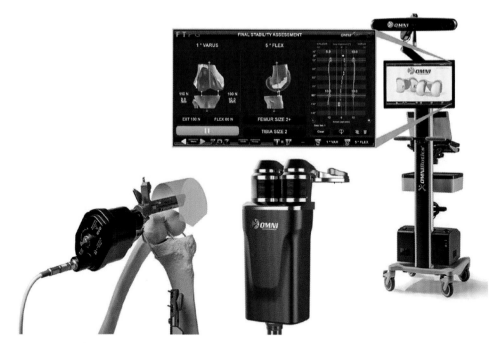

图 17.1 OMNIBotics® 系统———一个无图像机器人辅助的 TKA 系统，它集成了术中三维解剖建模、膝关节实时定位和间隙运动学，以及用于截骨及韧带平衡的微型机器人系统（Courtesy of OMNI, Raynham, MA, USA）

内的软组织包膜变化情况，并可结合预测的韧带张力规划股骨截骨。主动间隔器也可用于测量假体试验阶段的张力和平衡，以调整并记录最终的韧带平衡与张力。

三维骨骼建模是一个利用形态计量学模型重建患者独特的三维解剖结构的过程，其中需设计个体化的统计模型以匹配术中在患者骨骼表面所获得的点云[11]。重建过程不需要术前 CT、MRI 或 X 射线影像，从而减少了辐射、成本和时间消耗，并且在所有绘制区域的精确度均在 1 mm 之内（图 17.2a）。对于有经验的医生来说，术中的整个注册过程需要 2~3 分钟的时间。灵活的定制化流程使得基于测量截骨和（或）间隙参考技术的假体规划成为可能[12, 13]。

术者使用 iBlock™ 骨安装机器人辅助的截骨指示，按照已验证的计划精确对股骨截骨（图 17.1）。在所有股骨假体大小和截骨中使用单一机器人引导的好处包括显著减少

了该手术通常所需的手动器械。这可能有助于提高效率，并降低与器械再处理及手术台杂物相关的潜在感染风险。一旦机器人被安装并与骨骼校准之后，骨安装机器人系统在机器人定位和截骨引导过程中也不需要相机跟踪器视线，从而在截骨时为医生助手以及软组织牵开器在患者和手术台周围的定位提供更大的灵活性。

OMNI 机器人系统独有的特点是能够在术中使用 ART 应用软件调整假体与骨骼界面的匹配。股骨前后截骨可以在深度和角度上以 0.25 mm 的增量进行调整，以实现其与假体内部尺寸逐渐增大的"压力"匹配。这能够产生更大的灵活性，以适应术中所观察到的患者骨骼质量的变异，也能够满足术者在假体固定类型（骨水泥或生物型骨长入）选择时以及假体安装检测和假体匹配时的特定偏好[11, 14]。

手术技术

经典的 TKA 手术通常从标准的髌骨内侧或股内侧肌下入路开始。股骨和胫骨的跟踪阵列（图 17.2a）各固定两个骨钉。胫骨钉在切口附近或其远端由内侧向外侧经皮置入，以免对主动间隔器产生干扰。股骨钉通过内侧副韧带（medial collateral ligament, MCL）前方的切口处固定于股骨上。这两枚股骨骨钉可维持股骨跟踪阵列和机器人截骨引导，这样就不需要其他骨钉。注册过程自髋关节中心的运动学数据获取开始，随后进行踝关节中心的解剖学数据获取。然后用指针对股骨和胫骨进行骨骼三维重建（图 17.2a, b）。使用探针头动态地"绘制"或映

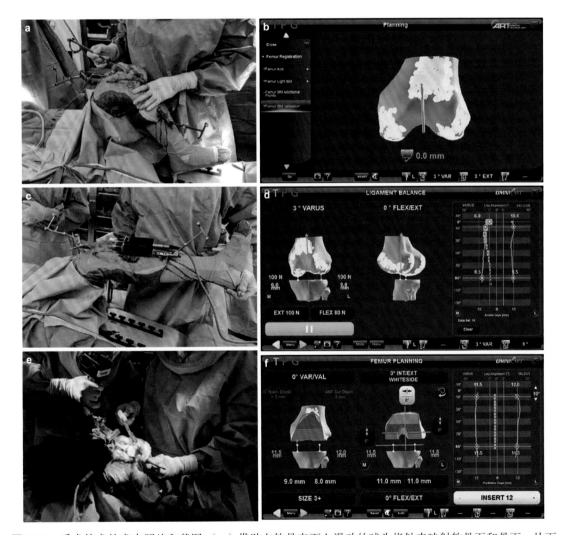

图 17.2　手术技术的术中照片和截图：（a）借助在软骨表面上滑动的球头指针来映射软骨面和骨面，从而实现三位骨骼重建；（b）模型在所有数字化区域的误差精确到 1 mm 以内，并且可在术中任何阶段进行验证；（c、d）在胫骨先切技术中，主动间隔器于胫骨截骨后插入，然后进行股骨截骨，并且在自动机器人控制的韧带张力作用下，在整个屈膝范围内动态获取自然间隙；（e）使用微型骨安装机器人进行截骨规划；（f）使用虚拟的截骨数据（左）和预测的内、外侧间隙数据（右）进行股骨假体规划

射骨面和软骨面，探针头有一个球形尖端，便于在骨面上滑动。绘制股骨远端的内、外侧髁及其前方区域，生成完整的股骨远端预分割三维模型，在所有重建区域内精确到1 mm 以内（图 17.2b）。使用一个可调节的截骨引导对胫骨进行截骨，该引导采用导航并固定一初始位置，然后使用调整螺钉进行微调以精确对准目标截骨平面[15, 16]。在胫骨先切的间隙平衡方案中，在股骨截骨之前将主动间隔器插入膝关节间隙（图 17.2c）。可以根据特定患者定制化调整所施加的负荷，并使用屏幕上的按钮独立地设置伸直位及屈曲位下的内、外侧负荷（图 17.2d）。一旦设定了目标负荷并使垫片被激活，在膝关节后方固定住的情况下使下肢在一定范围内屈曲，此时软件能够在屈膝过程中实时描绘内、外侧间隙与力线情况。在间隙获取过程中，外科医生应避免施加内、外翻应力或胫骨旋转，使下肢自然运动。通过将主动间隔器从应力模式切换到间隙模式，可以评估每个患者的所施加张力大小；在间隙模式下，装置将间隙高度锁定在特定的张力下，并且可通过施加内 / 外翻应力来评估膝关节的开口度。该过程可用于预测术后的韧带张力，并可验证当前施加的张力是否适合每位患者。然后可以借助屏幕右侧的预测松弛度曲线来规划股骨截骨（图 17.2f）。可以通过调节股骨假体内、外翻和股骨旋转来实现屈伸膝下的内外侧间隙平衡。股骨假体也可以通过屈曲或后移，抑或是通过增大假体型号来减小屈曲间隙的松弛。类似地，可以通过增加或减少股骨远端的截骨量来调节伸直间隙，而预测松弛曲线可用于评价关节线抬高对膝关节中度屈曲状态下松弛程度的影响。在通过调整假体位置无法达到平衡的情况下，可在股骨规划和截骨之前或之后进行韧带松解。然而，根据我们的经验，需要进行软组织松解的概率在胫骨先切和间隙平衡

技术中很小，我们认为这是由于计算机提供的交互信息，使术者能够规划假体安装位置以实现对位和最佳平衡。一旦股骨假体的安装规划得到验证，就可将机器人连接到股骨固定基座上，使用两个调节螺钉和用于位置引导的光学跟踪系统锁定内 / 外翻和内 / 外旋转。然后机器人自动将一个锯片与股骨远端的 5 个截骨面对齐，由术者使用摆动锯和1.27 mm 厚的锯片依次进行截骨（图 17.2e）。对于四合一模块上的所有切口使用一个锯条导向器的一大优点是在截骨过程中提高了可见性。另外，当机器人随膝关节移动时，并不需要摄像机的视线，术者及其助手可以站在膝关节两边。使用系统截骨控制器对股骨远端和胫骨近端截骨进行验证并将其存储在手术报告中（图 17.2g, h）。通过标准的股骨试验、主动间隔器作为胫骨基板以及插入试验来完成整个假体安装试验（图 17.2i），因此不需要分离试验。术后间隙可以在机器人控制的恒定韧带张力下于运动范围内进行评估（图 17.2j）。在股骨先切或胫骨先切的间隙平衡方案中，可以进行软组织松解或再次截骨以纠正在此阶段残余的不平衡情况。然而，这在胫骨先切技术中并不常见，因为软组织平衡已被纳入截骨的规划中。在该阶段，主动间隔器也可切换成"插入"模式，以重建胫骨高度，并测量整个屈曲范围内在内、外侧的应力平衡。按下按钮后便可自动调整插件的高度，作用在插件上的内、外侧压力可作为插件厚度的函数进行评估。最后，可对术后的运动学进行评估，并与术前的运动学进行比较（图 17.2k）。将来这种术前和术后运动学的图形描述对于外科医生来说是非常有用的，因为它可以记录下术前的畸形、运动和不稳定性，以及在术后记录手术所实现的机械力线、运动、稳定性和软组织平衡（图 17.3）。

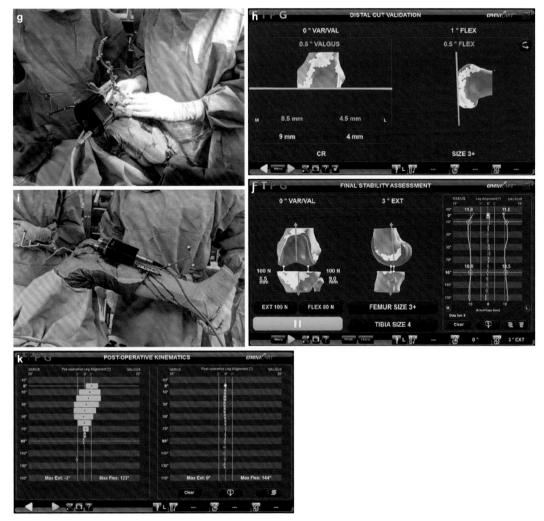

图 17.2（续）（g、h）使用截骨控制器对胫骨和股骨截骨进行验证；（i）可使用主动间隔器代替手动的胫骨间隙模块来评价最终的对准和间隙平衡；（j、k）术前和术后运动学的截图，反映了初始肢体畸形和整个屈曲范围的整体校正

临床研究

临床准确性与学习曲线的初步研究

在我们的第一个临床研究中，我们回顾了从 2010 年 6 月在美国使用 OMNIBotics 系统进行的第一例手术开始的前 100 个连续病例[11, 17]。当时（现在依然如此），RCAOS 系统经常被批判增加了大量手术时间，并且具有很长的学习曲线，从而降低了效率。因此我们评估了手术时间和准确性的学习曲线，发现在学习阶段中，前 25 例手术的止血带时间与随后的 75 例手术相比只需要额外增加 7 分钟（56 分钟 vs 49 分钟）。术中计算机测量的 98.7% 的病例其下肢对线与正常机械轴的误差在 3° 以内，而术后 X 线测量的该比例为 90.9%（图 17.4、表 17.1），并且

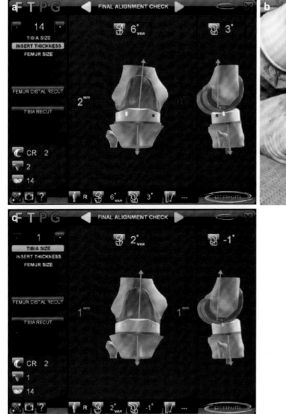

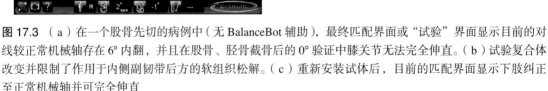

图 17.3 （a）在一个股骨先切的病例中（无 BalanceBot 辅助），最终匹配界面或"试验"界面显示目前的对线较正常机械轴存在 6° 内翻，并且在股骨、胫骨截骨后的 0° 验证中膝关节无法完全伸直。（b）试验复合体改变并限制了作用于内侧副韧带后方的软组织松解。（c）重新安装试体后，目前的匹配界面显示下肢纠正至正常机械轴并可完全伸直

在学习曲线期间不影响准确性。作者指出，在随后对 128 名患者的连续研究中，所有严重的内、外翻畸形病例都可以矫正到 3.5° 以内，而这些疑难病例的手术时间仅仅增加了 3 ~ 5 分钟[12]。

我们目前正在对前 150 名患者做 5 ~ 7 年的随访，其中包括在我们的学习曲线之内的患者，在这组患者中还未发生任何因为无菌性松动、慢性疼痛或不稳定导致的翻修手术。采用该方法，出现机械轴和软组织平衡异常值的数量减少，我们相信我们已经减小了早期失败率。未来的长期研究需要评估 TKR 假体的使用寿命是否得到改善。

患者报告结局与假体存活率的前瞻性研究

一项题为 Patient Reported Outcomes and Implant Survivorship Using the Apex Knee™ and the OMNIBotics System for Robotic-Assisted TKR 的回顾性研究已经发表，该研究纳入 150 例患者，借助 OMNIBotics 系统已行机器人与计算机辅助的 TKR（robotic- and computer-assisted TKRs, RCAS-TKRs）手术，且采用的是股骨先切的方法（这些数据是在主动间隔器应用于临床之前收集的）[18]（表 17.2）。

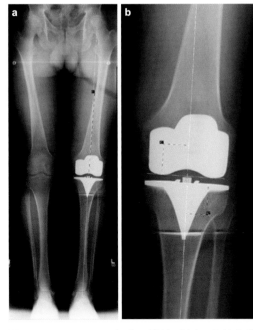

图 17.4　RAS-TKR 术后 X 线片示例。在站立位下肢全长冠状面 X 线片上，相对于机械轴测量术后整体力线（a）和股骨、胫骨的各自对线（b）

表 17.2　患者人口学、手术时间和住院时间（n=105）

性别	女性 72 例，男性 33 例	
	平均值	标准差
年龄（岁）	69	± 8.4
BMI（kg/m²）	29.8	± 4.1
止血带时间（mm∶ss）	42∶52	± 7:15
切皮至关皮时间（h∶mm）	1∶09	± 0:10
手术室内时间（h∶mm）	1∶54	± 0:14
住院时间（天）	2.5	± 1.0

将 5 个 KOOS 分量表［疼痛、症状、日常活动（activities of daily living, ADL）、运动和娱乐功能（Sport/Rec）以及膝关节相关生活质量（quality of life, QOL）］的变化与 FORCE-TJR 的现有文献数据进行比较，FORCE-TJR 是一个在美国来自不同大容量中心和社区骨科的大规模、前瞻性、全国性的 TJR 患者的队列，以及关于常规 TKA（CONV-TKA）和计算机辅助的 TKA（CAS-TKA）在 3 个月时[21]与常规 TKA 在 6 个月时[22]的个案报告。RCAS-TKA PROs 在术后 3、6 和 12 个月时较术前基线值明显改善（表 17.3 和 17.4）。与 FORCE 登记处的队列数据相比，接受 RCAS-TKR 患者的 KOOS 分量表中的疼痛改善程度在术后 6 个月时一般更明显[19]，且术后 1 年时的疼痛、ADL 和 QOL 的改善程度较 FORCE 术后 2 年者也更明显[20]（表 17.3）。与较小样本量的队列研究相比，术后 3 个月时除了运动 / 娱乐之外的其余项目[21]、术后 6 个月时的症状和生活质量[14]的改善也更明显（表 17.3）。

2011 KSS 患者满意度和功能评分也在整个术后第一年持续改善（表 17.4）。6 个月和 1 年的患者满意度得分平均为 31 分，表明患者对膝关节功能和疼痛程度平均"满意"。平均术前"患者期望"得分为 14 分（满

表 17.1　前 108 例 OMNIBotic 手术的股骨、胫骨各自对线及下肢整体力线的术中计算机数据与影像学数据

3° 以内病例的比例［范围］	术中计算机数据	影像学对线数据
股骨部分对线	100%（103/103）[2.0° 外翻 ~2.0° 内翻]	98.7%（76/77）[2.0° 外翻 ~3.5° 内翻]
胫骨部分对线	99%（102/103）[3.5° 外翻 ~1.5° 内翻]	98.7%（76/77）[4.0° 外翻 ~2.5° 内翻]
下肢整体对线	97.2%（104/107）[2.0° 外翻 ~3.5° 内翻]	90.9%（70/77）[4.5° 外翻 ~4.5° 内翻]

表 17.3　纽约大学温斯洛普医院 OMNIBotics 研究的 KOOS 分量表评分与文献数据的比较

KOOS 分量表	WUH RAS-TKA							文献数据									
								Gøthesen[21]				Roos[22]		Li[19]		Lyman[20]	
	术前	3个月	6个月	1年	3个月时较术前的变化	6个月时较术前的变化	1年时较术前的变化	传统手术	计算机辅助手术 3个月时较术前的变化	机器人辅助手术 vs 传统手术 3个月时的P值	机器人辅助手术 vs 计算机辅助手术 3个月时的P值	传统手术 6个月时较术前的变化	机器人辅助手术 vs 传统手术 6个月时的P值	（传统）常规手术 6个月时较术前的变化	机器人辅助手术 vs 传统手术 6个月时的P值	（传统）常规手术 2年时较术前的变化	机器人辅助手术 vs 传统手术 1～2年的P值
	n=105	n=104	n=101	n=101	n=104	n=101	n=101	n=90	n=92			n=97		n=2792		n=1114	
疼痛	42.6	75.3	82.8	85.5	32.6	40.5	43.8	19.7	27.4	**< 0.001**	0.06	41	0.86	31.1	**< 0.001**	38.2	0.002
症状	45.2	72.4	78.0	80.1	27.1	32.8	35.5	7.0	13.1	**< 0.001**	**< 0.001**	25	**0.01**	–	–	32.1	0.087
ADL	45.3	78.6	83.8	86.1	32.9	38.5	41.5	20.9	26.3	**< 0.001**	**0.01**	36	0.38	–	–	31.1	**< 0.001**
运动/娱乐功能	20.5	40.7	49.7	59.7	20.0	29.0	39.0	7.6	21.1	**0.02**	**0.84**	32	0.57	–	–	33.9	0.13
QOL	21.1	62.2	67.5	72.4	40.9	46.6	52.2	27.8	35.0	**0.01**	**0.01**	40	**0.01**	–	–	42.8	**< 0.001**

分 15 分），表明患者对手术将提供很大程度的疼痛缓解并帮助进行正常的日常生活以及进行休闲、娱乐或体育活动的期望非常高。术后 6 个月时，平均期望值为 10 分，表明患者对疼痛缓解、日常生活能力、休闲、体育和娱乐活动的期望平均在"恰好"或"太低"之间。因此，患者说他们在 RCAS-TKR 后的某个时间点的状况比他们想象得要好。我们有关股骨先切的结果研究表明，在术后第一年，患者的功能和疼痛程度（表 17.3）以及患者满意度（表 17.4）都在持续改善，术后 1 年时 1.0% 的患者不满意率优于文献报道的全膝关节置换术后 7% ～ 20% 的不满意率（表 17.5）。我们认为这是由于假体力

线良好，且软组织获得了平衡。这已经得到了其他研究的支持 [23-25]。

2014–2015 年间纽约大学温斯洛普医院的 BPCI 与 RCAS-TKR

2013 年 1 月，纽约大学温斯洛普医院开始参与 BPCI 模式 2 计划，该计划包括一个追溯性捆绑支付项目，其中，对特定护理事件的实际支出参考目标价格进行调节 [32]。在这种模式下，从入院前 72 小时到出院后 90 天之间，医疗保险继续向服务提供者支付在 TJR 期间产生的所有费用。然后将每一事件的总成本参考 CMS（Center for Medicare and Medicaid Services）确定的目标

表 17.4 纽约大学温斯洛普医院 OMNIBotics 研究的 2011 膝关节功能评分表（Knee Society Scores, KSS）

	RCAS-TKA					
	术前	3 个月	6 个月	1 年	3 个月时较术前的变化	6 个月时较术前的变化
2011 KSS	n=105	n=104	n=101	n=101	n=104	n=101
期望值（15 分）	14.0	10.2	10.2	10.5	–	–
满意度（40 分）	12.1	29.4	31.2	32.3	17.3	19.2
功能（100 分）	36.7	62.2	67.3	70.5	25.3	30.5
客观得分	22.0	72.9	72.3	74.7	50.9	50.3

表 17.5 机器人辅助（robotic-assisted, RCA）TKA 和文献中的总体不满意率和满意率

应用 OMNIBotics 的 RCAS-TKA	n	随访时间	不满意或非常不满意	中等	满意或非常满意
当前研究（股骨先切，无主动间隔器）	104	3 个月	5.8%	18.3%	76.0%
	101	6 个月	3.0%	13.9%	83.2%
	101	1 年	1.0%	10.9%	88.1%
文献数据	n	随访时间	不满意或非常不满意	中等	满意或非常满意
Turcot 等 [26]	78	3 个月	9.0%	15.4%	75.6%
Bourne 等 [27]	1703	1 年	11.6%	7.7%	80.6%
Heck 等 [28]	330	>2 年	9.0%	3.0%	88.0%
Baker 等 [29]	8095	>1 年	7.0%	11.2%	81.8%
Noble 等 [30]	253	>1 年	14.0%	11.0%	75.0%
Robertsson 等 [31]	27 372	2 ～ 17 年	8.0%	11.0%	81.0%

价格进行调节。此后，医疗保险会根据这一事件的总成本是高于还是低于目标价格，向医疗服务提供者发放一笔付款或补偿金额。专门向医生支付的目标费用是根据过去 3 年的机构历史支付数据确定的。在实施捆绑支付之前，纽约大学温斯洛普医院为每一护理事件制定并实施了标准化的临床路径，以提高质量并减小偏差。多学科小组建立了从术前 6 周的患者教育到出院后康复的全面协调的循证临床路径，以规范服务部门与医生的治疗。所有 TKR 患者在整个住院期间的麻醉、疼痛管理、血液管理和理疗 / 职业疗法都是标准化的。所有外科医生均采用内侧髌旁入路，并由同一个手术室和 RN/CST 小组协助，唯一的不同之处是手术技术和所用器械（机器人或常规器械）的差异。

在回顾纽约大学温斯洛普医院从 2014 年 1 月到 2015 年 10 月连续 7 个季度参与 BPCI 的情况时，我们比较了平均住院时间、90 天再入院率、出院情况，以及使用常规器械进行 TKR 的术者和使用 OMNIBotics 进行 RCAS-TKR 的术者相对于目标价格在每一事件中的收益。分为 RCAS-TKR 组（共 147 例）和 Conv-TKR 组（共 85 例）两组，每组各有 3 名外科医生。分析包括所有在 7 个季度内完成至少 7 例手术的 TJR 外科医生收治的所有医疗保险 TKR 患者（DRG 470）。结果发现，使用 OMNIBotics 系统行 RCAS-TKR 的患者与常规 TKR 患者相比，住院时间缩短了近半天，90 天再入院率减小了一半多，出院回家率提高了 10%，出院后需要亚急性康复设施（subacute rehabilitation facilities, SARs）辅助的比率也有所降低（表 17.6）。与传统 TKR 相比，RCAS-TKR 的盈利水平也提高了 36%，换句话说每例额外盈利超过 $2000。与传统手术相比，接受机器人辅助 TKR 治疗的患者每例的平均总成本降低了 $2059（$28 943 vs $31 002，图 17.5），其中大部分的成本节约是由于减少了再入院和特殊护理设施（skilled nursing facility，SNF）的使用[33]。

纽约大学温斯洛普医院的所有服务部门和医生均实施标准化的护理路径，总体上缩短了住院时间，降低了再入院率、住院康复费用和总体住院费用，并且 RCA-TKA 组减少了再入院人数。与 SARs（亚急性）和住院康复（急性）相比，出院患者的比例更高，这有助于节约总体成本（图 17.6）。此

表 17.6　纽约大学温斯洛普医院 BPCI 90 天捆绑数据——RCAS-TKR 与传统 TKR（2014 – 2015 年 7 个季度）

	盈利 / 例	总盈利	住院时间（天）	90 天再入院率	出院回家率	出院需康复率
	RCAS-TKR 组（3 位术者，147 个病例）					
术者 A	$ 7603	$ 927 616	3.4	5%	66%	31%
术者 D	$ 8838	$ 159 084	3.3	11%	39%	61%
术者 F	$ 4292	$ 30 046	4.7	0%	43%	57%
组内均值	$ 7600	$ 1 116 746	3.4	5.4%	62%	37%
	CONV-TKR 组（3 位术者，85 个病例）					
术者 B	$ 6629	$ 245 263	3.5	14%	57%	38%
术者 C	$ 6639	$ 212 444	4.1	9%	56%	41%
术者 E	$ 1033	$ 16 523	3.6	12%	12%	88%
组内均值	$ 5579	$ 474 249	3.8	11.7%	48%	51%

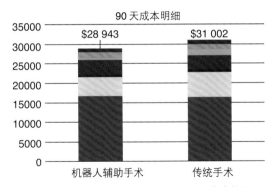

图 17.5　与传统手术相比，每例机器人辅助 TKR 每 90 天的平均总成本节省 $2059

外，亚急性康复的住院时间从平均 30 天减少到平均 5 ~ 7 天。患者教育在准备让患者出院回家方面起着关键作用。所有患者及其家人或朋友都成为纽约大学温斯洛普医院关节运动计划的一个组成部分，该计划是以患者为中心、以家庭 / 朋友为焦点的关节置换连续性护理方案。该小组参加了一个术前教育项目，他们在此会面并由运动关节多学科小组的代表进行授课。这项教育包括从术前 6 周对患者进行医学优化并为手术干预做好准备，到住院治疗和双方同意的术后护理

路径，以及出院后的预期情况，包括出院计划、家庭护理理疗安排和支持联络。该组所有患者的围术期早期活动理疗方案与个体耐受程度相同。两组（RAS 和 Conv）在整个过程中使用相同的术前骨科临床护理配位仪。最后，所有患者都是纽约大学温斯洛普医院和 CMS 90 天捆绑支付计划的一部分。运动关节小组每月至少召开一次会议，作为我们持续质量评估的一部分；并且提出了新的倡议，比如患者追踪或疼痛管理方面的循证进展。纽约大学温斯洛普医院目前没有用于实时审查患者数据指标的"仪表盘"（dashboard）。所有数据都是通过 BPCI 计划从 CMS 回顾性收集并发送到纽约大学温斯洛普医院的，从指标干预到从 CMS 接收数据至少有 3 ~ 4 个季度的延迟时间。

讨论

　　成功 TKR 的目标是，在具有良好软组织平衡的正常机械轴前提下安装固定且匹配良好的假体[34, 35]。我们相信实时验证的 RCAS-TKR 是帮助外科医生实现这些目标的一个极好的工具。当最终对线处于正常机

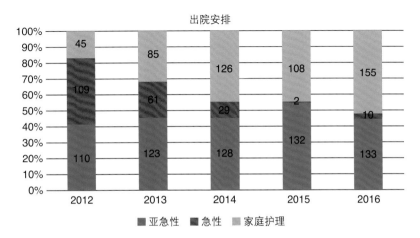

图 17.6　实施标准化护理路径可使更多患者出院回家护理，而不需要（亚急性的）特殊护理设施或（急性的）住院康复

械轴的 3° 窗口之外时，尤其是在术后不稳定的情况下，TKR 可能发生早期失败[36-38]。与传统方法相比，RCAS-TKR 有助于减少可能导致早期无菌性松动和失败的 TKR 异常值的发生率[17]。软组织平衡和对线不良并发症是目前大多数早期翻修的原因。目前对僵硬、不稳定和慢性疼痛的翻修数量超过了对感染的翻修。最近的研究表明，这些并发症会显著影响患者的预后和满意度[39]。

我们的研究结果表明，在捆绑支付模式中引入 RCAS-TKA 系统有助于在整合到循证护理路径中时进一步降低 90 天的整体护理成本。我们认为，与纽约大学温斯洛普医院的常规 TKA 相比，RCAS-TKR 的总体成本降低，是由于 RCAS-TKR 提高了膝关节对线和软组织平衡中的可重复性，并且减少了失血和系统栓塞的发生。出院后进一步行亚急性康复的 RAS-TKR 患者，在康复中心的住院时间比 Conv-TKR 组更短。我们不知道是否有任何其他已发表的研究表明在捆绑支付模式中引入 RCAS-TKA 可降低护理成本。

在我们手中，虚拟规划和机器人辅助相结合的 RCA-TKR 的应用，使得在处理各种畸形的情况下，更容易始终如一地完成极其精确和高效的 TKR。它通过充当腿部的持续全球定位装置（global positioning unit, GPS），向手术团队提供持续反馈和即时验证，以便他们能够制订个性化的术中 TKR 计划，并根据实时动态数据制订许多术中决策。此外，非常小的 1 ~ 2 mm 或 1° ~ 2° 的截骨或软组织松解的结果将立即向手术团队以易于理解的图形方式量化、显示并验证。我们确实发现术前外翻畸形达到 10° 或更大角度的膝关节在术后比术前内翻膝甚至术前"正常"膝关节更接近正常。术后残留的轻度内翻可能不是由于截骨产生的，因为截骨已经被验证至正常机械轴的 ±3° 范围之内，但却与术前畸形和我们在内翻膝中经常看到

的挛缩的软组织包膜相关。作者（JAK）的目标是在正常机械轴的 3° 范围内进行校正，而不是追求 0° 对线，从而可以通过进行有限的软组织松解来实现这一目标。

RCAS-TKR 以虚拟规划和机器人辅助为特性，不仅有助于确保准确性，还可以在困难的畸形病例中节约时间和压力。我们的研究表明，在一个外科医生的手中，处理冠状面和矢状面的严重畸形平均只需增加 3 ~ 5 分钟的时间[12]。这是通过术中评估患者截骨前的运动学、制订虚拟规划、并实时执行和验证该规划来实现的。重要的术中校正可以容易而快速地实现，例如切除更多的股骨远端或胫骨近端，增加斜率，或应用实时计算机反馈做软组织松解，而不仅仅是靠传统方法中常用的"盲目的"视觉确认和"感觉"。最终的力线界面（图 17.2j）和图形分析量化了 TKR 术中冠状面和矢状面的对线以及软组织平衡，确保外科医生达到其最初的计划：术前畸形的良好矫正，恢复正确的机械对线，使患者拥有一个运动弧得到改善的平衡膝关节。

许多研究记录了将机械对线改善至正常 3° 范围之内，所报告的成功率在 89% ~ 99% 之间[40-42]。RCAS-TKR 不仅为这一水平带来了高度精确性，而且还提供了现在可以量化的更高级别的效率。在作者（JAK）目前超过 1000 个由 OMNIBotics 辅助完成的关节置换病例中，平均的止血带时间为 41 分钟，99% 以上的病例准确恢复至正常机械轴，因为我们已经改进了我们有限的软组织平衡技术。Ritter 等[36]已经发表了 5300 多个连续的传统 TKR 手术的回顾性结果。他们发现术前畸形 ≥ 8° 内翻或 11° 外翻的膝关节比术前力线在正常范围之内的膝关节高出 4.3 倍的早期失败（无菌性松动）的风险。他们还发现，对于存在严重畸形的膝关节而言，将其力线矫正至正常范围时的早期失败风险要比矫正不足或矫枉过正时的

早期失败风险更低。Ritter 还发现，无论术前畸形如何，将膝关节纠正至正常范围（解剖外翻角 2.5°~7.5°）后的失败风险将会最低。最后，这位经验丰富的外科医生、老师及 TKR 研究人员报告说，只有 70% 的膝关节被矫正到了正常范围内。这意味着他有 30% 的 TKR 患者都是异常的，他们由于无菌性松动、可能的对线不良、不稳定或僵硬而面临更高的风险和早期失败率。在我们目前的系列报道中，使用 OMNIBotics RCAS-TKR 已连续完成 1000 多例手术，我们报道的异常率仅仅＜1%，而且从未超过 1° 内翻或 1.5° 外翻。我们没有因无菌性松动或不稳定而需要翻修的病例；有 4 例在术后 ≥9 个月发生晚期感染的患者，需行一期或二期翻修手术。在这 1000 例病例中，只有 1 或 2 例做了侧方松解，我们认为这是由于我们在计划和落实合适的股骨旋转方面做得更好。我们的结论是，使用 RCAS-TKR 可显著降低 TKR 对线异常的发生率，从而降低与对线不良、早期松动、僵硬和疼痛相关的早期失败及并发症的发生率和百分比。

Klima 和 Josten[43] 在其导航技术中报告了比我们在我们的研究中观察到的更长的股骨导航定位时间：徒手导航平均需要 11 分钟，可调模块定位平均需要 6 分钟［JAK 称之为 increased fiddle factor time（增加的调整时间）］。我们已经证明，借助于我们的机器人截骨指南，股骨机器人导板的定位和准备（截骨和验证）已经减少到 5 分钟；如果它不比传统 TKR 更有效的话，两者尚有可比性而言，这表明 OMNIBotics 系统和 RCA-TKR 要比没有自动化的传统技术和手动导航更准确而高效。我们的研究还表明，在 20~25 个病例之后，我们能够在大约 49 分钟的止血带时间内始终如一地完成准确有效的 RCAS-TKR，即便是我们在教其他外科医生使用该系统时也是如此[17]。此外，对于膝关节严重畸形和肥胖的患者，我们观察到的手术时间的小幅增加并不是由于电脑或机器人时间的延长，因为这一时间保持在 5 分钟以内。手术时间的轻微增加与更细致的软组织暴露、返回并进行有限的软组织松解与实时验证或小心移除后方骨赘以重建后隐窝以及伸膝状态有关，这些都是更复杂的病例所固有的。很可能我们已经通过更精确地计划增加截骨量以及软组织和韧带松解而节约了时间，而不必此后返回去重新截骨、重建平衡。最重要的是，与传统技术相比，本系列从第一个病例到最后一个病例的准确度都有所提高。

这与既往发表的个体化截骨导板（patient-specific instruments, PSI）的研究不同，后者报道的准确度水平与传统 TKR 类似[44, 45]。个性化可编程的流线型工作流程、易于解释的直观图形用户界面、具有恒定内部操作反馈的虚拟规划以及具有精细手术控制的机器人精度的结合，无疑促成了这种极度的准确性、精确性和高效性。

传统的 TKR 和 PSI 都不能提供这种高度准确和有价值的术中反馈，因为它们都把电脑放在你最需要它的手术室之外。在比较 PSI 技术与其他手术技术时，不仅要考虑手术时间，因为外科医生在手术室外登录计算机并作手术规划或从场外软件工程师处确认术前计划需要额外的时间。场地安排和授权扫描需要额外的时间、精力和成本，患者进行扫描也需要时间和精力，另外还有与这些扫描相关的分摊付款额。使用这些静态技术（如 PSI）似乎抵消了计算机技术所能带来的一些益处；如果没有 RCAS-TKR，就失去了与术前规划、截骨、软组织平衡和最终的假体植入相关的动态反馈和术中即时验证。我们坚信，RCAS-TKR 有助于使外科医生更好地提供截骨和软组织平衡的持续反馈，从而使该项技术的优势得到最大化。

未来展望

我们相信，RCAS-TKA 技术的下一个重大进展将指向用于膝关节软组织平衡的智能主动导航系统。最近我们已经介绍了主动间隔器，一种新型的主动张力调节系统，可用于预测基于稳定性的假体规划，以及用于评估截骨后的最终软组织平衡（图 17.1 和图 17.2）[46, 47]。在尸体上的初步结果已经表明，在使用主动的计算机控制韧带张力时，我们能够预测假体位置在整个运动范围内对软组织的影响，其均方根精度约为 1.6 mm[48]。因此，在截骨之前，可以评估骨骼对线和软组织平衡之间的权衡，这样假体一旦安装到位，膝关节就可以在整个活动范围内保持平衡，从而最大限度地减少所需的软组织松解量。此外，使用能够精准调节高度来匹配试模尺寸和高度范围的主动间隔器可以显著减少手术室中所需的测量器械的数量，从而降低成本和术中的复杂性。它还可以提供定量的张力数据，帮助术者选择最佳的胫骨垫片高度，并记录下假体安装后的最终张力，这将使我们能够将手术技术和对结果的平衡联系起来。早期的临床资料表明，该系统可准确预测术后松弛[49]，并且膝关节在伸直（0°或屈曲 10°）时的平衡角度可显著影响伸膝早期和屈膝中期膝关节松弛度图形的形态，表明 0° 或屈膝 10° 时的规划应根据病例的临床情况进行考虑[50]。

结论

RCAS-TKA 技术自 25 年前首次引入到 TJR 以来，已经取得了显著的进步[51]。目前已出现精确的多功能系统，无需术前影像，并可与外科医生协同工作，以实现一个平衡且对线最佳的膝关节，而且该技术的可重复

性高、学习曲线短。OMNIBotics 系统的临床数据表明，与传统的手动器械相比，该系统具有准确、可重复的假体安装和下肢对线技术，而且患者满意度高、膝关节功能良好，并可缩短住院时间、降低 90 天再入院率。我们已经证明，通过将 RCAS-TKA 整合到一个标准化的、协调的循证临床护理路径中，再加上卓越的质量指标和短期效果，在捆绑式支付报销模式中可以进一步降低每例患者诊疗的总成本。

(Jan Albert Koenig, Christopher Plaskos 著

于振国 译)

参考文献

1. CMS Innovation Center. https://innovation.cms.gov
2. Bundled Payments for Care Improvement (BPCI) Initiative: General Information. https://innovation.cms.gov/initiatives/bundled-payments/. 5 Apr 2017.
3. Siddiqi A, White PB, Mistry JB, Gwam CU, Nace J, Mont MA, Delanois RE. Effect of bundled payments and health care reform as alternative payment models in total joint arthroplasty: a clinical review. J Arthro. 2017. pii: S0883-5403(17)30263-2. https://doi.org/10.1016/j.arth.2017.03.027. [Epub ahead of print].
4. Iorio R, Clair AJ, Inneh IA, Slover JD, Bosco JA, Zuckerman JD. Early results of medicare's bundled payment initiative for a 90-day total joint arthroplasty episode of care. J Arthroplast. 2016;31(2):343–50. https://doi.org/10.1016/j.arth.2015.09.004. Epub 2015 Sep 9
5. Licini DJ, Meneghini RM. Modern abbreviated computer navigation of the femur reduces blood loss in total knee arthroplasty. J Arthroplast. 2015;30(10):1729–32.
6. Church JS, Scadden JE, Gupta RR, Cokis C, Williams KA, Janes GC. Embolic phenomena during computer-assisted and conventional total knee replacement. J Bone Joint Surg Br. 2007;89(4):481–5.
7. Choong PF, Dowsey MM, Stoney JD. Does accurate anatomical alignment result in better function and quality of life? Comparing conventional and computer-assisted total knee arthroplasty. J Arthroplasty. 2009;24(4):560–9.
8. de Steiger RN, Liu YL, Graves SE. Computer navigation for total knee arthroplasty reduces revision rate for patients less than sixty-five years of age. J Bone Joint Surg Am. 2015;97(8):635–42.
9. Koulalis D, O'Loughlin PF, Plaskos C, Kendoff D,

Cross MB, Pearle AD. Sequential versus automated cutting guides in computer-assisted total knee arthroplasty. Knee. 2011 Dec;18(6):436–42.

10. Shalhoub S, Moschetti WE, Dabuzhsky L, Jevsevar DS, Keggi JM, Plaskos C. Laxity profiles in the native and replaced knee-application to robotic-assisted gap-balancing total knee arthroplasty. J Arthroplast. 2018. https://doi.org/10.1016/j.arth.2018.05.012.

11. Plaskos C, Koenig JA, Ponder CE. Robotic-assisted knee replacement surgery. In: Gomes P, editor. Medical robotics: minimally invasive surgery. Cambridge: Woodhead Publishing Ltd; 2012. p. 113–58.

12. Koenig JA, Plaskos C. Influence of Pre-Operative Deformity on Surgical Accuracy and Time in Robotic-Assisted TKA. Bone Joint J. 2013;95-B(S-28):62.

13. Dabuzhsky L, Neuhauser-Daley K, Plaskos C. Post-operative manipulation rates in robotic-assisted TKA using a gap referencing technique. Bone Joint J. 2017;99-B(Supp 3):87.

14. Ponder CE, Plaskos C, Cheal EJ. Press-fit total knee arthroplasty with a robotic-cutting guide: proof of concept and initial clinical experience. Bone Joint J. 2013;95-B(SUPP 28):61.

15. Koulalis D, O'Loughlin PF, Plaskos C, Kendoff D, Pearle AD. Adjustable cutting blocks for computer-navigated total knee arthroplasty: a cadaver study. J Arthroplast. 2010;25(5):807–11.

16. Suero EM, Plaskos C, Dixon PL, Pearle AD. Adjustable cutting blocks improve alignment and surgical time in computer-assisted total knee replacement. Knee Surg Sports Traumatol Arthrosc. 2012;20(9):1736–41.

17. Koenig JA, Suero EM, Plaskos C. Surgical accuracy and efficiency of computer-navigated TKA with a robotic cutting guide–report on the first 100 cases. J Bone Joint Surg Br. 2012;94-B((S)-XLIV):103.

18. Koenig JA, Neuhauser-Daley K, Shalhoub S, Plaskos C. Early patient outcomes and satisfaction of robotic-assisted total knee arthroplasty. 31st annual congress of the International Society for Technology in Arthroplasty (ISTA), 2018.

19. Li W, Ayers DC, Lewis CG, Bowen TR, Allison JJ, Franklin PD. Functional gain and pain relief after total joint replacement according to obesity status. J Bone Joint Surg Am. 2017;99(14):1183–9.

20. Lyman S, Lee YY, Franklin PD, Li W, Cross MB, Padgett DE. Validation of the KOOS, JR: a short-form knee arthroplasty outcomes survey. Clin Orthop Relat Res. 2016;474(6):1461–71.

21. Gøthesen Ø, et al. Functional outcome and alignment in computer-assisted and conventionally operated total knee replacements, a multicentre parallel-group randomised controlled trial. Bone Joint J. 2014;96-B:609–18.

22. Roos EM, Toksvig-Larsen S. Knee injury and osteoarthritis outcome score (KOOS) – validation and comparison to the WOMAC in total knee replacement. Health Qual Life Outcomes. 2003;1:17.

23. Choong PF, Dowsey MM, Stoney JD. Does accurate anatomical alignment result in better function and quality of life? Comparing conventional and computer-assisted total knee arthroplasty. J Arthroplast. 2009;24(4):560–9.

24. Gustke KA, Golladay GJ, Roche MW, Jerry GJ, Elson LC, Anderson CR. Increased satisfaction after total knee replacement using sensor-guided technology. Bone Joint J. 2014;96-B(10):1333–8.

25. Kayani B, Konan S, Tahmassebi J, Pietrzak JRT, Haddad FS. Robotic-arm assisted total knee arthroplasty is associated with improved early functional recovery and reduced time to hospital discharge compared with conventional jig-based total knee arthroplasty. Bone Joint J. 2018;100-B:930–7.

26. Turcot K, Sagawa Y Jr, Fritschy D, Hoffmeyer P, Suvà D, Armand S. How gait and clinical outcomes contribute to patients' satisfaction three months following a total knee arthroplasty. J Arthroplast. 2013;28(8):1297–300.

27. Bourne RB, Chesworth BM, Davis AM, Mahomed NN, Charron KD. Patient satisfaction after total knee arthroplasty: who is satisfied and who is not? Clin Orthop Relat Res. 2010;468(1):57–63.

28. Heck DA, Robinson RL, Partridge CM, Lubitz RM, Freund DA. Patient outcomes after knee replacement. Clin Orthop Relat Res. 1998;356:93–110.

29. Baker PN, van der Meulen JH, Lewsey J, Gregg PJ, National Joint Registry for England and Wales. The role of pain and function in determining patient satisfaction after total knee replacement. Data from the National Joint Registry for England and Wales. J Bone Joint Surg Br. 2007;89(7):893–900.

30. Noble PC, Conditt MA, Cook KF, Mathis KB. The John Insall Award: patient expectations affect satisfaction with total knee arthroplasty. Clin Orthop Relat Res. 2006;452:35–43.

31. Robertsson O, Dunbar M, Pehrsson T, Knutson K, Lidgren L. Patient satisfaction after knee arthroplasty: a report on 27,372 knees operated on between 1981 and 1995 in Sweden. Acta Orthop Scand. 2000;71(3):262–7.

32. CMS. BPCI model 2: retrospective acute & post acute care episode, 2017. https://innovation.cms.gov/initiatives/BPCI-Model-2/. Accessed 5 Dec 2017.

33. Koenig JA, Plaskos C. 90-day costs and clinical results of robotic-assisted and conventional TKA. 31st annual congress of the International Society for Technology in Arthroplasty (ISTA), 2018.

34. Insall JN. Total knee replacement. In: Insall JN, editor. Surgery of the knee. New York: Churchill Livingstone; 1984. p. 587–695.

35. Laskin RS, Denham RA, Apley AG. Replacement of the knee. New York: Springer-Verlag; 1984.

36. Ritter MA, Davis KE, et al. Preoperative malalignment increases risk of failure after total knee arthroplasty. J Bone Joint Surg Am. 2013;95:126–31.

37. Dalury DF, Mason JB, et al. Why are total knee arthroplasties being revised? J Arthroplast. 2013;28(8 suppl):120–1.

38. Schroer WC, Berrand KR, Lombardi AV, et al. Why are total knees failing today? Etiology of total knee revision in 2010 and 2011. J Arthroplast. 2013 Sep;28(8 Suppl):116–9.

39. Sharkey PF, Hozack WJ, et al. Why are total knees failing today—has anything changed after 10 years? J Arthroplast. 2014;29:1774–8.

40. Mason FA, Fehring TK, et al. Meta-analysis of alignment outcomes in computer-assisted total knee arthroplasty surgery. J Arthroplast. 2007;22(8):1097–106.

41. Ritschl P, Machacek J, et al. The Galileo System for implantation of total knee arthroplasty: an integrated solution comprising navigation, robotics and robot assisted ligament balancing. In: Stiehl JB, Konermann W, Haaker R, editors. Navigation and robotics in total joint and spine surgery. Berlin: Springer-Verlag; 2004. p. 281–361.

42. Stulberg SD, Loan P, Sarin V. Computer-assisted navigation in total knee replacement: results of initial experience in thirty-five patients. J Bone Joint Surg Am. 2002;84-A((suppl)2):90–8.

43. Klima S, Zeh A, Josten C. Comparison of operative time and accuracy using conventional fixed navigation cutting blocks and adjustable pivotal cutting blocks. Comput Aided Surg. 2008;13(4):225–32.

44. Gonzales FB, Engh CA Jr, et al., Accuracy of CT-based patient specific total knee arthroplasty instruments. AAHKS 2010 Poster 7.

45. Nunley RM, Ellison BS, et al. Are patient specific cutting blocks cost-effective for total knee arthroplasty? Clin Orthop Relat Res. 2012;470(3): 895–902.

46. Plaskos C, Dabuzhsky L, Gill P, Jevsevar DS, Keggi J, Koenig JA, Moschetti WE, Sydney SV, Todorov A, Joly C. Development of an active ligament tensioner for robotic-assisted total knee arthroplasty: concept feasibility and preliminary cadaver results. Bone Joint J. 2017;99-B(SUPP 5):86.

47. Moschetti W, Keggi J, Dabuzhsky L, Jevsevar DS, Plaskos C. Dynamic robotic-assisted ligament tensioning and gap balancing in total knee arthroplasty: a cadaver study. Bone Joint J. 2017;99-B(SUPP 5):30.

48. Shalhoub S, Moschetti WE, Dabuzhsky L, Jevsevar DS, Keggi JM, Plaskos C. Laxity profiles in the native and replaced knee – application to robotic-assisted gap-balancing TKA. J Arthroplast. 2018;33(9):3043–8.

49. Shalhoub S, Randall AL, Lawrence JM, Keggi JM, Plaskos C. Validation of a Laxity Prediction Algorithm for gap-balancing total knee arthroplasty. Orthopaedic Research Society Annual Meeting. New Orleans, March 2018.

50. Shalhoub S, Plaskos C, Randall AL, Keggi JM, Lawrence JM, The effect of gap balancing at 0° versus 10° of flexion on extension and mid-flexion laxity in TKA. Orthopaedic Research Society Annual Meeting. New Orleans, March 2018.

51. Bargar WL, Bauer A, Borner M. Primary and revision total hip replacement using the Robodoc® system. Clin Orthop Relat Res. 1998;354:82–91.

第 18 章　全膝关节置换术：ROSA® 机器人手术系统

数十年来，我们对全膝关节置换术（TKA）失败机制的传统观点是，在中立的机械轴 ±2° 或 ±3° 的变化范围内进行精确的截骨对于确保植入物的寿命和减少机械失败是至关重要的。20 年前，假体对线不良、位置不良和不稳是失败的常见原因[1]。尽管更好地理解了在 TKA 中达到可接受的假体对线和软组织平衡的重要性，以及在设备、植入物材料和设计上的改善使其更耐用和允许小的失误，由于假体对线不良、位置不良和不稳导致的失败仍有 2.9%～20.7%[2-4]。现在有的观点认为，对于 TKA 的成功和寿命，严格的假体或下肢对线范围没有软组织平衡重要[5, 6]。还有一些人认为，根据人体解剖结构定位下肢和假体的位置，可以更好地恢复运动学和软组织平衡[7]。然而，需要明确的是，尽管现在对"不精准"和"对线不良"有一定的容错，但是如果假体或下肢的位置错误超过可接受的范围，尤其是伴有软组织不平衡的时候，很容易导致失败，因此这时候必须减少"不精准"和"对线不良"[8]。

机器人的研发恰恰正是为了优化骨骼准备，改善下肢和假体的对线和位置。此外，半自动机器人为 TKA 中软组织平衡的量化提供了额外的重要工具，寄希望于这些因素可以共同提高运动学、稳定性、功能结果和耐久性[9]。此外，数据表明，与传统的徒手骨骼准备相比，机器人在假体对线方面显示出更高的精度和更小的变异性，并且具有更少的异常值[10-14]。此外，机器人辅助手术可以有效地量化 TKA 的"运动学对线"方法中的截骨方向，使其满足软组织松解的需要或程度[15]，同时尽量减少胫骨和股骨冠状面截骨和股骨旋转截骨时的误判和错误率[16]。尽管 TKA 中的最佳对线标准仍存在争议，机器人辅助手术可以根据外科医生的个人偏好，进行目标对线[8]。本研究利用结合了精确的骨骼准备和量化的软组织平衡的新型机器人系统，这对跟踪功能结果和耐久性至关重要。本章将总结 ROSA Knee（Zimmer Biomet, Warsaw, IN）机器人进行 TKA 的早期经验。

ROSA Knee 机器人手术系统概述

ROSA Knee 机器人于 2018 年在澳大利亚首次使用，并在 2019 年 1 月获得了美国食品和药物管理局的 TKA 510K 使用许可（图 18.1）。一些骨科机器人系统需要整合额外的术前成像研究，如 CT 扫描，用于骨准备的计划和整合[9, 10]，但 ROSA Knee 并不需要。ROSA Knee 的独特之处在于，它有两个用来创建病例和开发计划的选项。一种选项是，结合术前普通 X 线平片和术中外科医生所做的离散的骨表面和软骨标志点组成的数据，构建三维仿真模型，作为检查和平衡的方法来减少因为数据错误导致的不准确性。与 CT 扫描相比，普通 X 线平片的使用成本更低，需要的辐射剂量更少，而且因为不需要额外的检查，给患者造成的不便也更少。第二种方法似乎也同样准确，其不需要任何术前影像，仅使用术中获取的骨和软骨的标志点的数据，作为三维建模、术中决

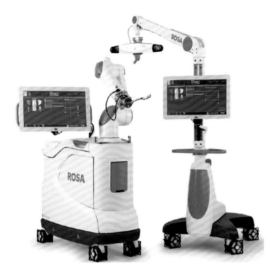

图 18.1　ROSA Knee 机器人系统

策和截骨计划的指导。

ROSA Knee 是半自动机器人辅助手术系统，它整合 3D 模型、术中骨表面测绘、标志点注册和软组织松弛度测量结果的数据，进行连续的数据分析，以增强术中外科医生放置外科器械、截骨和评估软组织平衡的能力。它使用捕获的截骨模型来精确执行术前和术中确定的患者个性化的手术计划。为了保留外科医生在截骨时的真实感觉，虽然截骨方向受到机械限制，但对于锯片没有任何限制。

ROSA Knee 机器人系统有两个主要部件，分别位于手术台的两侧。一个部件是由机械臂和触摸屏组成的机器人单元，另一个是由摄像头、定位臂和触摸屏组成的光学单元。机械臂包含三种独特的机器人模式，以方便术中使用和提供术中安全。在自动模式（屏幕橙色框）下，机械臂将按照计算机系统的指令移动到指定的位置。在协作模式（屏幕绿色框）下，如果外科医生对机械臂轻度施力，机械臂就会移动，因此外科医生可以手动将机械臂移动到所需的位置。在固定模式（屏幕灰色框）下，机械臂将锁定在固定位置，除了允许按截骨计划进行截骨，

其他方面都会受机器人限制。机械臂的末端是 ROSA Knee TKA 截骨导板，可以使用捷迈邦美 TKA 假体（Persona®, NexGen®, and Vanguard®）。机器人单元、光学单元、仪器和患者通过光学参考系相连。

ROSA 术前计划

虽然术前建模不是必须的，但是有一些外科医生更喜欢使用术前 X 线片进行手术计划。在这种情况下，术前使用常规放射设备进行 X 线检查。经过培训的 X 射线技师使用尼龙带在患者的大腿和小腿处固定一个可以重复使用的 X 线校准标志，拍摄包括髋关节到踝关节的站立位下肢前后位片和侧位片。大多数传统的射线照相系统都能完成这一过程。然后将二维影像数据通过安全入口上传，并创建患者骨结构和关节表面的三维虚拟模型。如果外科医生喜欢完全无需影像资料的术前计划，则不需要辅助的 X 线片，外科医生也可以使用 ROSA Knee 机器人有效且精准地建模、计划和实施手术。

ROSA Knee 手术或设置

手术室准备

患者仰卧在手术床上。外科医生和机器人在患者的同一侧，光学系统位于另一侧（图 18.2）。ROSA Knee 系统允许外科医生能够按照他们的操作习惯站在患者的任意一侧。机器人放置在患者髋关节的水平高度，相对于手术床倾斜约 45°。下肢固定支架在 ROSA Knee 机器人手术中不是必须的，但其有助于保持下肢稳定。

由外科技术人员和手术室团队在术前或术中显露后进行机器人的覆盖和校准。此操

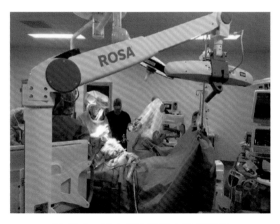

图 18.2　手术室的机器人设置视图

作在屏幕上的逐步指引下完成。

追踪器放置

　　追踪器应在关节切开和手术暴露之前或之后安装。股骨追踪器大约放置在皮肤切口近端 4 个手指宽度处，平行于骨长轴。固定钉可以经皮或通过一个小切口置入。追踪器置入的时候屈膝有利于避免束缚股四头肌。使用动力将 2 根自钻自攻的固定钉（3.2 mm×150 mm）置入在股骨中心，实现双皮质固定。股骨参考追踪器在距离皮肤 1~2 cm 的位置通过固定钉固定，使其尽可能靠近骨骼而不接触皮肤。

　　胫骨追踪器放置在切口远端大约 4 cm 处。胫骨固定钉必须放置在足够远的地方，以免干扰胫骨假体的骨床准备，但同时也要尽量钉在干骺端处，以降低固定钉处的骨折风险。2 根自钻自攻的固定钉（3.2 mm×150 mm）沿胫骨长轴，并对着光学摄像头置入，实现双皮质固定。胫骨参考追踪器放置在尽可能靠近骨骼的位置，但不能接触皮肤。固定钉和参考追踪器的稳定性应得到保证，因为在操作过程中它们的移动可能会导致截骨或定位错误。这些跟踪器的位置应确保在手术过程中全膝关节运动范围内都可以

被光学摄像头识别到，且不会和机械臂互相干扰（图 18.3）。

标志点注册

　　放置了跟踪器后，就需要对一系列骨和软骨的标志点进行测绘、注册和数字化了。同样，这些信息也可以由外科医生根据术前 X 线片进行调整。股骨头中心是通过捕获髋关节环周的 14 个不同的位置建立的。之后获取股骨远端开髓点的位置，这样就得到了股骨的机械轴。股骨远端还需要注册的标志点包括：后髁、前滑车沟、后滑车沟、内外侧远端髁、内外侧上髁、前皮质。后髁用来确定后髁连线，前、后滑车沟用来确定前后轴线。前皮质用来确定股骨大小和前后平移定位，确定是否会发生凹口（notching）。关节表面做标志点时，ROSA Knee 机器人注册的定位针不能穿透软骨。

　　胫骨的标记包括内踝远端和外踝远端、胫骨结节的内三分之一、胫骨开髓点、后交叉韧带的止点以及内、外侧平台切除参考点。继而机器人就确定了胫骨的机械轴和旋转轴。

膝关节评估

　　标志点完成注册后，外科医生就可以进行膝关节评估。评估在初始时、术中和假体植入后分 3 次进行。膝关节进行一系列的运

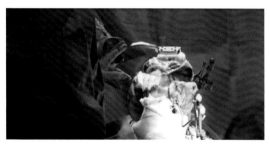

图 18.3　各追踪器的位置，避免与机械臂干扰

动，ROSA Knee 机器人可以量化和保存膝关节的以下特征，包括活动范围、对线、内外侧间隙等（图 18.4）。这些数值可以用来指导假体位置、型号、朝向和软组织平衡。

松弛度检查可通过以下两种方式进行：一种是施加内翻和外翻应力的同时在一定范围内缓慢移动膝关节，另一种是施加内翻和外翻应力的同时把膝关节屈伸至一系列的不同角度。系统默认记录膝关节屈曲 0° 和 90° 时的值，但是也可以根据外科医生的偏好记录膝关节屈曲 30°、45°、60° 和 120° 时的关节松弛数值。

膝关节的初始状态（显示器中 Initial 状态）是指在明显的软组织松解和骨赘去除之前的状态。这时，可以量化屈曲挛缩和冠状面畸形。术中状态（显示器中 Intra-Op 状态）是在膝关节同样进行了包括软组织平衡和骨赘清理后进行的评估。这个步骤可能多次重复进行，评估软组织松解对膝关节平衡的影响。最终状态（显示器中 Final 状态）是在完成截骨、试模或最终的假体植入后进行的评估。根据此时的稳定性和位置参数，可以进行后续的软组织松解或截骨的调整，以改善屈伸功能、冠状面间室平衡、假体型号等。此外，为了观察具体的手术改变是否会影响结果，这个检查可以在任何时候进行。

手术计划界面

手术计划界面是在术中设置假体型号、位置和截骨方向时使用的（图 18.5a, b）。所有截骨参数和假体的大小及位置都可以在屏幕上进行任意选择，以根据计划的假体位置，对膝关节平衡进行"模拟"了解。对假体的操作，系统会实时给出力线和间隙上的反馈（图 18.6）。最后，ROSA Knee 机器人可以协助外科医生按照截骨计划精确地进行截骨。

截骨界面

在截骨界面下，ROSA Knee 软件通过引导带有截骨导板的机械臂到合适的位置进行

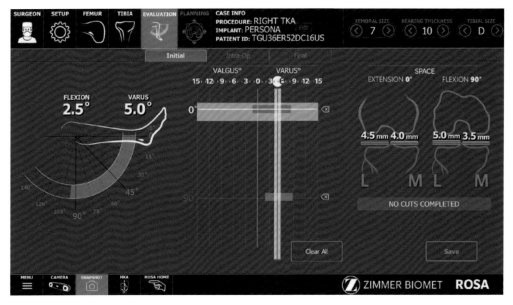

图 18.4 膝关节在内、外侧副韧带不受应力的情况下屈伸至一系列角度，然后在内翻和外翻应力的情况下屈伸至一系列角度，以确定屈伸活动范围以及内、外侧间隙松弛度

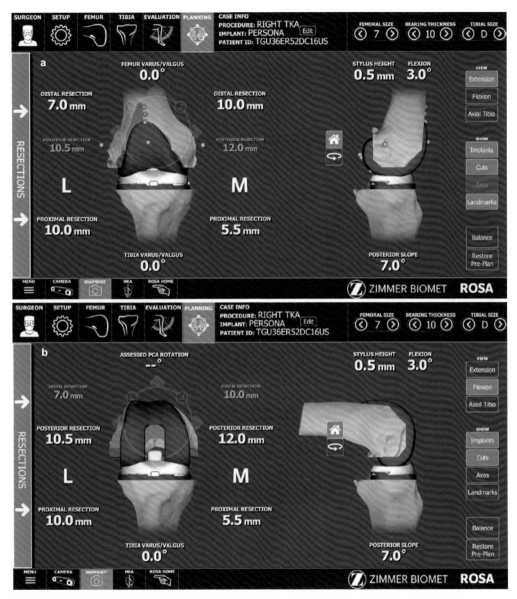

图 18.5 在注册完膝关节表面和下肢的标志点后，进行假体尺寸、位置、截骨方向和间隙平衡的计划。伸展（a）和屈曲（b）

截骨和骨准备，从而引导外科医生进行股骨远端截骨、胫骨近端截骨和股骨旋转截骨。

截骨的顺序可以根据外科医生的偏好胫骨优先或股骨优先。如果外科医生选择使用 ROSA Knee 股骨旋转软组织张力算法，则需要先进行股骨远端和胫骨近端截骨，然后应用四合一截骨导板进行股骨前髁、后髁以

及前后斜面截骨。如果外科医生选择使用标准的测量截骨法，股骨旋转可以通过后髁连线或前后轴线来确定。

胫骨近端截骨

选择胫骨近端截骨功能选项。踩下脚踏

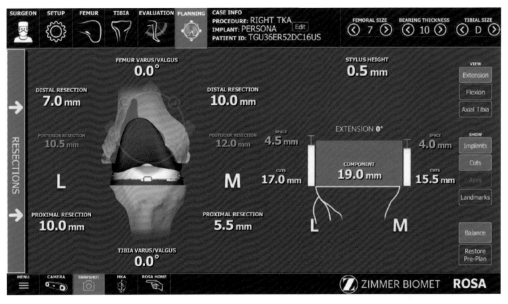

图 18.6 间隙平衡的模拟评估可以指导截骨的方向、假体的位置和大小以及软组织的松解

板，在自动模式下将机械臂移至胫骨截骨平面，使机械臂在接近骨骼的适当截骨平面。之后 ROSA Knee 机械臂会停下，进入协作模式，这时外科医生需要对截骨导板施加一个温和的力，使其接触胫骨前皮质。在协作模式下，截骨导板的朝向、深度、倾斜都是机器人限定的，但是可以自由地向内外侧移动。踩下脚踏板，使用一根固定钉把截骨导板固定在骨骼上。在屏幕上，截骨数值资料将实时显示。如果数值可以接受，则置入第二根固定钉。在机器人的截骨导板限制下使用摆锯进行标准的徒手截骨，为了更符合人体工程学，摆锯自身不受限制。移除固定钉，踩下脚踏板，移除机械臂。将验证工具放置于胫骨截骨面处，确认截骨数值与计划相符。

股骨远端切除

选择股骨远端截骨功能选项。踩下脚踏板，在自动模式下将机械臂移至股骨截骨平面，使机械臂位于接近骨骼的适当截骨平面。之后 ROSA Knee 机械臂会停下，进入协作模

式，这时外科医生需要对截骨导板施加一个温和的力，使其接触股骨前皮质。在协作模式下，截骨平面、倾斜、截骨量和朝向都是机器人限定的，但是在截骨导板被固定前都是可以自由地向内外侧移动的。踩下脚踏板，使用一根固定钉把截骨导板固定在骨骼上。在屏幕上，会显示截骨数值。如果数值可以接受，则置入第二根固定钉。同样的，在机器人限制的截骨导板下，使用摆锯进行徒手截骨（图 18.7 和图 18.8 ）。移除固定钉，踩下脚踏板，移除机械臂。将验证工具放于股骨截骨面，确认截骨数值与计划相符。

使用 ROSA Knee 进行股骨旋转截骨

股骨旋转工具是 ROSA Knee 的可选功能，可基于平衡的屈曲间隙指导股骨的前后旋转截骨。如果选择这个选项，在外科医生进行了牵拉分离查体后，ROSA Knee 系统将提供关于韧带松弛的量化信息。在膝关节屈曲大约 90° 时，进行手动牵拉查体。撑开器或 Zimmer FuZion® 器械可用于在屈曲时

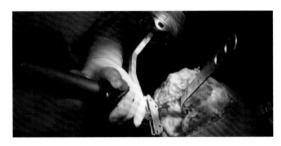

图 18.7　ROSA Knee 机器人固定胫骨前的截骨导板，用于胫骨近端切除

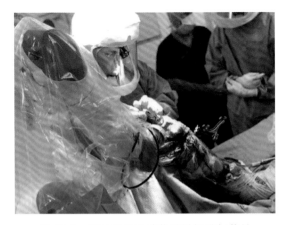

图 18.8　通过股骨远端截骨导板进行截骨

对内侧和外侧隔室进行同样的拉伸。ROSA Knee 会记录屈曲间隙数值并评估股骨假体旋转。这时候根据 ROSA 股骨旋转工具获得的数据进行四合一股骨截骨。

股骨四合一测量截骨法

选择四合一截骨功能选项。踩下脚踏板将机械臂移至股骨远端。机器人进入协作模式，然后将截骨导板放在骨骼上，按照预定的参数对其进行对线（参考股骨前后轴、股骨后髁，或根据膝关节屈曲 90° 时的韧带张力）。通过机器人截骨导板进行股骨远端钻孔，将机械臂从术区移走，然后使用截骨导板进行四合一截骨。

植入物

然后人工手动植入临时假体试模，并进行膝关节状态评估，评估膝关节平衡情况和活动范围。如果结果理想，则植入最终假体。如果对线、活动范围或平衡不令人满意，外科医生可以返回到手术计划步骤来调整骨表面准备或根据需要调整假体位置。

结果

对使用 ROSA Knee 机器人进行的 30 例 TKA 的早期数据分析显示，ROSA Knee 机器人在胫骨和股骨截骨方向以及对线方面有很高的精度。与既往使用传统徒手技术或计算机导航技术进行的 TKA 相比，使用 ROSA Knee 机器人术后异常值更少 [17]。使用 ROSA Knee 机器人进行 TKA，99.9% 的患者的下肢髋膝踝夹角（hip-knee-angles，HKA）在原计划的 ±3° 以内，相比之下，使用传统计算机导航只有 87.2%，使用传统徒手器械只有 69.9% [17]。此外，使用 ROSA Knee 机器人，99% 的患者的冠状面、矢状面和旋转对线参数在原计划的 ±3° 以内，相比之下，通过传统计算机导航和传统徒手器械报告的异常值所占的比例要大得多（表 18.1）。目前尚无量化的软组织平衡和功能结果的分析结果。

表 18.1　对线参数在原计划的 ±3° 以内的比例

对线参数	ROSA Knee	计算机导航 [17]	徒手器械 [17]
股骨内翻 / 外翻	100	93	83.6
股骨屈曲 / 伸展	98.9	82.7	65.7
胫骨内翻 / 外翻	100	94.2	87.6
胫骨后倾	99.9	84.2	74.6
股骨旋转	99.2	81.2	85.5
冠状面（HKA）	99.9	87.2	69.9

总结

尽管最近有关于在 TKA 中"不精确"可接受水平的争论，但是超过一定可接受范围的对线不良（特别是伴有软组织不平衡时）可能导致失败，因此是不可取的。ROSA Knee 机器人系统的早期证据表明，其不仅在达到手术计划预期的截骨方向上效果良好，而且可以量化软组织平衡，同时其学习曲线短，手术效率也可以接受。我们预期 ROSA Knee 机器人通过可以在术中实时进行患者解剖和运动的测绘，加上增强了精度的截骨、假体安放和软组织平衡，可以促进个体化的 TKA 手术，改善功能结果，延长使用寿命。这也有待于进一步临床随访的证实。

（Gregg R. Klein, Dugal James,
Jess H. Lonner 著　王鑫光 译）

参考文献

1. Sharkey PF, Hozack WJ, Rothman RH, Shastri S, Jacoby SM. Insall award paper. Why are total knee arthroplasties failing today? Clin Orthop Relat Res. 2002;7:13.
2. Schroer WC, Berend KR, Lombardi AV, Barnes CL, Bolognesi MP, Berend ME, et al. Why are total knees failing today? Etiology of total knee revision in 2010 and 2011. J Arthroplast. 2013;28(8 Suppl):116–9.
3. Dalury DF, Pomeroy DL, Gorab RS, Adams MJ. Why are total knee arthro- plasties being revised? J Arthroplast. 2013;28(8 Suppl):120–1.
4. Thiele K, Perka C, Matziolis G, Mayr HO, Sostheim M, Hube R. Current failure mechanisms after knee arthroplasty have changed: polyethylene wear is less common in revision surgery. J Bone Joint Surg Am. 2015;97:715–20.
5. Parratte S, Pagnano MW, Trousdale RT, Berry DJ. Effect of postoperative mechanical axis alignment on the fifteen-year survival of modern, cemented total knee replacements. J Bone Joint Surg Am. 2010;92(12):2143.
6. Ritter MA, Davis KE, Meding JB, Pierson JL, Berend ME, Malinzak RA. The effect of alignment and BMI on failure of total knee replacement. J Bone Joint Surg Am. 2011;93(17):1588.
7. Howell SM, Howell SJ, Kuznik KT, Cohen J, Hull ML. Does a kinematically aligned total knee arthroplasty restore function without failure regardless of alignment category? Clin Orthop Relat Res. 2013;471:1000–7.
8. Lonner JH, Fillingham YA. Pros and cons: a balanced view of robotics in knee arthroplasty. J Arthroplast. 2018;33:2007–13.
9. Jacofsky DJ, Allen M. Robotics in arthroplasty: a comprehensive review. J Arthroplast. 2016; https://doi.org/10.1016/j.arth.2016.05.026.
10. Bargar WL. Robots in orthopaedic surgery: past, present, and future. Clin Orthop Relat Res. 2007;463:31–6.
11. Urish KL, Conditt M, Roche M, Rubash HE. Robotic total knee arthroplasty: surgical assistant for a customized normal kinematic knee. Orthopedics. 2016;39:e822–7.
12. Liow MH, Xia Z, Wong MK, Tay KJ, Yeo SJ, Chin PL. Robot-assisted total knee arthroplasty accurately restores the joint line and mechanical axis. A prospective randomized study. J Arthroplast. 2014;29:2373–7.
13. Dabuzhsky L, Neuhauser-Daley K, Plaskos C. Postoperative manipulation rates in robotic-assisted TKA using a gap referencing technique. Bone Joint J. 2017;99-B(SUPP 3):87.
14. Koenig JA, Suero EM, Plaskos C. Surgical accuracy and efficiency of computer-navigated TKA with a robotic cutting guide–report on the first 100 cases. J Bone Joint Surg Br. 2012;94-B(S)-XLIV:103.
15. Calliess T, Ettinger M, Savov P, Karkosch R, Windhagen H. Individualized alignment in total knee arthroplasty using image-based robotic assistance: video article. Orthopade. 2018;47(10):871–9. https://doi.org/10.1007/s00132-018-3637-1.
16. Cinotti G, Ripani FR, Ciolli G, La Torre G, Giannicola G. The native coronal orientation of tibial plateaus may limit the indications to perform a kinematic aligned total knee arthroplasty. Knee Surg Sports Traumatol Arthrosc. 2018; https://doi.org/10.1007/s00167-018-5017-0. [Epub ahead of print].
17. Hetaimish BM, Khan MM, Simunovic N, Al-Harbi HH, Bhandari M, Zalzal PK. Meta-analysis of navigation vs conventional total knee arthroplasty. J Arthroplast. 2012;27:1177–82.

第19章 全膝关节置换术：TSolution One (Robodoc) 机器人手术系统

背景

Robodoc 系统 (Curexo Technology, Fremont, CA) 是 1992 年骨科手术中使用的第一个机器人系统[1]。Robodoc 是一个主动自主的、基于图像的机器人铣削系统，能使外科医生获得一致准确的假体部件定位[2]。它最初是为了改善骨长入，并解决与无骨水泥全髋关节置换术 (total hip arthroplasty, THA) 相关的高术中骨折率问题。最初的人体试验是在 1992 年进行的，德国早在 1994 年就采用了这种技术。技术和配套软件相对不成熟，导致早期试验并发症发生率高。这对机器人技术的进步是一个重大打击，美国 FDA 在 14 年后的 2008 年才批准了 Robodoc[4]。然而，该技术继续发展和改进，弥补了最初的缺点。2014 年 9 月，Curexo 科技公司更名为 Think Surgical Inc.。

虽然 Robodoc 最初只用于股骨腔准备，但这种主动自主的铣削系统现在可以用于全膝关节置换术 (total knee arthroplasty, TKA) 的表面准备。这扩展了骨科医生用于 TKA 的医疗设备，使外科医生能够通过精确的假体放置再现技术优势，并获得理想可靠的髋 - 膝 - 踝关节 (hip-knee-ankle, HKA) 机械轴 (mechanical axis, MA)[2]。Robodoc 系统能够通过基于图像的术前计划系统实现这些技术专长，该系统允许外科医生在 3D 空间内创建、查看和分析手术结果。这些 3D 渲染的图像允许外科医生预测最佳切除深度，通过矫正畸形和选择预先确定的部件尺寸恢复髋 - 膝 - 踝关节机械轴。这种能力在 TKA 中尤为重要，因为假体摆放位置对整个手术的成功至关重要。在手术前对手术结局进行预判对于机器人辅助骨科手术而言是一种独特的能力[5]。

据报道，机械轴（MA）恢复到 3° 内与更好的临床结果和假体存活相关[6-8]。Robodoc 已经被证明可以通过精确的假体安装来实现异常机械轴的恢复[9]。假体摆放位置的准确性和精确性取决于以下因素。首先，使用个体化的股骨远端截骨角度，而不是传统 TKA 中使用的固定截骨角度（5° ~ 6°）。固定的截骨角度可能会导致冠状面机械轴偏差[10]。其次，利用机器人辅助 TKA 可以准确地确定股骨假体的旋转定位。相比之下，使用通髁线、Whiteside's 线或后髁连线进行估计，其准确率仅为 65% ~ 80%[11]。第三，机器人辅助铣削表面的误差为 0.15 ~ 0.29 mm，而在使用摆锯的传统工艺中，误差为 0.16 ~ 0.42 mm[9]。这一点很重要，因为骨与假体之间的最大距离为 0.3 ~ 0.5 mm 可能会影响非骨水泥型股骨假体的骨整合[12]。即使截骨导板放置得很好，手持式摆锯的不准确性也可能导致假体对齐出现高达 1.1° 的内翻 / 外翻变化和 1.8° 的屈曲 / 伸直变化[13]。最后，通过不断地冲洗和控制机器人铣削速度，将骨温维持在 44 ~ 47℃ 的阈值内。超过此温度会导致骨损伤和假体固定受损，在传统外科手术中使用摆锯时经常遇到这种情况[14]。

尽管有这些优势，但仍然缺乏长期的、高质量的数据来证明 Robodoc 辅助 TKA 的有效性。大多数现有文献已经证明了影像学结果的改善，但在功能评分上没有显著的差异[2, 15, 16]，只有一项研究报告了经 Robodoc 手术的患者在与健康相关的生活质量指标上有细微的改善[17]。关于放射的风险、延长手术时间和成本 - 效益等问题仍然没有答案。本章的目的是描述：(1)Robodoc 手术技术；(2) 局限性及并发症；(3) 临床及放射学结果。

Robodoc 手术技术

机器人辅助 TKA 使用 Robodoc 系统的适应证与常规 TKA 相似。理想的患者年龄应大于 60 岁，体重指数＜25 kg/m²，终末期骨关节炎，轻度至中度冠状面畸形，屈曲挛缩畸形小于 15°，患肢神经血管状态完好。相对禁忌证包括有严重冠状面畸形＞15° 的肥胖患者、屈曲挛缩畸形＞15°、炎性关节病和韧带松弛。

术前对患肢进行 X 线摄像（正位、侧位、轴位、下肢全长片）和计算机断层扫描（computed tomography, CT）。精细的（小于3 mm）CT 扫描是实现术前"虚拟手术"的重要手段。CT 图像被输入到 ORTHO doc 工作站（Curexo 科技公司，首尔，韩国）用于基于图像的术前计划（图 19.1）。这些数据使髋关节 / 膝关节 / 踝关节表面模型的创建成为可能，使外科医生能够识别解剖标志和髋 - 膝 - 踝关节机械轴。分别为股骨和胫骨确定所需的机械轴。Robodoc 是一个"开放的"平台，允许外科医生根据所需的假体类型 / 大小选择虚拟股骨和胫骨假体（后稳定型或交叉韧带保留型）。虚拟假体被匹配到表面模型上，以获得 180° 的虚拟髋 - 膝 - 踝机械轴，且矢状面的胫骨后倾与假体矫形指导一致。股骨旋转与通髁线平行。胫骨假体轴位旋转以后交叉点和胫骨结节中内 1/3 的标志点来确定。"虚拟手术"需要 15～20 分钟。最后，为每个患者生成基于术前影像的

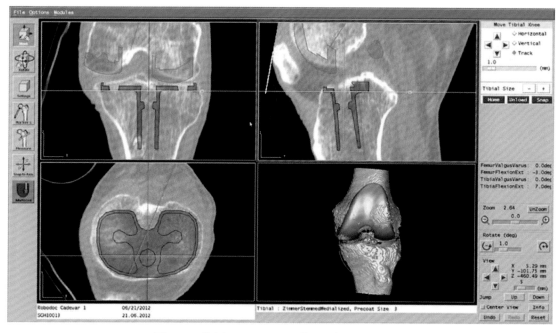

图 19.1　使用 ORTHOdoc 工作站进行的虚拟手术

计划，并将其保存到光盘上。

手术前，这个基于术前图像的计划被上传到 Robodoc。在无菌条件下铺巾和准备 Robodoc。上大腿止血带，使用定制的足支架和大腿支架固定腿部（图 19.2）。

在常规正中切口后进行标准的内侧髌旁入路，进行髌骨外翻和髌骨成形术。在患者与 Robodoc 进行严格的匹配之前，固定针、导航标记和骨骼运动监测器被放置到位，并进行工作区检查。工作区检查完成后，通过股骨远端和胫骨近端两个横向固定针将患者与 Robodoc 进行牢固地连接。这两个针连接到安装在 Robodoc 上的特殊固定架（图 19.3）。外科医生将确定股骨（图 19.4）和胫骨（图 19.5）上的解剖标志，并将这些点数字化，作为注册过程的一部分。完成后，Robodoc 将术前图像计划与术中注册相匹配，形成股骨、胫骨三维的截骨工作区。

外科医生激活 Robodoc，通过机器人铣床完成所有股骨和胫骨的切割（图 19.6）。外科医生通过手动控制安全按钮来控制截骨刀。这个过程中用不断的水冲洗辅助冷却和去除磨碎的碎片。一旦截骨过程完成，就要进行软组织平衡，并试验预先确定的股骨和胫骨假体。骨水泥固定最后安装的假体，并评估其稳定性、髌骨轨迹和活动度。髌骨可根据软骨磨损程度选择性地进行表面置换。

如果没有禁忌，则在肌肉和滑膜腔内注射止痛剂。伤口闭合是通过可吸收的单晶硅皮肤缝线分层缝合来完成的。术后，所有患者均

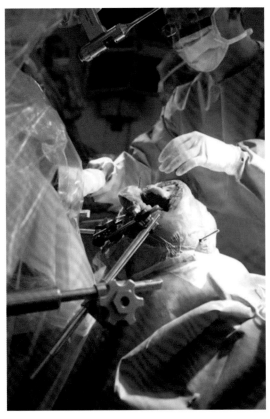

图 19.3　Robodoc 系统（由 Curexo 公司提供，首尔，韩国）

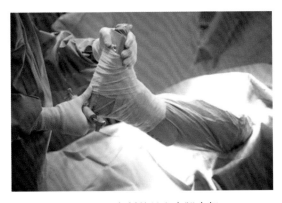

图 19.2　定制的足和大腿支架

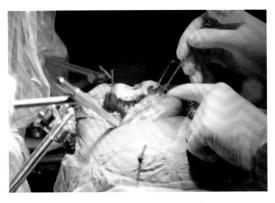

图 19.4　股骨标志的数字化

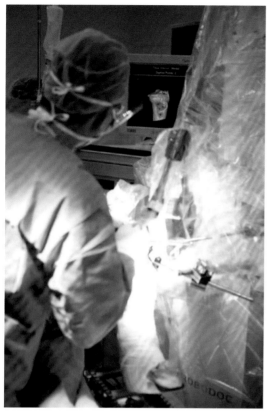

图 19.5 胫骨标志的数字化

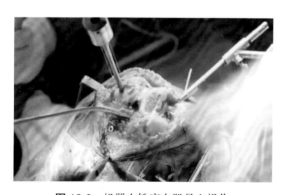

图 19.6 机器人铣床在股骨上操作

接受标准机械和药理学血栓预防治疗。按照综合护理方法进行康复治疗。随访 1 个月，在专科门诊复查持重 X 线片（正位片、侧位片、髌骨轴位、下肢全长片）。

机器人辅助 TKA 的局限性和并发症

由于缺乏长期生存和预后数据，Robodoc TKA 尚未被证明是具有成本 - 效益的。此外，Robodoc 是一种基于图像的系统，所有接受 Robodoc TKA 的患者都需要术前进行 CT 扫描，从而使患者暴露在常规操作中原本不必要的、可避免的辐射中[18, 19]。值得注意的是，还有其他的机器人 TKA 系统，比如没有图像的，但是这些系统缺乏术前计划数据，并且无法用预先确定的解剖标志来验证注册点。此外，它们经常依赖视觉标志，而这些标志常受到视线问题干扰。基于图像和无图像的系统仍然严重依赖于骨性标志物的准确识别，以确保术前决策按计划进行。无论如何，不正确的注册将导致在一个错误的平面执行计划，这可能是灾难性的。

与工作区相关的错误对于 Robodoc 来说是很常见的，当 Robodoc 发现膝关节在截骨刀的工作范围之外时就会发生。目前的系统在预定的三维工作空间内执行计划的截骨，没有自动防故障功能或区分不同组织类型的能力。这就要求外科医生及时将软组织从截骨刀的路径上移开，或者停止 Robodoc 的运行，以防止软组织在手术过程中受到损伤。新系统更新需要增加软组织监测功能来预防医源性损伤，能执行软组织平衡，并且在手术过程中如果需要增加或减少步骤，则允许对术前计划进行调整[20]。在固定连接并严格执行 Robodoc 主导的工作区检查之前，注意患者和 Robodoc 的正确定位将减少此类错误发生的风险。

与工作区错误相关，在术中使用 Robodoc 缺乏变通性，导致放弃并改为常规手术，将造成时间和金钱损失以及不必要的辐射。据报告，此类病例的发生率高达

22%，因而了解、预测和预防此类事件的发生至关重要 [21]。

　　使用 Robodoc 系统（图 19.7）并不能保证获得更好的结果或投资回报。在我们的机构中，操作机器人手术系统需要较高的资金（80 万美元）和每位患者的续生成本（1500美元）。由于成本问题和其他监管障碍，包括政府和保险公司抵制采用昂贵的新技术，这些技术尚未显示出明确的成本 - 效益 [22]。此外，对于选择使用 Robodoc 的外科医生来说，最初的不熟悉和不可避免的学习曲线会导致手术时间延长，这将增加间接成本。

　　然而，据报道，与不使用机器人的中心相比，使用机器人的关节置换中心可能会有更大的市场增长 [23]。最近的一项研究也使用

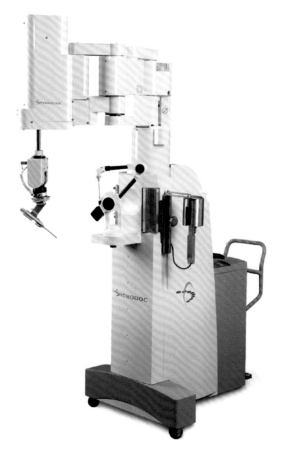

图 19.7　Robodoc 系统（由 Curexo 公司提供，首尔，韩国）

了马尔可夫决策分析模型来证明机器人辅助单髁置换术在 2 年的失败率低于 1.2%，且在每年行 94 例以上的情况下比传统的手术更经济有效 [24]。基于其他领域机器人技术的进步，机器人辅助 TKA 的成本 - 效益和功效将随着时间的推移不断提高，并使其成为主流 TKA 手术。

　　Robodoc 是一个开放的平台，可以根据医生的喜好或患者的个性化需求使用不同制造商的假体。Robodoc 等开放平台为医生提供了多种设计的内置 3D 植入数据，但在理论上可能缺乏封闭平台上的生物力学运动数据，而封闭平台上使用的是专利假体。

　　根据我们机构的经验，Robodoc 操作过程中对下肢的位置固定可能是 2 例肌间静脉血栓形成的原因。这促使我们在使用 Robodoc 手术腿固定器时要确保有足够的羊毛衬垫。虽然在计算机辅助手术中广泛报道，我们没有经历任何针孔相关并发症，如针孔感染或假体周围骨折。此外，我们并没有因手术时间延长而导致假体周围感染的病例。

临床结果

　　机器人辅助 TKA 已显示出良好的临床效果和良好的影像学结果。多项比较 Robodoc TKA 和常规 TKA 的研究发现，Robodoc 辅助组的异常值为 0%[2, 9, 16]。Kim 等最近证明了 Robodoc TKA 在晚期伴有严重骨畸形和骨破坏的血友病性关节病患者中的影像学和临床效果良好 [25]。然而，Robodoc TKA 的长期临床结果很少，短期和中期研究显示，与传统的 TKA 相比，功能预后没有显著差异。Park 和 Lee 比较了机器人辅助 TKA 和传统 TKA 的结果，平均随访 4 年并没有发现膝关节协会评分系统得分的差异 [26]。有趣的是，Song 等人在两项研究中报告了 Robodoc 队列中 HSS 评分和西

安大略和麦克马斯特大学（Western Ontario and McMaster Universities, WOMAC）健康相关生活质量（health-related quality-of-life, HRQoL）评分较高，但无统计学意义[15, 16]。同样，我们报告了 HRQoL 测量的细微改进，注意到在 SF-36 HRQoL 评分中，Robodoc 患者获得最小临床重要性差异（Minimal Clinically Importance Differences，MCID）的比例显著增加[17]。这可能是机器人辅助 TKA 后与精确恢复下肢力线相关功能改善的早期迹象。

结论

目前的文献表明，机器人辅助 TKA 持续改善了整体的机械对线，减少了可变性，一些新的证据支持临床结果的明确改善。改良的假体安放位置、改善的机械对线和关节线的矫正是否会带来更长期的功能预后改善、更高的满意度和更长的假体寿命？外科医生是否应该保持谨慎，推迟采用机器人辅助 TKA，直到有一天它能显示出成本-效益，并为患者提供比传统 TKA 更好的价值？

我们正处于机器人手术进化的"前工业化"阶段，很难预测哪种技术创新将继续改变机器人辅助 TKA。未来的创新包括机器人 TKA 工作流程的改进、先进的术中关节间隙平衡传感器、新型仿生植入体设计，用以恢复关节炎发生前的膝关节运动学和实现机器人控制的仪器和软组织平衡。

综上所述，机器人 TKA 技术将继续发展，并将彻底改变骨科手术。机器人技术如今正迅速发展，并将逐渐成为骨科医生的得力助手，使患者个性化的关节成形术得到优化。

（Ming Han Lincoln Liow, Pak Lin Chin,
Seng Jin Yeo 著 周 歌 译）

参考文献

1. Paul HA, et al. Development of a surgical robot for cementless total hip arthroplasty. Clin Orthop Relat Res. 1992;(285):57–66.
2. Liow MH, et al. Early experiences with robot-assisted total knee arthroplasty using the DigiMatch ROBODOC(R) surgical system. Singap Med J. 2014;55(10):529–34.
3. Bargar WL. Robots in orthopaedic surgery: past, present, and future. Clin Orthop Relat Res. 2007;463:31–6.
4. Jakopec M, et al. The first clinical application of a "hands-on" robotic knee surgery system. Comput Aided Surg. 2001;6(6):329–39.
5. Siebert W, et al. Technique and first clinical results of robot-assisted total knee replacement. Knee. 2002;9(3):173–80.
6. Jeffery RS, Morris RW, Denham RA. Coronal alignment after total knee replacement. J Bone Joint Surg Br. 1991;73(5):709–14.
7. Ritter MA, et al. The effect of alignment and BMI on failure of total knee replacement. J Bone Joint Surg Am. 2011;93(17):1588–96.
8. Berend ME, et al. Tibial component failure mechanisms in total knee arthroplasty. Clin Orthop Relat Res. 2004;(428):26–34.
9. Bellemans J, Vandenneucker H, Vanlauwe J. Robot-assisted total knee arthroplasty. Clin Orthop Relat Res. 2007;464:111–6.
10. Kharwadkar N, et al. 5 degrees to 6 degrees of distal femoral cut for uncomplicated primary total knee arthroplasty: is it safe? Knee. 2006;13(1):57–60.
11. Miller MC, et al. Optimizing femoral component rotation in total knee arthroplasty. Clin Orthop Relat Res. 2001;392:38–45.
12. Bellemans J. Osseointegration in porous coated knee arthroplasty. The influence of component coating type in sheep. Acta Orthop Scand Suppl. 1999;288:1–35.
13. Plaskos C, et al. Bone cutting errors in total knee arthroplasty. J Arthroplast. 2002;17(6):698–705.
14. Eriksson RA, Albrektsson T. The effect of heat on bone regeneration: an experimental study in the rabbit using the bone growth chamber. J Oral Maxillofac Surg. 1984;42(11):705–11.
15. Song EK, et al. Simultaneous bilateral total knee arthroplasty with robotic and conventional techniques: a prospective, randomized study. Knee Surg Sports Traumatol Arthrosc. 2011;19(7):1069–76.
16. Song EK, et al. Robotic-assisted TKA reduces postoperative alignment outliers and improves gap balance compared to conventional TKA. Clin Orthop Relat Res. 2013;471(1):118–26.
17. Liow MH, et al. Robotic-assisted total knee arthroplasty may lead to improvement in quality-of-life measures: a 2-year follow-up of a prospective randomized trial. Knee Surg Sports Traumatol Arthrosc. 2017 Sep;25(9):2942–51.
18. Karthik K, et al. Robotic surgery in trauma and

orthopaedics: a systematic review. Bone Joint J. 2015;97-B(3):292–9.

19. Smith-Bindman R, et al. Radiation dose associated with common computed tomography examinations and the associated lifetime attributable risk of cancer. Arch Intern Med. 2009;169(22):2078–86.

20. Urish KL, et al. Robotic total knee arthroplasty: surgical assistant for a customized normal kinematic knee. Orthopedics. 2016;39(5):e822–7.

21. Chun YS, et al. Causes and patterns of aborting a robot-assisted arthroplasty. J Arthroplast. 2011;26(4):621–5.

22. Davey SM, et al. Surgeon opinion on new technologies in orthopaedic surgery. J Med Eng Technol. 2011;35(3–4):139–48.

23. Jacofsky DJ, Allen M. Robotics in arthroplasty: a comprehensive review. J Arthroplast. 2016;31(10):2353–63.

24. Moschetti WE, et al. Can robot-assisted unicompartmental knee arthroplasty be cost-effective? A Markov decision analysis. J Arthroplast. 2016;31(4):759–65.

25. Kim KI, et al. Robot-assisted total knee arthroplasty in haemophilic arthropathy. Haemophilia. 2016;22(3):446–52.

26. Park SE, Lee CT. Comparison of robotic-assisted and conventional manual implantation of a primary total knee arthroplasty. J Arthroplast. 2007;22(7):1054–9.

第三篇
髋关节相关技术

第 20 章　全髋关节置换术：MAKO机器人手术系统

John Charnley 爵士的开创性工作和低摩擦关节置换术预示了现代髋关节置换时代的到来。Charnley 认识到关节载荷转移的重要性，并认识到为了使全髋关节置换术保持耐久，需要考虑关节的固定方法[1]和合适的材料[2]。全髋关节置换术的早期结果非常惊人，在 20 年的随访中，最早的骨水泥型全髋关节队列的结果显示，髋臼的假体松动率为 6%，股骨侧的松动率为 2%[3]。遗憾的是，随着年轻队列进入第三个 10 年的长期随访，股骨侧和髋臼侧的松动率都显著增加[4]。在一篇关于 50 岁以下患者的骨水泥Charnley 假体植入物的简报中，只有 46%的患者没有翻修，这表明了骨水泥固定的局限性。在接下来的 20 年里，重心转移到非骨水泥固定，即使是在更年轻、更活跃的患者群体中，非骨水泥固定也大大提高了存活率。McLaughlin[5] 报道了他对 50 岁以下患者进行的最少 20 年的随访结果，股骨侧的松动率为 0%，这些数据清楚地提示髋关节置换的固定方式正在变得更加可预测。

遗憾的是，失败仍然是全髋关节置换术的一个问题。Bozic 等[6] 使用美国住院患者的汇总样本数据发现，最常见的翻修原因是不稳定（22.5%），其次是机械性松动（19.7%）。虽然这些数据代表了从 2005 年到 2006 年的抽样，但机械性松动包括了骨水泥假体的失败、第一代非骨水泥假体的失败和骨溶解诱导的松动。这项研究清楚地表明不稳定和界面相关的失败对全髋关节置换术的长期成功构成了风险。

不稳定是多因素的，包括了患者因素、假体因素和手术因素，而手术因素包括了假体位置[7]。有一个长期坚持的手术原则，即假体的对线对全髋关节置换术后不稳定的风险是有影响的[8]。Lewinnek 描述了长期以来公认的"髋臼安全区"的概念，以降低不稳定的风险。他提出的大约 40° 外展和 15° 前倾的概念似乎是合理的，这也是手术的预期目标。虽然最近有人质疑这种最佳假体位置的"静态"表述[9]，但总的来说，大多数医生都同意这个目标位置对于达到稳定关节来讲是合理的。

除了降低不稳定的风险，减少髋臼位置的异常对于降低界面磨损也是有影响的。Kligman[10] 和合著者证明了在一组初次全髋关节置换术中，外展角越大，聚乙烯的磨损越严重。这种增加磨损的机制被认为是由负荷分布到关节的反作用力的矢量结果。此外，不良的假体组件位置可以导致假体的撞击，撞击在取出的假体中已经得到了证实，并可能对关节和背侧磨损产生深远的影响[11, 12]。从这些数据来看，很明显，优化假体植入位置对于确保假体长期存活以及将不稳定和磨损的风险降至最低至关重要，问题是如何最好地确保可预测的假体位置。

遗憾的是，使用无辅助的传统工具仍然很难实现可重复的假体定位。在一项由经验丰富的关节置换医生在一个高手术量中心进行的 2000 多例全髋关节置换的评估中，Callanan[13] 发现，只有 50% 的髋臼假体是外展和前倾角度处于 Lewinnek 安全区的。即使是使用机械导向器，假体植入位置也是变化很大的。在一项我本人使用其中一种器械进行的初次全髋关节置换的系列患者中，以 40° 为目标，但髋臼的实际外展角范围为 22° ~ 57°[14]。虽然侧卧位的患者体位变化可能在这个大范围内起了一定作用，但显然这一结果是不可接受的。这些观察结果刺激了许多医生寻求替代方法来改进假体的对线。

人们从过去和现在一直对通过技术实现这一目标抱有兴趣，最初是从计算机导航开始的。导航，无论是使用图像引导还是免成像技术，都受到了一定程度的热烈欢迎，并被应用到日常实践中。然而，导航的局限性之一是髋臼假体前倾的重复性不一致。在一项比较徒手和免成像导航的微创全髋关节置换的比较研究中，Sendtner 观察到假体的位置有所改善但是髋臼的前倾角变化范围很大，髋臼的外展角相对比较稳定[15]。这些引发了人们对机器人辅助工具的兴趣，机器人辅助工具可以改善髋关节的定位。

机器人辅助全髋关节置换术（rTHA）作为一种主动机器人系统于 25 年前首次引入[16]。主动机器人可以被认为是自我驱动的。这种机器人系统的基础是基于计算机辅助设计和制造的原理，一旦术前计划制订出来，计算机驱动的磨钻和锉刀就可以准确地为假体植入准备好骨床，研究人员可以验证骨床准备和假体植入的准确性。虽然受到许多中心的欢迎，但批评者指出，主动式机器人在手术过程中医生缺乏直接控制，因此，主动机器人的替代品已经发展起来了。

20 世纪 90 年代末，Z-KAT 公司的研究人员开始研究一种新型医用机器人系统。计算机辅助外科手术的独特方法侧重于使用触觉来引导医生完成医学任务。触觉引导机器人领域涉及触觉和本体感觉。触觉引导定义了外科医生可以操作的边界，从而在手术过程中保持控制。Z-KAT 的原始技术是基于与美国麻省理工学院（MIT）的研究人员共同开发的全臂机械手（Whole Arm Manipulator, WAM）。2004 年，Z-KAT 成为 Mako 外科

公司，由 Rony Abovitz 和 Arthur Quaid 领导的团队证明了在骨科领域使用触觉引导技术的概念，第一次临床应用是在部分膝关节置换术中，它在全髋关节置换术中的应用是该技术的合理延伸。

手术技术

使用 Mako 系统（Stryker, Fort Lauderdale, FL）的触觉引导全髋关节置换术源自患者术前的骨盆和股骨近端的 CT 扫描，还要包括股骨远端的扫描来确定髁的轴线，从而计算股骨的前倾角。从这些图像中，骨盆和髋关节的解剖被精确地测量，一组分割专家来确认患者的骨骼结构，兴趣区包括髋关节长度、偏心距和股骨前倾角（图 20.1）。如果需要，长度和偏心距可以与对侧进行比较。然后进行全髋关节置换的三维规划。

默认的髋臼假体安放在解剖位置，定义为泪滴间线水平、外展 40°、前倾 20°，前倾是基于 CT 扫描的平面。在确定髋臼假体大小时，规划的边界是以科勒线为内侧、低于闭口以及软骨下骨板的外上缘。计划的髋臼杯位置可以在所有的三个平面上调整：内外、头尾和前后。髋臼杯计划的位置通常会造成旋转中心的改变，这应该通过股骨侧的适当调整来匹配（图 20.2）。

此时，进行股骨假体的三维规划。使用经过计算机辅助设计的模型已被整合到规划软件中的假体，可以确定最佳股骨柄的精确安放位置。需要注意的因素包括假体柄几何形状对于肢体长度、偏心距和前倾角的影响。在确定髋臼理想前倾角度时需要考虑股骨的前倾（图 20.3a）。Dorr[17] 描述的联合前倾角的概念是非常有用的。考虑到在股骨侧调整前倾时通常没有多少余地，特别是使用非骨水泥假体时，可以通过调整髋臼的前倾来获得理想的联合前倾角。至此，术前计划

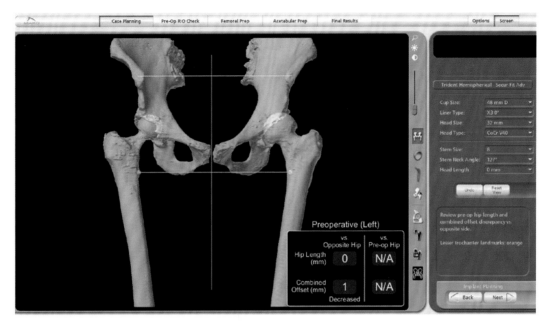

图 20.1　采用 Mako 系统（Stryker, Fort Lauderdale, FL）的触觉引导全髋关节置换术，需要患者术前的骨盆 CT 扫描，包括了髋关节的长度、偏心距和股骨前倾角

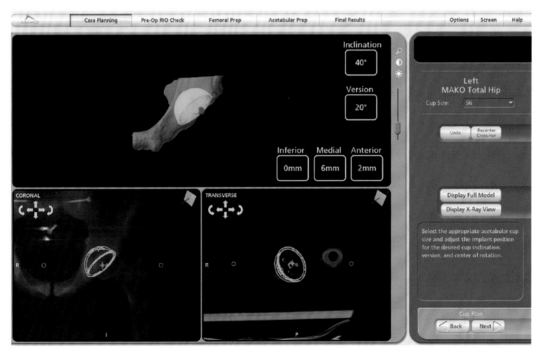

图 20.2　规划的髋臼杯位置通常会造成旋转中心位置的改变，需要在股骨侧进行相应的调整

完成了。计算机对最终重建结果的预测可以在计算机屏幕上看到（图 20.3b）。

触觉引导的髋关节置换原理上需要机器人和驱动其功能的计算机之间有精确的信息流，精确了解患者的空间位置以及机器人、终端效应器的工作情况，这对于系统的运行至关重要。在实际的手术切开之前，需要进行机器人的注册。为了完成注册，需要在机械臂的终端安装上具有多个反射球的定位架（图 20.4a，b）。除了机械臂的终端，机器人自身的位置也需要追踪附着在机器人外壳前部的定位架来捕获。通常以放在手术台头部

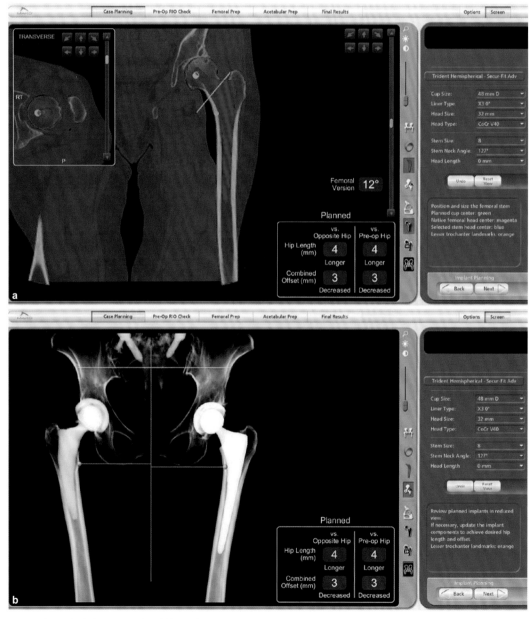

图 20.3 （a）在确定理想的髋臼前倾的角度时必须要考虑到股骨侧的前倾角；（b）电脑屏幕上可以看到计算机模拟的最终重建的结果

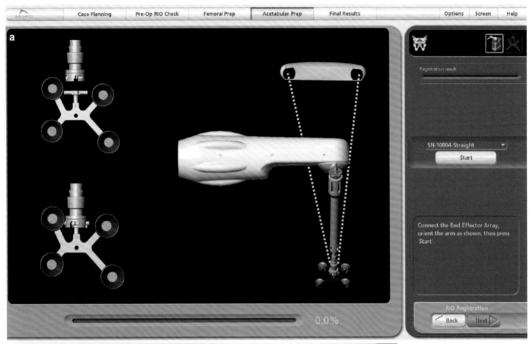

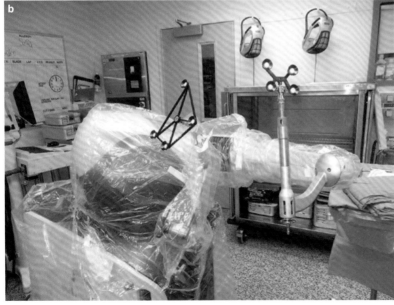

图 20.4　（a, b）在手术切开之前，要用机械臂的终端效应器对机器人进行注册，在终端效应器上安装有多个反射标志物的定位架

的光源和定位架来确定机器人系统的空间位置。一旦机器人注册完成，就可以开始手术显露了。

虽然最初是采用的后外侧入路，其实触

觉引导的全髋关节置换手术可以通过各种手术入路完成。手术显露上唯一的调整是需要在骨盆上置入追踪器的外架。尽管是可以把固定钉钉在伤口内的，但绝大多数医生还是选择钉在髂嵴上，骨盆追踪的固定钉可以在髋臼准备前的任何手术时间放置。

手术暴露后，进行股骨注册。在股骨近端放置一个定位架和一个小的定位螺钉，来验证注册的准确性。根据计算机软件的指示，使用注册探针在股骨近端进行多点的注册（图20.5）。这些点与术前获得的CT扫描相验证，注册的可接受误差应小于0.5 mm。一旦股骨注册完成，即可根据术前计划确定股骨颈截骨的精确水平。

基于联合前倾角的概念，先准备股骨，可以使用钻锉结合的技术，也可以只使用锉的技术，最后一把锉置入后即可以测量旋转中心和股骨前倾角了（图20.6）。基于测量的结果再决定髋臼前倾进行增加或减少的调整。另外，股骨假体选择的改变也会影响腿长和偏心距，这也需要同时考虑。

髋臼侧的准备始于髋臼的注册。骨盆追踪定位器的固定钉可以钉在髂嵴上，也可以

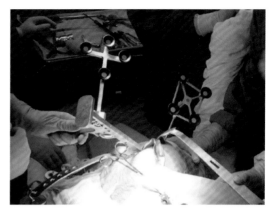

图20.6 插入最后一把髓腔锉之后就可以对旋转中心和前倾角进行测量了

钉在伤口内。骨盆验证点螺钉可在任何时候用于确定注册的完整性，然后插上定位架。和股骨注册相似，骨盆的注册是用探针在髋臼进行多点的确认（图20.7）。这些点也要与术前CT扫描获得的解剖模型相匹配。注册完成后就可以进行触觉引导的髋臼准备了。

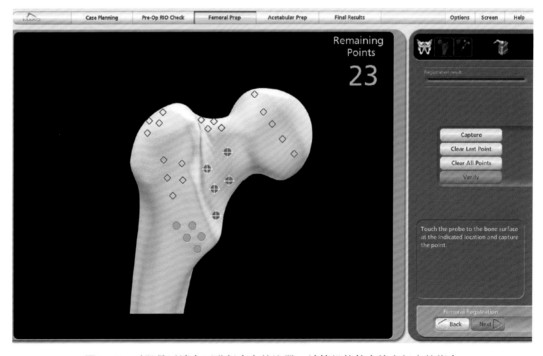

图20.5 对股骨近端表面进行多点的注册，计算机软件会给出相应的指令

髋臼磨锉是在触觉圆锥内进行的，这意味着当髋臼锉的尖端受到制约时，允许髋臼锉可以在圆锥区域内移动便于切除预设的骨量。这一特性允许医生保持对磨锉功能的控制（图 20.8a, b）。一些医生喜欢使用和髋臼假体相对应尺寸的单个髋臼锉来磨锉，而我倾向于使用多个髋臼锉按顺序依次磨锉，这样可以避免锉篮内填充过多的锉下来的骨屑，并可以监控所有的磨锉平面。记住，如果你的注册是错误的，那么，锉骨的定位和深度就可能是错误的。

髋臼磨锉完成后进行髋臼假体的植入，

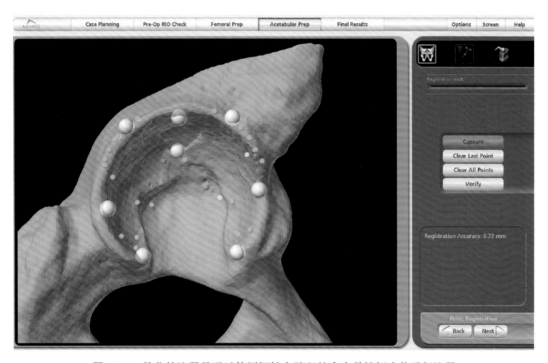

图 20.7　骨盆的注册是通过使用探针在髋臼的多个骨性标志物进行注册

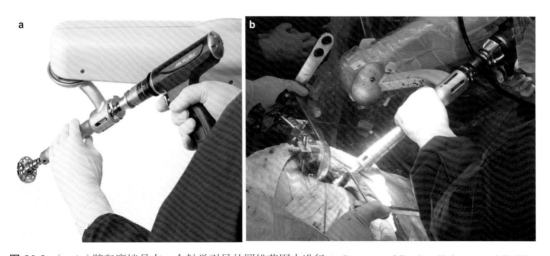

图 20.8　（a, b）髋臼磨锉是在一个触觉引导的圆锥范围内进行 (a Courtesy of Stryker, Kalamazoo, MI, USA)

将髋臼假体安装在终端效应器上，再次确定
注册无误后，即可进行敲击安装了。不同于
髋臼的磨锉，臼杯的安装是在直线上触觉反
馈，这意味着系统不允许假体的定位出现
偏移，必须与预设位置保持一致（图 20.9）。
一旦髋臼假体安装到位，用探针沿臼杯的边
缘选取 5 个点来验证臼杯的位置（图 20.10）
并最终确定下来。这通常是符合术前计划
的，但可能出现微小的偏差，尤其是在极端
致密的硬化骨的情况下。安装臼杯内衬之后
即可复位髋关节。由于骨盆和股骨上有定位
架，我们就可以看到复位后的参数结果，可
以看到基于新的旋转中心的肢体长度和偏心
距的变化。基于这些参数的变化，手术医生
可以调整假体的长度和偏心距来达到预期的
目标。

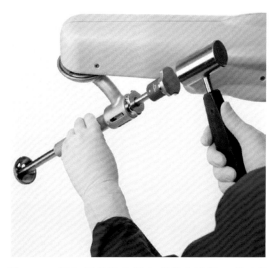

图 20.9　髋臼杯的植入是在直线上进行，意味着系统不允许假体的位置与预先确定的位置有偏差（Courtesy of Stryker, Kalamazoo, MI, USA）

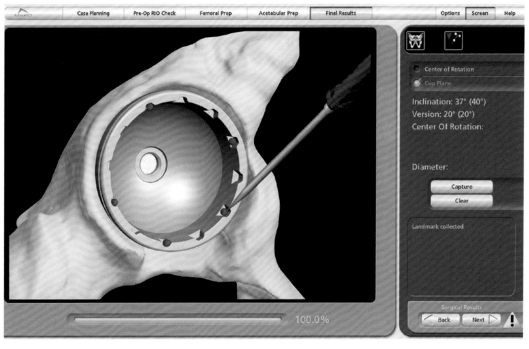

图 20.10　一旦髋臼杯安装到位，可以用探针围绕臼缘选取 5 个点来确认臼杯的位置

确认

临床前确认

这种技术是工程师、计算机软件专家、假体设计者和手术医生努力的结果。在临床应用之前，确保精确度和准确性以及安全性的临床前验证至关重要。鉴于这项技术的前提是优于传统的手动植入假体，最初的工作目标是在一系列尸体标本上进行手动和机器人辅助髋关节置换术的比较和对照[18]。6 具骨盆到足的尸体标本（12 髋臼）根据已制订的方案接受标准前后位 X 线和 CT 扫描，作为触觉引导全髋关节置换术前计划的一部分。包含了不同的髋臼尺寸、肢体长度和偏心距。每个标本被随机分配到一侧手动植入THR，对侧接受机器人引导 THR。所有的操作都是由一个熟悉两种技术的医生采用后外侧入路进行的。以外展 40°、前倾 20° 为

目标，我们感兴趣的是假体的最终位置。手动操作是使用市场上通用的手持导向器。机器人操作采用上面所述的方法。植入后所有标本都进行了术后 CT 扫描，使用基于 CT 扫描的三维配准方法计算实际植入角度和计划角度的差异（图 20.11）。使用相同的骨盆校准平面对 CT 扫描进行校准。臼杯位置的准确性通过计算平均方根误差（RMS）来计算。

这一初步验证工作的结果表明，与机器人辅助相比，使用手动植入技术的髋臼假体位置的误差，外展角的误差大 5 倍，前倾角的误差大 3.4 倍（图 20.12）。这些结果证实了这种触觉引导系统相比手动植入技术提高了精确度和准确性，激发了将机器人应用于临床的积极性。

临床确认

和任何新技术一样，尽管建立概念的基

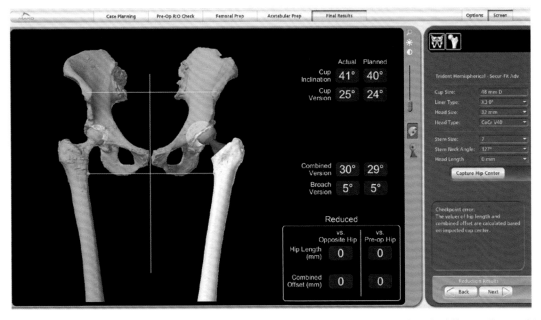

图 20.11　植入完成后所有的标本接受术后 CT 扫描，利用基于 CT 的三维注册方法来计算植入位置和计划位置之间的差距

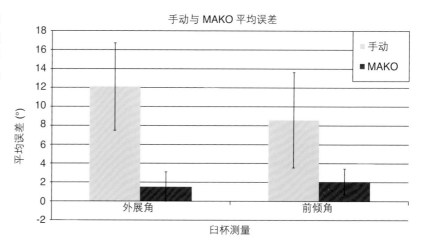

图 20.12 最初的确认工作的结果证实，手动植入髋臼杯的偏差外展角是机器人辅助的 5 倍，前倾角是机器人辅助的 3.4 倍

础科学工作至关重要，但最终需要将新思想转化为临床实践才能被广泛采用。作为一项多中心的研究，首批临床验证研究之一由 4 个美国中心进行，其中包括了最初的手术医生设计团队成员[19]。每个中心提供 30 个患者（共计 120 髋），所有患者都使用 RIO® 系统（Robotic Arm Interactive Orthopaedic System, Mako）。所有患者皆采用侧卧位、非骨水泥半球形髋臼假体。术前 CT 扫描，术前预期的外展角是 40°，根据性别和活跃度的临床参数将计划的臼杯前倾角设为联合前倾角在 25° ~ 40°。术后假体位置的评价通过前后位骨盆片和水平投照侧位，使用 Martell Hip Analysis Suite ™ 测量外展角和前倾角。使用术前计划和术中机械臂的 95% 预测区间是外展 3.5°、前倾 3.6°。从术前计划到术中测量以及最终的术后测量的外展角

和前倾角的一致性见表 20.1。这一研究的结果清楚地表明，与依靠手动器械或解剖标志的传统植入技术相比，髋臼假体的放置精度有了很大的提高。

临床研究

自从这份报告之后，又有几个其他的临床研究关注这项技术的准确性。Kanawade 等[20] 报道的 38 例使用这种机器人技术进行全髋关节置换的患者，使用术后 CT 作为假体位置的检测方法，作者证明 88% 的外展角和 84% 的前倾角是在假体预计目标的 5° 以内。Domb 等[21] 报道了他们早期使用机器人的经验，并与一组传统方法的全髋关节置换相比较，作者发现 100% 的机器人辅助

表 20.1 研究中髋臼假体外展角和前倾角的平均值，分别显示术前计划、术中测量结果和术后利用 Martell 方法测量的结果

	术前计划	术中机械臂测量	Martell 放射学测量
外展角	40.0° ± 1.2°	39.9° ± 2.0°	40.4° ± 4.1°
前倾角	18.7° ± 3.1°	18.6° ± 3.9°	21.5° ± 6.1°
数量（n）	119	119	110

From Elson et al.[19], with permission

髋臼都在预计的安全区内，而常规方法只有 80%。

这项技术的实用性也已经在队列研究中证实。历史上，当使用传统方法时，肥胖已被证明损害了假体定位的准确性，异常值比例更高。Gupta[22] 和研究人员利用机器人辅助的全髋关节置换后发现，体重指数对于臼杯安装的准确性没有影响。一些人质疑机器人辅助技术是否在最近其他方法如透视引导技术发展的情况下还有必要。Kamara 等[23] 研究了高手术量中心的经验，该中心采用手动、透视辅助和机器人辅助技术来做全髋关节置换术，研究的结论是，根据他们的经验，与其他技术相比，机器人辅助方法在假体安放的准确性方面带来了显著和即时的改进。Illgen 等[24] 也反映了这些发现，他们比较了三组的髋臼安放位置，这三组分别是早期执业时手动结果、执业 10 年以后采用的手动结果和他第一个 100 例机器人辅助手术的结果，在机器人辅助组 77% 的假体在安全区，而他早期的手动结果组只有 30% 在预期目标内，10 年后才提高到 45%。

虽然有明确的共识认为机器人辅助髋关节置换提高了假体定位的精确度，但不太清楚的是这项技术对临床结果改善的影响。Bukowski 等[25] 的比较队列：100 例机器人辅助全髋关节置换和一系列手动全髋关节置换的联系队列，结果评价包括 SF-12、WOMAC、洛杉矶加州大学（UCLA）活动评分和修整版 Harris 髋关节评分。评价随访大概 1 年，机器人辅助组表现出明显更好的 Harris 髋关节评分和 UCLA 活动评分，而 WOMAC 和 SF-12 评分没有明显区别。

在一项机器人辅助髋关节置换的关键分析中，Newman 等[26] 对评价临床结果的文章进行了系统回顾。虽然使用机器人技术在统计上改善了假体位置和对线，但很难证明患者报告结果的短期改善。前面提到的一些研究[18, 21] 已经证明了使用机器人辅助系统

可以减少腿长差异，但是该系统目前还没有改善临床评分的结果。尽管如此，由于改进假体定位的效果可能只有在评估磨损和功能的长期结果时才能得到最好的评价，因此必须持续监测患者的表现。

总之，使用 Mako 计算机辅助全髋关节置换术无疑提高了髋臼假体位置的准确性，并且有助于改善肢体长度和偏心距。三维规划和实施是改进髋关节置换的一个令人兴奋的新进展。此外，由于与脊柱骨盆疾患的关联，将该技术与提高对髋关节功能对线的理解相结合，应该是改善髋关节置换术后结果的下一个合理步骤。

（Douglas E. Padgett, David J. Mayman,

Seth A. Jerabek 著 李子剑 译）

参考文献

1. Charnley J. A biomechanical analysis of the use of cement to anchor the femoral head prosthesis. J Bone Joint Surg Br. 1965;47:354–63.
2. Charnley J. An artificial bearing in the hip joint: implications in biological lubrication. Fed Proc. 1966;25(3):1079–81.
3. Schulte KR, Callaghan JJ, Kelley SS, Johnston RC. The outcome of Charnley total hip arthroplasty with cement after a minimum twenty-year follow-up. The results of one surgeon. J Bone Joint Surg Am. 1993;75(7):961–75.
4. Warth LC, Callaghan JJ, Liu SS, Klaassen AL, Goetz DD, Johnston RC. Thirty-five-year results after Charnley total hip arthroplasty in patients less than fifty years old. A concise follow-up of previous reports. J Bone Joint Surg Am. 2014;96(21):1814–9.
5. McLaughlin JR, Lee KR. Total hip arthroplasty with an uncemented tapered femoral component in patients younger than 50 years of age: a minimum 20-year follow-up study. J Arthroplast. 2016;31(6):1275–8.
6. Bozic KJ, Kurtz SM, Lau E, Ong K, Vail TP, Berry DJ. The epidemiology of revision total hip arthroplasty in the United States. J Bone Joint Surg Am. 2009;91(1):128–33. https://doi.org/10.2106/JBJS.H.00155.
7. Padgett DE, Warashina H. The unstable total hip replacement. Clin Orthop Relat Res. 2004;420:72–9. Review
8. Lewinnek GE, Lewis JL, Tarr R, Compere CL, Zimmerman JR. Dislocations after total hip-

replacement arthroplasties. J Bone Joint Surg Am. 1978;60(2):217–20.

9. Esposito CI, Gladnick BP, Lee YY, Lyman S, Wright TM, Mayman DJ, Padgett DE. Cup position alone does not predict risk of dislocation after hip arthroplasty. J Arthroplast. 2015;30(1):109–13.

10. Kligman M, Michael H, Roffman M. The effect of abduction differences between cup and contralateral acetabular angle on polyethylene component wear. Orthopedics. 2002;25(1):65–7.

11. Kligman M, Furman BD, Padgett DE, Wright TM. Impingement contributes to backside wear and screw-metallic shell fretting in modular acetabular cups. J Arthroplast. 2007;22(2):258–64.

12. Shon WY, Baldini T, Peterson MG, Wright TM, Salvati EA. Impingement in total hip arthroplasty a study of retrieved acetabular components. J Arthroplasty. 2005;20(4):427–35.

13. Callanan MC, Jarrett B, Bragdon CR, Zurakowski D, Rubash HE, Freiberg AA, Malchau H. The John Charnley Award: risk factors for cup malpositioning: quality improvement through a joint registry at a tertiary hospital. Clin Orthop Relat Res. 2011;469(2):319–29. https://doi.org/10.1007/s11999-010-1487-1.

14. Padgett DE, Hendrix SL, Mologne TS, Peterson DA, Holley KA. Effectiveness of an acetabular positioning device in primary total hip arthroplasty. HSS J. 2005;1(1):64–7.

15. Sendtner E, Schuster T, Wörner M, Kalteis T, Grifka J, Renkawitz T. Accuracy of acetabular cup placement in computer-assisted, minimally-invasive THR in a lateral decubitus position. Int Orthop. 2011;35(6):809–15.

16. Paul HA, Bargar WL, Mittlestadt B, Musits B, Taylor RH, Kazandides P, Zuhars J, Williamson B, Hanson W. Development of a surgical robot for cementless total hip arthroplasty. Clin Orthop Relat Res. 1992;285:57–66.

17. Dorr LD, Malik A, Dastane M, Wan Z. Combined Anteversion technique for total hip arthroplasty. Clin Orthop Relat Res. 2009;467(1):119–27.

18. Nawabi DH, Conditt MA, Ranawat AS, Dunbar NJ, Jones J, Banks S, Padgett DE. Haptically guided robotic technology in total hip arthroplasty: a cadaveric investigation. Proc Inst Mech Eng H. 2013;227(3):302–9.

19. Elson L, Dounchis J, Illgen R, Marchand RC, Padgett DE, Bragdon CR, Malchau H. Precision of acetabular cup placement in robotic integrated total hip arthroplasty. Hip Int. 2015;25(6):531–6.

20. Kanawade V, Dorr LD, Banks SA, Zhang Z, Wan Z. Precision of robotic guided instrumentation for acetabular component positioning. J Arthroplast. 2015;30(3):392–7.

21. Domb BG, El Bitar YF, Sadik AY, Stake CE, Botser IB. Comparison of robotic-assisted and conventional acetabular cup placement in THA: a matched-pair controlled study. Clin Orthop Relat Res. 2014;472(1):329–36.

22. Gupta A, Redmond JM, Hammarstedt JE, Petrakos AE, Vemula SP, Domb BG. Does robotic-assisted computer navigation affect acetabular cup positioning in total hip arthroplasty in the obese patient? A comparison study. J Arthroplast. 2015;30(12):2204–7.

23. Kamara E, Robinson J, Bas MA, Rodriguez JA, Hepinstall MS. Adoption of robotic vs fluoroscopic guidance in total hip arthroplasty: is acetabular positioning improved in the learning curve? J Arthroplast. 2017;32(1):125–30.

24. Nd IRL, Bukowski BR, Abiola R, Anderson P, Chughtai M, Khlopas A, Mont MA. Robotic-assisted total hip arthroplasty: outcomes at minimum two-year follow-up. Surg Technol Int. 2017;25(30):365–72.

25. Bukowski BR, Anderson P, Khlopas A, Chughtai M, Mont MA, Illgen RL. Improved functional outcomes with robotic compared with manual total hip arthroplasty. Surg Technol Int. 2016;XXIX:303–8.

26. Newman J, Carroll K, Cross MB. Robotic-assisted total hip arthroplasty: a critical appraisal. Dovepress. 2014;2014(1):37–42. https://doi.org/10.2147/RSRR.S54420.

第 21 章　全髋关节置换术：TSolution One 机器人手术系统

全髋关节置换术（THA）被广泛地用于治疗晚期髋关节骨关节炎，可以达到减轻疼痛、恢复功能的目的。这是一个成功的手术，临床结果达到 10 年生存率超过 95%，随访 25 年存活率达到 80%[1, 2]。2009 年在美国初次 THA 数量继续增长，达到 284 000 例，这个数字预计还会继续增长，在 2020 年会达到 511 000 例[3]。髋关节置换手术的成功取决于很多因素，包括强大的骨整合以防止股骨假体松动[4, 5] 及正确的假体位置以延长假体存活率和减少脱位[6, 7]。技术的发展，包括计算机辅助导航、机器人等技术，可以提高假体安放的准确性，减少误差，达到改善长期结果的目标。这些技术与传统技术相比可以明显优化假体安放的位置[8]。

全髋关节置换术中使用的第一个主动机器人系统是 ROBODOC（THINK Surgical Inc., Fremont, CA），该系统基于传统的计算机辅助设计（CAD）和计算机辅助制造（CAM）系统。TSolution One 系统（THINK Surgical Inc., Fremont, CA）基于传统技术研发出 ROBODOC，可以提供髋臼磨锉、假体植入向导，还可以提供股骨侧准备方面的参考。TSolution One 的术前计划和技术描述如下，在一些细节上是基于资深作者（WLB）的经验。

手术技术

这项技术从基于 CT 扫描的术前计划开始（图 21.1）。从这个扫描中，利用术前创建的规划软件 TPLAN 可以重建出详细的患者的三维病理髋关节解剖。然后用户在 TPLAN 中创建手术计划的 3D 模板，包括股骨和髋臼的部分。用户可以从一个 510（k）的开放库中选择植入物，这就意味着使用者可以不局限于一个单品种的植入物或制造商。外科医生能控制假体定位的各个方面，包括股骨侧的旋转、倾斜、适配以及髋

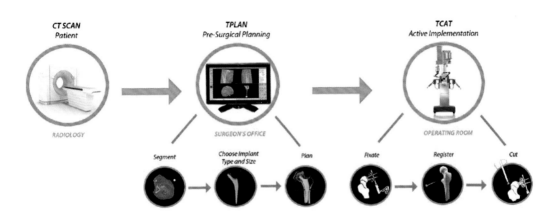

图 21.1　TSolution One 的工作流程（Courtesy of Think Surgical Inc., Fremont, CA, USA）

臼侧的前倾和外展（图 21.2）。一旦计划完成，就可以上传至 TCAT 了。

TCAT 机器人是一个基于 CAD-CAM 原理的主动系统机器人，它可以遵循预定的路径。更具体地说，它主动磨锉的股骨髓腔为计划的亚毫米级别精度。与触觉系统不同在于，用户在预先设定的范围内手动引导机器人手臂。髋臼部分程序目前使用标准的磨锉系统和电动工具，而 TCAT 则按照计划指导外科医生，在磨锉髋臼和打击时均是按照预定的方向进行。

在 OR 中，术前计划通过传输媒介被上传到 TCAT 中，软件需要用户来确认计划，这也作为手术的一部分。系统当前支持常规手术台上的标准的后外侧入路，而直接前路手术也正在研发当中。一旦髋关节暴露和脱位完成，放置牵开器来保护软组织，此时就创造了允许机器人工作的空间。

与常规的 THA 不同的是，该系统最初保留了股骨头来向机器人展示与股骨的相对关系（图 21.3）。使用一枚 Schanz 钉钻入股骨头，与机器人的基座牢固固定（图 21.3）。

使用一个连接在机器人上数字化的探针，采用点对面的配准方法，可以将暴露的骨面数字化（图 21.4）。TCAT 监视器引导外科医生通过基于 CT 的三维模型区域点集来分析图像。一旦注册完成，磨锉就会以每分钟 8 万转的速度开始锉骨，使用生理盐水来清洗骨碎片（图 21.5）。根据假体的型号及大小，实际的锉骨过程需要 5 ~ 15 分钟。

带有安全功能的骨骼运动监控器（bone

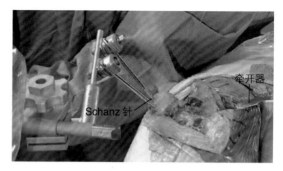

图 21.3 术中固定。一旦髋关节暴露和脱位完成后，放置牵开器保护软组织进而提供机器人的工作空间。将 Schanz 针固定在股骨头上，然后牢固固定在机器人的基座上

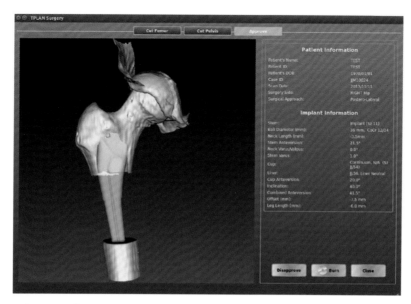

图 21.2 TPLAN 辅助下假体定位。医生可以控制假体股骨侧的旋转、倾斜、适配，以及髋臼侧的前倾和外展

motion monitor, BMM）也附着在股骨上，同时有 2 个复位标志物（图 21.4）。BMM 如果感知到股骨相对于原来的位置活动了，可在任何活动期间暂停机器人。然后医生可将数字化恢复标志物重新注册，继续磨锉过程。

对于髋臼部分，机器人将恢复标志物固定在患者的骨盆上，一旦医生使用数字化仪器注册了髋臼的位置，机械臂就会移动到术前计划所拟定的位置（图 21.6）。一个通用快速连接装置可以让医生将标准铰刀安装在机械臂上，机器人将铰刀固定在适当的位置时进行磨锉。当髋臼准备完成后，机械臂上连接髋臼杯打击器，依照术前计划的方向，假体被植入患者体内（图 21.7）。然后，就

可以使用数字转换器收集髋臼杯表面的点，同术前计划的位置相比对。

结果

虽然 TSolution One 系统在市场上是全新的，但它的基本的操作原理用的是老系统，ROBODOC 被用于成千上万的 THA 和 TKA 临床病例。表中的数据综述了全髋关节置换术的临床研究（表 21.1）。ROBODOC 系统只可以做股骨侧的主动准备，并不能做髋臼杯部分的任何指导。

在美国的第一组机器人临床病例由

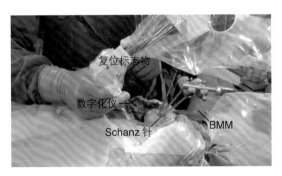

图 21.4　术中注册流程。点对面的注册方法是使用连接到机器人上的探针来接触暴露的骨质，就是采用配准方法对曲面进行数字化处理，称为数字化仪。带有安全功能的骨骼运动监控器（BMM）也附着在股骨上，同时有 2 个复位标志物

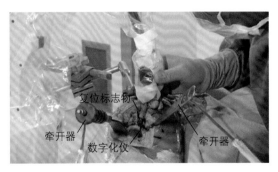

图 21.6　术中髋臼注册。针对髋臼部分的程序，机器人被复位标志物固定在患者的骨盆上，医生通过数字化仪器记录髋臼的位置

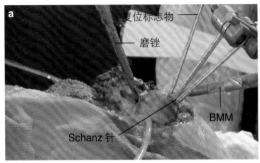

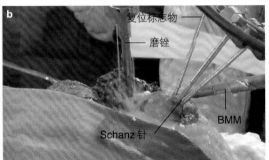

图 21.5　术中切骨过程。一旦注册完成，磨锉就以 8 万转 / 分钟的速度开始（a），生理盐水用于冲洗以清除骨碎片（b）

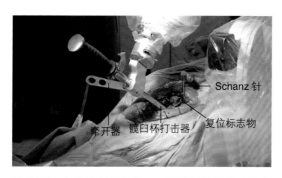

图 21.7　术中髋臼杯安放。一旦髋臼的准备工作完成，髋臼杯的打击器就被安装在机械臂上，根据术前计划好的方向，髋臼杯被植入到合适位置

表 21.1　ROBODOC 辅助全髋关节置换的临床研究总结，数值均为 ROBODOC 手术 / 传统手术的比较

研究	手术	病例数
Bargar et al. US[9]	THA	65/62
Bargar et al. Germany[9]	THA	900/-
Honl et al.[10]	THA	61/80
Nishihara et al.[14]	THA	75/-
Nishihara et al.[12]	THA	78/78
Hananouchi et al.[13]	THA	31/27
Schulz et al.[16]	THA	143/-
Nakamura et al. [11]	THA	75/71

Bargar 等报道，同期的第一批 900 例全髋关节置换术在德国开展。美国的病例包括了 65 例机器人手术，对照组是 62 例常规手术，采用前瞻随机对照研究设计，结果表明两组功能在术后 3 个月、1 年、2 年都没有差别。从影像学角度看，机器人组的压配和假体位置更优。机器人组的手术时间和出血有明显增加，但没有股骨骨折，而对照组有 3 例骨折。在德国，他们报道了 870 例初次和 30 例翻修的 THA 病例，24 个月随访时 Harris 髋关节评分从术前的 43.7 分上升到术后的 91.5 分。并发症发生率与常规手术相似，而这些机器人手术病例没有术中的股骨骨折。

关于机器人系统和传统技术的比较已经

有多个前瞻性随机对照的临床研究，Honl 等[10] 研究对比了 74 例机器人手术病例和 80 例常规手术病例，发现在肢体的等长、股骨柄的内外翻方面，机器人组相对于常规手术组有统计学的差异。他们发现，在排除翻修病例之后，6 个月和 12 个月的随访证实 Harris 评分、肢体长度差异、假体对线方面，机器人组表现更优。Nakamura 等[11] 比较了 75 个机器人病例和 71 个常规病例，他们发现机器人组在 2 年和 3 年随访时，JOA 评分相对较高，但是 5 年的随访则没有差别了。机器人组在肢体不等长（0 ~ 12 mm）方面相对于传统组（0 ~ 29 mm）误差更小。他们还发现在术后 2 年和 5 年随访中，传统手术组股骨近端有明显的应力遮挡，也就意味着骨的丢失。Nishihara 等[12] 比较了两组各有 78 名受试者，发现机器人组在术后 2 年具有更好的 Merle D'Aubigne 髋关节评分。常规手术组术中发生了 5 例骨折，机器人组没有骨折。常规组也发现有更多的失血、更深的假体安放、股骨柄尺寸过小、股骨前倾位置不佳。然而，机器人组的手术时间要相对于传统组延长 19 分钟。Hananouchi 等研究了[13] 机器人磨锉的精确度，可以实现有效的从假体向骨的载荷转移。他们比较了 31 例机器人髋和 27 例常规髋的假体周围骨重塑，使用双能 X 线吸收（DEXA）技术测量骨密度。他们发现机器人组假体近端骨丢失明显减少，而在 Merle d'Aubigne 髋关节评分方面则没有差异。

在 2004 年，Nishihara 等对基于探针技术的机器人进行了评价，主要是关于股骨髓腔准备的准确性。与其他研究中使用的点对面的注册不同，这一版本需要在 CT 扫描之前将基准标志放置在骨上。他们在 75 例全髋关节置换术中发现，术前计划和术后 CT 扫描结果的差异小于 5%，髓腔填充小于 1 mm 间隙，内外和前后方向的对线误差小于 1°，没有骨折或其他并发症的报道。

Lim 等[15]专门研究了股骨柄植入后短期内对线准确性和临床结果的联系。在一组24 个机器人病例和 25 个传统病例中，机器人病例组的股骨柄对线和肢体不等长明显改善，而 Harris 髋关节评分、WOMAC 评分、随访 24 个月的并发症两组没有统计学的显著差异。

一些研究报道了 ROBODOC 使用中出现的并发症。Schulz 等[16]报告了自 1997 年到 2002 年 143 例连续手术病例中的 97 例，发现有 9 例技术相关的并发症发生。其中 5 例出现在安全系统按设计工作防止不必要的骨切割和损伤时，BMM 暂停切割，要求用户重新进行注册。其余并发症包括 2 例股骨骨裂，需要使用钢丝环扎，1 例研磨装置导致的髋臼缘损伤，1 例磨锉造成大转子损伤。这 4 例并发症与其他研究 ROBODOC 手术的报道[9, 11, 12, 14]不同，此项报道中发现的并发症的发生率反而和传统手术差不多。然而尽管有这些并发症，其功能结果和放射学结果仍然可与传统技术相媲美。

在前面提到的 Honl 等[10]的研究中，他们发现在机器人辅助组脱位更为常见，61 例患者中有 11 例发生脱位，而对照组的 80 人中只有 3 人脱位。同时，机器人组的 61 例患者中的 8 例因复发性脱位和明显的跛行进行了翻修手术，常规手术组的 78 例则没有翻修。在所有翻修手术中都观察到了臀中肌肌腱的断裂。

两篇文章中所报道的并发症可以归结为人为的错误而不是机器人的误差。外科医生在使用系统时有一定的责任，比如为每个病例选择合适的植入物，建立一个合适的术前计划，通过牵拉和保护软组织来给机器人创造工作空间，以及持续监测切骨，控制手柄能够在任何时候停止系统。通过执行这些职责，那么研究中提到的这些并发症就是可以预防的。

结论

自 1992 年起，使用 ROBODOC 系统的机器人外科手术第一次在美国开展，当前的 TSolution One 就是基于此研发的。目前在世界各地已经完成了成千上万的机器人髋关节置换手术，临床结果清楚地证明了机器人技术在准确性和可重复性方面有明确的优势。这些优势可以改善患者的长期结果[17]。

尽管在个体化患者的髋关节假体"理想位置"方面还存在许多争论，但毫无疑问的是机器人技术可以帮助外科医生达到他们的目标。这项技术可能会对确定理想的假体位置有所帮助，因为它的使用可以帮助消除外科医生之间的差异，也允许进行各种技术之间的比对。在所有病例中，手术机器人已经证明了精度的提高可以改善长期的结果。

（William L. Bargar, Nathan A. Netravali 著
李　锋译）

参考文献

1. Kurtz S, Ong K, Lau E, Mowat F, et al. Projections of primary and revision hip and knee arthroplasty in the United States from 2005 to 2030. J Bone Joint Surg. 2007;89(4):780–5.
2. National Joint Registry for England and Wales. 7th annual report. National Joint Registry: Hemel Hempstead, 2010.
3. Kurtz SM, Ong KL, Lau E, et al. Impact of the economic downturn on total joint replacement demand in the United States. J Bone Joint Surg. 2014;96(8):624–30.
4. Paul HA, Bargar WL, Mittlestadt B, Musits B, Taylor RH, Kazanzides P, Zuhars J, Williamson B, Hanson W. Development of a surgical robot for cement-less total hip arthroplasty. Clin Orthop Relat Res. 1992;285:57–66.
5. Bobyn JD, Engh CA. Human histology of bone-porous metal implant interface. Orthopedics. 1984;7(9):1410–21.
6. Barrack RL. Dislocation after total hip arthroplasty: implant design and orientation. J Am Acad Orthop Surg. 2003;11(2):89–99.

7. Miki H, Sugano N, Yonenobu K, Tsuda K, Hattori M, Suzuki N. Detecting cause of dislocation after total hip arthroplasty by patient-specific four-dimensional motion analysis. Clin Biomech. 2013;28:182–6.

8. Sugano N. Computer-assisted orthopaedic surgery and robotic surgery in total hip arthroplasty. Clin Orthop Surg. 2013;5:1–9.

9. Bargar WL, Bauer A, Börner M. Primary and revision total hip replacement using the Robodoc® system. Clin Orthop Relat Res. 1998;354:82–91.

10. Honl M, Dierk O, Gauck C, Carrero V, Lampe F, Dries S, Quante M, Schwieger K, Hille E, Morlock M. Comparison of robotic-assisted and manual implantation of primary total hip replacement: a prospective study. J Bone Joint Surg. 2003;85:1470–8.

11. Nakamura N, Sugano N, Nishii T, Kakimoto A, Miki H. A comparison between robotic-assisted and manual implantation of cementless total hip arthroplasty. Clin Orthop Relat Res. 2010;468:1072–81.

12. Nishihara S, Sugano N, Nishii T, Miki H, Nakamura N, Yoshikawa H. Comparison between hand rasping and robotic milling for stem implantation in Cementless Total hip arthroplasty. J Arthroplast. 2006;21(7):957–66.

13. Hananouchi T, Sugano N, Nishii T, Nakamura N, Miki H, Kakimoto A, Yamamura M, Yoshikawa H. Effect of robotic milling on periprosthetic bone remodeling. J Orthop Res. 2007;25(8):1062–9.

14. Nishihara S, Sugano N, Nishii T, Tanaka H, Nakamura N, Yoshikawa H, Ochi T. Clinical accuracy evaluation of femoral canal preparation using the ROBODOC system. J Orthop Sci. 2004;9:452–61.

15. Lim S-J, Ko K-R, Park C-W, Moon Y-W, Park Y-S. Robot-assisted primary cementless total hip arthroplasty with a short femoral stem: a prospective randomized short-term outcome study. Comput Aided Surg. 2015;20(1):41–6.

16. Schultz A, Seide K, Queitsch C. Results of total hip replacement using the Robodoc surgical assistant system: clinical outcome and evaluation of complications for 97 procedures. Int J Med Robot. 2007;3(4):301–6.

17. Bargar WL, Parise CA, Hankins A, Marlen NA, Campanelli V, Netravali NA. Fourteen year follow-up of randomized clinical trials of active robotic-assisted total hip arthroplasty. J Arthroplast. 2018;33:810e–814.

第四篇
新兴应用

第 22 章　脊柱手术中的机器人技术：应用进展

　　自从 20 世纪 80 年代外科机器人技术问世以来，就广泛地应用于脊柱手术，因为这类手术往往解剖关系复杂而且要求植入物精确定位。而减少手术创伤、缩短手术时间和减少辐射暴露，以及实现改善患者的预后等额外目标，也促进了脊柱手术中的导航系统的发展。

引导与导航

　　市面上有几种用于脊柱手术的引导系统和导航系统，两者之间存在一些关键的区别。

　　导航系统，如 StealthStation® 结合 O-arm®（Medtronic, USA），是基于术中 CT 扫描，对患者的固定位置如棘突或髂后上棘，进行立体定向标记。术中扫描完成后，CT 扫描仪撤出手术区，立体定向标志物留置在患者身上，使用 SteathStation® 进行手术时，在同样带有标志物的手术工具与患者身上的标志物之间进行注册匹配，从而提供实时反馈，展示相对于 CT 扫描影像的定位和距离，手术医师据此确定椎弓根尖锥或钻头的空间位置，并调整操作轨迹。该系统也可以使用探针注册匹配到系统中，此探针可用于在减压之前找到解剖标志。导航系统在虚拟环境中依赖于术中影像和实时反馈，并由手术医师根据发现做出手术调整。在精确度方面，已经发现这些系统是精准且安全的，尽管一组对 158 名患者的研究数据显示，计划的定位与最终的位置之间可能会有最大 5.92 mm 的误差[1]。

　　与导航系统相比，机器人引导系统依赖于手术医师设计的术前方案，来进行手术工具的定位和放置。与导航软件相似之处在于，由一个可以运行接口软件以访问和控制该系统的、单独的工作站，来辅助术前方案的设计、术中影像获取和匹配、运动学计算，以及对引导系统的实时动作控制。不同之处在于，在引导系统中，手术医师不是通过影像来调整椎弓根尖锥的位置，而是系统基于术前的计划来校准预先设定好的轨迹。机器人系统允许通过获取术中 CT 扫描来进行术中方案设计，如有必要，机器人系统允许术中调整方案来应对术前未预测到的变量。

机器人系统

　　针对脊柱手术研发了一些机器人系统。第一个获得 FDA 认证且目前临床应用的系统为 Renaissance® 及其第二代 Mazor X ™（Mazor Robotics Ltd, Caesarea, Israel）系统（图 22.1）。这些是机器人引导系统，其工作原理为将术前 CT 扫描匹配到术中透视。机器人脊柱手术技术前文已有介绍[2, 3]。基本的步骤包括通过术前 CT 扫描进行术前方案设计，建立计算机 3D 模型。该方案由医师在术前创建，包括术中所使用螺钉的轨迹、长度、宽度（图 22.2）。之后该方案被上传

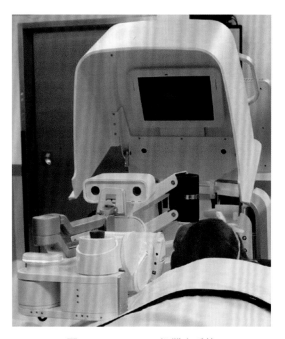

图 22.1 Mazor X 机器人系统

到工作站中。接下来，将稳定平台安装到患者的脊柱棘突或髂后上棘的位置（图 22.3）。机器人系统通过连接到该平台，从而与患者连接上。然后，手术医师通过 X 线透视和参考框架进行影像匹配和参照，参考框架的功能，是相对于所安装的平台，在 3D 空间内对每节脊椎进行定位（图 22.4）。参照的工作原理是将脊椎骨识别为独立的节段。之后，通过将机器人手臂送到术前方案中预定好的每个位置来定位轨迹（图 22.5）。同时，可以基于术中的决策来调整上述轨迹。

最近，用于脊柱手术的 ROSA 机器人系统（Zimmer Biomet, Warsaw, IN）和 Excelsus 系统（Globus medical, Audubon, PA）通过了 FDA 认证。这两个系统都包括一个拥有 6 个自由度的机器人手臂，而该机器人手臂与一个用于导航的摄像头，分别被固定在地板

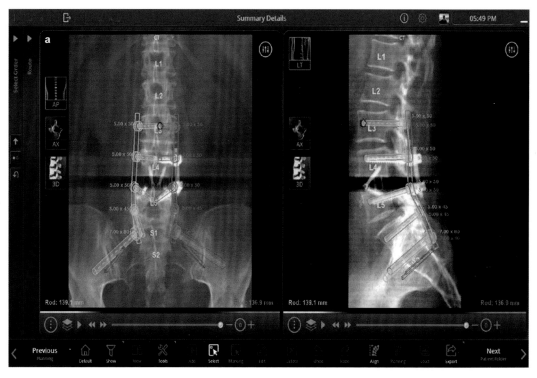

图 22.2 （a, b）利用 Mazor X 系统进行术前方案设计

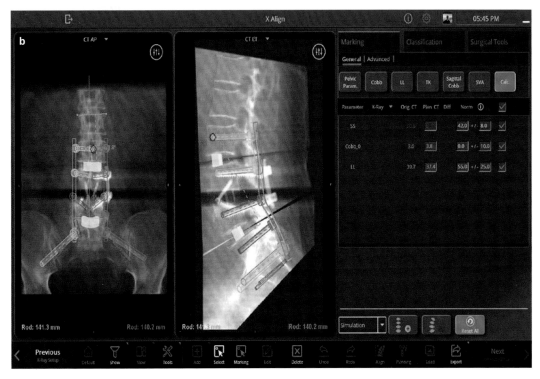

图 22.2 （续）

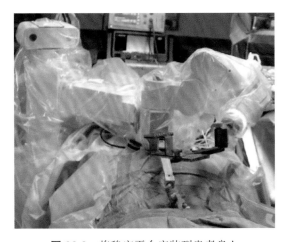

图 22.3　将稳定平台安装到患者身上

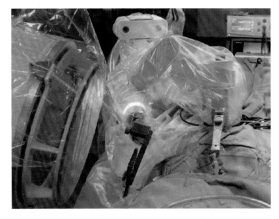

图 22.4　机器人系统自动影像匹配

上的两个可移动基座上；这两个系统均通过术中透视或 CT 扫描来做方案设计。根据导航摄像头和安装在患者骨性标志上的追踪指针（参照安装在机器人上的追踪球[4]），机器人手臂可相对于患者做较协调的移动。

临床应用

机器人导航系统理论上可以应用于大多数的脊柱手术，且对于需要精确定位轨迹

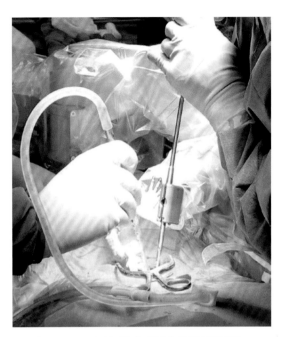

图 22.5 通过机器人引导定位椎弓根螺钉

的手术更有效。包括开放手术或经皮微创手术，列举如下：

1. 椎弓根螺钉置钉
2. 经椎板螺钉置钉
3. 小平面螺钉置钉
4. S2 螺钉或 S2 骶髂螺钉置钉
5. 骶髂关节融合术的钻孔路径
6. 活组织检查
7. 假关节钻孔术
8. 肿瘤手术
9. 截骨方案设计

研究现状（可获取的文献）

导航技术应用最常见的是椎弓根螺钉放置，因为椎弓根螺钉是脊柱固定的基础，从而为脊柱提供多维度的控制和必要的刚度、硬度以促进融合。这些优势使得椎弓根螺钉定位在脊柱疾病中被广泛应用，如退行性、

创伤性，或发育性的脊柱疾病 [5]。

精确度和安全性

对于脊柱严重畸形与有既往脊柱手术史的患者，椎弓根螺钉放置尤其具有挑战性。据报道，椎弓根螺钉错位的概率从 4.2% 到 15.7% 不等 [6, 7]。在一篇由 Devito 等人 2010 年撰写的论文中，80 位青少年期脊柱侧弯患者，平均测弯曲线为 66.5°（病例范围为 46°~95°），均接受了机器人辅助椎弓根螺钉置入后路脊柱融合手术。作者发现，所放置的 1163 个螺钉中，95.9% 定位都是精确的，且 99.9% 都在临床可接受的范围内。没有器械并发症或螺钉翻修的情况 [8]。在 Van Dijk 等人做的一项 CT 对比研究中，将 178 例机器人辅助螺钉定位进行了术前模板和术后影像的 CT 对照，发现与术前方案相比，97.9% 的起始位置和进钉角度误差都在 2 mm 以内，没有需要调整螺钉的情况 [9]。

在一项由 Hu 等人在 2013 年进行的研究中，他们持续跟踪研究了 102 例患者的机器人辅助螺钉定位的精确度，其中成功了 95 例。在植入的 960 个螺钉中，949 个（98.9%）定位精确，11 个（1.1%）植入错位，但是事实上多数患者存在脊柱严重侧弯或者之前有脊柱手术史。导致失误的其中一个诱因，被认为是"工具滑脱"：当钻头导向器被放到骨骼倾斜面的时候，齿锋无法完全啮合，在钻椎弓根前滑动脱出或偏移目标位置。7 个未成功的案例中的 4 个都是由于术中辅助匹配的正后位和斜位透视影像这个制约因素，导致无法获得足够的影像匹配 [10]。近期，Cannestra 等人回溯分析了 705 例接受了机器人引导 MIS 手术、透视引导 MIS 手术，或者开放手术的成年脊柱退变患者的术后情况。研究发现，机器人引导 MIS 手术能够大大减少手术并发症和需要调整螺钉位置的情况 [11]。

学习曲线和手术风险

对于这一相对前沿、先进的技术的学习曲线，2014 年 Hu 和 Lieberman 撰文指出，在进行 30 例机器人手术后，手术医师放弃机器人引导而转用徒手操作的情况锐减。研究还发现，随着时间的推移，螺钉错位的总体概率较为接近。作者将持续跟踪的 162 个使用机器人系统手术的案例，分为 5 个对照组以分别对应不同的时间点。研究发现，在第一组中 17% 的手术医师改换成了徒手放置，而接下来各组的概率在 4%～7%[12]。

如前文所述，"工具滑脱"可能导致螺钉错位。软组织相对于机器人引导套管的张力过大，或者工具被放到骨骼倾斜面的时候，就会滑脱目标位置，从而发生错位。如果肌肉强力收缩，移动了患者或者机器的位置，还会发生其他的问题。因此，对于开放入路手术，需要保证在影像匹配之前就切开组织，对于经皮入路手术，要保证软组织不会把机器人瞄准臂挤脱目标位置。

新兴的技术

目前，导航和机器人引导技术已投入应用，而这二者互为补充。一项理想的技术应该作为一个技术结合体，既能发挥机器人系统的术前方案设计和引导优势，又能利用导航系统实现术中活动自由和操作调整。此类手术的未来展望，就是将两个系统综合在一起协同工作。

O-arm® 已经被用于术中获取 CT 影像来辅助机器人方案设计。这种手术允许实时获取手术影像和设计方案，是上述两种技术的融合，代表未来的发展方向。如果再配合上硬件设备的升级，将有望提高精确度、便捷性以及导航和引导系统的效率。

目前，在脊柱手术中，从其提供的引导是由医师事先决定的这个角度来说，机器人的应用较为被动。随着技术的进步，会有越来越多的半主动或全主动机器人用于截骨术、脊柱减压以及其他的手术中，这样机器人就可以完成预定或者模式化的手术操作。

结论

在脊柱手术中应用机器人系统，可以帮助完成脊柱内固定器的精确定位，减少手术并发症，改善患者的预后。该系统也可用于其他操作，如椎体后凸成形术、活组织检查、截骨术方案设计或者肿瘤切除术的术前轨迹设计。这些系统在微创脊柱手术中能够显现其优势，即精确定位椎弓根螺钉，同时减少在手术室的辐射暴露。同时，尚需进一步的研究来全面发挥机器人在脊柱手术中的作用。

手术医师应该明白，机器人无法替代手术医师，但是可以提高医师治疗患者的能力[13]。它只是一个辅助工具，而不能实际操作手术。医师应该懂得如何设计方案、操作手术，并使用机器人引导来提高操作精确度。

（Anthony E. Bozzio, Xiaobang Hu, Isador H. Lieberman 著　王　程译）

参考文献

1. Kleck CJ, Cullilmore I, LaFleur M, Lindley E, Rentschler ME, Burger EL, et al. A new 3-dimensional method for measuring precision in surgical navigation and methods to optimize navigation accuracy. Eur Spine J. 2016;25(6):1764–74.
2. Lieberman IH, Togawa D, Kayanja MM, Reinhardt MK, Friedlander A, Knoller N, et al. Bone-mounted miniature robotic guidance for pedicle screw and translaminar facet screw placement: part I--Technical development and a test case result. Neurosurgery. 2006;59(3):641–50; discussion -50.
3. Togawa D, Kayanja MM, Reinhardt MK, Shoham M, Balter A, Friedlander A, et al. Bone-mounted min-

iature robotic guidance for pedicle screw and translaminar facet screw placement: part 2--Evaluation of system accuracy. Neurosurgery. 2007;60(2 Suppl 1):ONS129–39; discussion ONS39.

4. Lonjon N, Chan-Seng E, Costalat V, Bonnafoux B, Vassal M, Boetto J. Robot-assisted spine surgery: feasibility study through a prospective case-matched analysis. Eur Spine J. 2016;25(3):947–55.

5. Gaines RW Jr. The use of pedicle-screw internal fixation for the operative treatment of spinal disorders. J Bone Joint Surg Am. 2000;82-A(10):1458–76.

6. Hicks JM, Singla A, Shen FH, Arlet V. Complications of pedicle screw fixation in scoliosis surgery: a systematic review. Spine (Phila Pa 1976). 2010;35(11):E465–70.

7. Ledonio CG, Polly DW Jr, Vitale MG, Wang Q, Richards BS. Pediatric pedicle screws: comparative effectiveness and safety: a systematic literature review from the Scoliosis Research Society and the Pediatric Orthopaedic Society of North America task force. J Bone Joint Surg Am. 2011;93(13):1227–34.

8. Devito DP, Gaskill T, Erickson M. Robotic-based guidance for pedicle screw instrumentation of the scoliotic spine. In: Spine Arthroplasty Society (SAS) 10th annual global symposium on motion preservation technology; 2010.

9. van Dijk JD, van den Ende RP, Stramigioli S, Kochling M, Hoss N. Clinical pedicle screw accuracy and deviation from planning in robot-guided spine surgery: robot-guided pedicle screw accuracy. Spine (Phila Pa 1976). 2015;40(17):E986–91.

10. Hu X, Ohnmeiss DD, Lieberman IH. Robotic-assisted pedicle screw placement: lessons learned from the first 102 patients. Eur Spine J. 2013;22(3):661–6.

11. Cannestra A, Sweeney T, Poelstra K, Schroerlucke S. Surgical outcomes of robotic-guidance vs. freehand instrumentation: a retrospective review of 705 adult degenerative spine patients operated in minimally invasive and open approaches. Society for Minimally Invasive Spine Surgery (SMISS) Annual Forum, 2016.

12. Hu X, Lieberman IH. What is the learning curve for robotic-assisted pedicle screw placement in spine surgery? Clin Orthop Relat Res. 2014;472(6):1839–44.

13. Taylor R. A perspective on medical robotics. Proc IEEE. 2006;94:1–13.

第 23 章 新兴机器人技术与医院流程革新

…如果我们向前看，如果我们明白什么即将来临，对未来做出合理的规划后，明智地制订我们的路线，自动化将帮助我们实现繁荣。(President Lyndon Johnson, August 19, 1964[1])

协作机器人的时代已经来临，冲击着从制造到仓储等各行各业。虽然手术机器人正在对患者的术后疗效产生重大影响，但目前开发用于医院后勤保障或加强物理治疗、老年护理、围术期服务、药剂和其他医疗领域的机器人还远远落后。然而，一些新兴的机器人技术创新可能会逐渐在医院各工作流程中发挥作用[2]。的确，得益于自动化和机器人技术，医疗领域正处在变革创新的前沿[3]。

相比其他行业，在医疗领域中机器人的最大潜在价值并不是它们能否或如何自主实现各种功能，而是它们如何补充或强化人类的能力和工作[4]。虽然起初进入医疗领域时很慢，但全球医疗和手术机器人的市场预计将以每年 21% 的速度增长[5]。如果能实现机器人在非手术领域的应用，可能会彻底改变医疗领域的服务模式，减少失误、提高效率和产能、提高员工和患者满意度、提高安全性，使医疗工作者能利用"重获的自主时间"来致力于以患者为中心进行护理的重要工作上[4]。

据估算，约 36% 的医疗活动和流程有实现自动化的潜质，甚至在许多情况下完全交由机器人执行。这取决于相关活动 / 流程自动化的技术可行性；自动化的成本；原本执行这些活动的员工稀缺性、技能和成本；自动化的潜在好处如效益、效率和安全性；

监管部门、行政人员、医疗人员和患者的接受程度等[3]。随着医院后勤和相关流程支持广泛采用和纳入机器人，一些人对这一举措有裁员的担忧，但报告显示这反而激发员工的潜能。美国总统在 2016 年经济报告中指出，机器人和自动化的日益普及对员工的福利和生产力都产生了积极的影响[6]。还有人发现，在应用机器人协作而不是替代劳动力的行业中，员工工资是增加的[4, 7, 8]。

为了提高运作效率和减轻医疗和供应人员的负担，后勤支持机器人正在医院临床各领域逐渐普及。主要涉及以下方面：制备、运送物资和药品；加强护士、办公人员和物理治疗师的职能；提高围术期如对器械消毒和刷手护士的支持。然而，要明确的是，将机器人纳入医院流程的全部潜能还远没有被发掘出来[5, 9-13]。

为医院和医疗人员提供支持的机器人可以简单地分为三大类。这些机器人可以执行或促进患者护理和家庭医疗保健[14]。患者护理机器人包括手术机器人、护理机器人、外骨骼机器人和假肢等。外骨骼机器人处于机器人康复医学领域的最前沿，可以帮助因卒中或其他原因而失去肢体功能的患者获得活动能力和自理能力，同时它也能在关节置换手术后的康复中发挥一定作用[14]。还有一些机器人是完成重复性的、有时是细微的但必要的任务，以支持医院环境中的患者护理、后勤或其他流程。例如，药剂机器人制备和追踪患者使用的药物，来帮助减少失误、保持无菌性、保护药剂师不受意外针刺伤，还能避免药物制备过程中毒性物质的暴露；运输机器人可以传送药物、床单、医疗供应、食物、空床或垃圾，有效地让相应人员将时间集中在患者需求上[14]；消毒机器人可以巡视医院内的走廊和病房，来保持一个清洁的环境。最后，家庭医疗机器人囊括了远程设备，使得医生可以通过远程监控，检查并治疗患者。例如，物理治疗师可以通过机器人设备监控患者的家庭康复课程，以确保治疗进程安全和适当。这一远程设备的应用，还为患者或其他医疗人员提供了与专家远程沟通的平台[14]。

本章将重点介绍一些现今和未来可能用于协同支持医院内照护或其他重要流程的机器人。其中一些概念已经得到应用；其他概念还处于发展和商业化的不同阶段。

护理

劳工统计局的经济学家将"注册护士"列为2016—2026年期间就业增长最快的职业[15]。然而反常的是，护士一直短缺，有人估计到2020年缺口将超过一百万[16]，这表明在未来十年急需优化流程来加强护士的工作能力同时减轻工作负担。护士在医疗服务中扮演着重要的角色，并且通常是评估患者需求的第一线人员。然而，他们的患者照护职责通常因为文书、支持、后勤和输送任务而被弱化。这些任务中如日程安排、房间分配和人员分配，都可以由机器人有效地完成[17]。在一项研究中，由麻省理工学院计算机科学和人工智能实验室编程制造的机器人，可以自动分配护理任务。经证实，机器人生成的结果可以和人工达到90%的一致性。通过将这些决策流程自动化，护理人员和文书人员可以卸下这些负担，解放自己去执行其他直接与患者需求相关的任务。实现某些护理和文书任务的自动化，如药品发放和绘制图表，还可以从根本上提高工作效

率、减少失误，这就好像通过实现飞行控制的自动化来减少飞行员的失误一样[9, 17-19]。

护士通常承受着身心负担，在他们职业生涯中可能因某次抬起或搬运患者而导致自己的肌肉骨骼损伤[20]。机器人辅助护理的应用，目前正致力于减轻身体工作负担和对全面患者照护所需的人体工程学进行改进。机器人护士助手（HStar Technologies, Burlington MA）就是这样一种移动机器人设备，可以为护士提供调整患者体位和搬运的辅助，从而降低工作相关损伤的风险，提高了职业满意度[21]。其他有损护士健康的职业风险包括飞沫传播的呼吸系统疾病或由针刺伤导致的血液传播疾病。工程师试图在传染病或毒性物质的高危环境中应用机器人来减少职业风险。受2014年埃博拉疫情的启发，杜克大学工程师开始研发远程机器人智能护士助手，期望在那些对医疗人员来说太过危险的地区，代替护士运送材料、补给药品，或者调整患者的体位[22]。目前，虽然这类机器人前景无限，但其商业化或临床应用情况还不明朗。

运输

医院内物资的运输和后勤保障需要计划、组织、日程安排、协调和物流等多方面复杂的沟通配合。尽管医院后勤至关重要，但很遗憾，医院在这方面通常效率低下且缺乏组织性。整合自动化信息技术，来安排物资、规划人力资源，并与机器人运输系统相配合，可能会对后勤流程的改进产生深远的影响[23]。

在医院内的材料和物资运输上，花费了大量的人力和时间，且效率低下。实际上，医院后勤占据了医院总支出几乎30%的费用[23, 24]。对于护士，处理后勤事务的时间可能占到每天总工作时间的12%[25]。

通过实现药品、物资、食物、器械、床单、床、垃圾和衣物的自动运输，运营成本可降低高达 80%[25]，并且员工可以将更多时间投入到高质量的患者照护工作中去。TUG 机器人（Aethon, Pittsburgh, PA）就是这样一种运输系统，近期已经在美国多家医院投入使用[25]。在一项研究中，马里兰大学医学中心在一家医院创伤科内通过使用 3 个 TUG 机器人进行运输、追踪和回收药品，来控制药品库存损失[26]，使用 1 年后，用于药品运输的时间减少了 40%，运输的可靠性提高了 23%。基于这些积极的结果，医院随后又增加 6 个 TUG 机器人，事实证明，由于检查和运输效率的提高，这些机器人的引进可以优化员工的效率和患者照护的获得感，并能控制成本[26]。尽管对前期的资本投入有所担忧，但一些引进移动机器人运输系统的医院和卫生系统已经实现了成本节约。例如，在 2010 年，加州山景城的一家医院以每年约 35 万美元的成本租用了 19 个运输机器人，相比员工开支，每年可节约 65 万美元[27]。

药剂领域

在医疗系统中应用自动化最早的例子之一就是制药业的药片计数器，第一台由英国的 John Kirby 于 1970 年发明[28]。在之后几十年中，这些设备迅速发展，在临床和工业制药中得到更广泛的应用[29]。真正意义上的第一台机器人制药设备于 1997 年投放市场。除了计数药片，这些机器人还能分拣、贴标签、分发和包装各种药物[29]。与传统的工作系统相比，现代处方管理机器人的使用已被证明提高了药品制备和发放的安全性、准确性和效率[30, 31]。自动化早期在制药领域的成功证明了机器人在医疗领域的潜能，并为其他医疗环境的自动化奠定了基础。被命名为

自动配药系统（automated dispensing systems, ADS）的计算机控制配药单元已经被证实可以保障药物分配的安全性，有助于减少在生命体征不稳定的重症监护患者中的总体药品失误。例如，在 2010 年，一所大学医院在 ICU 中使用这款 ADS 系统（Omnicell, Mountain View, CA），并直接与之前的分药系统进行为期 4 个月的比较。数据表明，这一系统显著降低了 ICU 中有关药物选择、制备和运输的医疗过失发生率，该项技术也得到了 ICU 工作人员的好评，其中超过 96% 的人建议继续使用它[32]。

手术刷手护士、技师

手术室中主刀医生、麻醉医生、刷手技师、护士和巡回护士之间的团队协作对于安全完成手术是至关重要的，并且影响着工作流程和团队的身心健康。我们已经看到机器人是如何增强和提高主刀医生的能力。教学、准备、重复、参与和加强也可以优化手术团队的表现。尽管除了高度复杂和罕见病例手术外，大部分手术操作都遵循相同的基本步骤，并且在相同类型的病例之间几乎没有差异，但刷手护士和技师在经验、技巧和参与度方面自然会存在一些明显的差异，这可能会影响手术的体验、节奏、体力消耗和工作流程，这也正是机器人可以显露身手的机会。

刷手护士 / 技师和主刀医生之间互动的微小误差——从指令含糊到不能提供所需要的器械，再到注意力不集中和术中计划延迟，都会给手术的流程或效果带来消极的影响[33]。近期，一项分析手术室中语言和非语言交流的研究表明，刷手上台人员之间的沟通不畅时常发生，并且指令通常滞后，不完整，或者根本收不到，以致最后没有解决问题。36% 的沟通失败对系统流程产生明显

的影响，如效率低下、团队紧张、资源浪费、需要应变计划、时间延误、给患者带来不便甚至出现手术失误[34]。一项研究发现手术室中31%的交流以失败告终[35]，其中1/3对患者有负面影响。另一项研究发现36%的交流失误关乎器械的使用[36]，有时候是因为团队经验不足、资源缺乏（人手不够）、参与度不够或注意力不集中[37]。另外，不同刷手护士的参与度有着很大的区别，这关系到主刀医生是否需要花费更多精力，同时也影响手术时间。一项观察性研究表明，手术当中刷手护士用74%的时间在观看手术，而35%的时间从事手术相关的活动。更熟练或参与度更高的护士，看手术的时间更少，在每个手术步骤前可以做出更多的预期反应，并且更少需要来自主刀医生的口头提醒和指令。此外，基于病例的复杂性，在某些专业中，因刷手护士/技师的经验和参与度不同，手术时长可能相差5～30分钟[38]。一个有趣的研究领域在关注，是否可以通过在手术室中引进机器人作为自动化刷手技师对这些失误、低效和整体工作投入进行改善。

2005年Treat等人在文献中第一次报道，在一台脂肪瘤切除手术中，一款半自动机器人"器械供应者"（Penelope Surgical Instrument Server, Robotic Surgical Tech, New York, NY），依据声音指令做出反应，来递送和回收手术器械[39]。作者在文中记录，16个请求均成功获得了器械传递，然而不得已进行了25次的口头请求，也意味着36%的情况下，需要2～3次请求才能获得器械。此外，平均器械传递时间为12.4秒，远远慢于人类刷手护士或技师[39]。这项早期研究是有趣的，虽然还不清楚这项技术在进一步开发、改进和商业化中的地位。从那以后，更多的机器人刷手技师系统被开发出来，来协助手术过程，并且早期的研究数据是令人鼓舞的。

Quirubot机器人刷手护士（nBIO lab, Miguel Hernandez University, Alicante, Spain）拥有一套复杂的语言识别系统，可以识别27种器械和82种指令[40]。Quirubot的目的在于利用计算机视觉和图形识别在装有一堆器械的托盘中找到所需要的那一个。然后，机器人将器械递到主刀医生触手可及的位置。在一项研究中，Quirubot与刷手护士在一个模拟手术室内进行测试对比，均接收相同的1200个指令，机器人挑选并传递手术器械的成功率为94.2%，而刷手护士成功率为89.1%。机器人还可以受训使其习惯手术流程顺序，进而优化手术当中的预期反应。在手术当中，机器人的这一特点增强了经验不足的刷手护士/技师的能力。测试中还显示，这项特殊技术会增加手术器械传递总时间，有时能达到刷手护士的3倍多。因此，作者推测，当一台急诊手术缺少经验丰富的刷手护士时，机器人刷手护士可能会发挥最大的效能，因为机器人能达到的预期反应足以抵消它降低的传递速度[40]。

另一款机器人刷手护士，Gestonurse（Purdue University, West Lafayette, IN），设计为根据主刀医生指示所需要手术器械的基本手势来作出反应。一系列试验发现机器人可以在器械间距至少25 mm的Mayo支架上，可靠地挑中器械，并且精度几乎不受器械型号影响。95%的手势可以被正确识别，从发出请求到得到器械平均耗时4.06秒，比同时测试的人类刷手护士慢0.83秒[33]。在另一项研究中，比较了传递器械的精准度，相对于主刀医生打手势的手的位置差异，作者发现与人类刷手护士相比，机器人刷手护士的传递差异要少89%，这表明使用机器人刷手护士作为辅助，具有减少损伤风险的潜力[41]。显然，机器人的介入对工作流程、人体工程学、增强经验不足或参与度低的刷手护士/技师的能力等方面的改善是令人欣喜的，但在商业化之前，在优化精度和减少器械递收时间方面仍需要进一步改进。

手术器械消毒和处理

44%～52% 可避免的手术相关不良事件如感染、围术期并发症以及手术延误可归因于可重复使用手术器械的不当处理和消毒[42, 43]。大部分消毒过程需要工作人员全天重复数百次的质量控制，工作的单调性给人为失误留下了很大空间[44]。考虑到负责器械消毒处理的人员通常缺乏培训、超负荷工作、薪酬过低并且流失率很高时，问题就变得更加复杂[45]。一项由医保服务中心策划的项目显示，全国受调查的 1500 个门诊手术中心有 28% 存在与设备转运和消毒直接相关的多项感染监控漏洞[44]，3% 的手术中可能存在手术器械处理失误[46]。尽管通过相关举措可以减少这些失误，如错误的装配、消毒、转运过程中的损坏等，但其他方面如器械处理不当和碎屑残留等现象仍然存在[46]。导致这些问题的原因很多，包括训练不足、不专注、器械内部配件可见度差、时间紧迫以及复杂器械保养说明书的烦琐[47]。

此外，即使应用合适的人工器械清洗方法——反复多次的手动刷洗、根据厂家说明书浸泡在相应商用酶溶液中、放置在消毒后处理器中至少 2 个周期——一些器械可能仍然存留血液、骨骼组织、软组织和锈。尤其是带套管的器械，手动洗刷很难完全清洁到其内腔。碎屑的大小、刷子的型号、洗刷时间以及人为失误都会降低清洁效果，进而增加器械上存留微生物负荷的风险。一项研究发现，尽管严格遵守流程，在检测 350 个吸引器头中只有不到 5% 没有残留碎屑[48]。这些潜在的未消毒残留物可能会污染手术区域，并增加术后感染的风险。

为了减少碎屑残留的发生、提高处理效率和降低污染率，有人试图将机器人技术应用于器械处理。相比现在的人工器械刷洗技术，自动化清洗技术可以更有效地清洗手术工具上的碎屑，尤其是高端设备的内腔，例如腹腔镜、关节镜和机器人套管，以及吸引器头[49, 50]。一家机器人公司（Robotic Systems and Technologies, Bronx, NY）已经将精益制造原则应用于自动化技术来提高医院内流程的效率和质量。他们设计的机器人可以实现医院消毒供应部门关键职能的自动化，并且能够计数、分类和检查消毒后的器械，以确保送往手术室的每盘器械都正确且功能良好。该机器人还能实时更新医院的库存系统来提供现有器械信息并优化装配，进而降低人员工作负担[51]。此外，通过实现清洗器和消毒器中手术工具装卸的自动化，可以改善中央处理部门的围术期效率和人体工程学，从而提高安全性，降低人体扭伤或挤压伤的风险，并提高工作效率，使员工可以专注于其他事项，如组织和调度[52]。除了器械消毒，机器人技术也被应用于清洁和消毒手术室本身。研究表明，即使在标准消毒流程后，手术室的一些表面可能仍是污染的，大约 50% 的表面附着有假单胞菌、不动杆菌和克雷伯菌等微生物[53, 54]。一种机器人消毒系统（Xenex, San Antonio, TX），使用脉冲氙气紫外线来减少手术室人工清洁后残留的污染，结果显示在每天使用一次清洁程序时，手术区域感染率降低了 46%。据估计，这可能为医院节省 478 055 美元的成本[55]。消毒和处理不足会导致患者发病率和死亡率的增加，通过使用机器人技术实现围术期流程的自动化，医院和手术中心可能会进一步改善器械的管理和消毒。

物理治疗和康复服务

物理治疗（physical therapy, PT）和康

复锻炼无疑是髋膝关节置换术后患者康复的关键组成部分。在某些情况下，康复与内科或手术治疗本身同等重要。然而，在不久的将来，是否有足够的物理治疗师为患者提供适当的服务，尚未可知。2017年，在美国物理治疗协会（American Physical Therapy Association, APTA）上预测了从2010年至2025年物理治疗师的供需情况，并预估到2025年物理治疗师的缺口可能高达26 000人，原因是随着参保人员增多，接受髋膝关节置换（以及其他需要PT的手术）的患者数量不断增多，同时因内科疾病而需要PT的人也不断增多，而在美国训练有素的物理治疗师却没有相应地增多[56]。术后最初几天对于训练患者行走、保持合理的平衡以及减少跌倒风险等尤其重要。最常见的是，在住院术后早期，行 TKA、THA 和髋部骨折手术的患者会配备两名物理治疗师（或一名PT加一个助手）协助其行走，以确保安全。然而，尽管髋膝关节置换术后采取适当的康复流程和预防措施，住院期间跌倒的风险仍为 0.4%~2.7%[57, 58]，而转院到康复中心或有经验的护理机构的患者跌倒风险更大[59]。经分析患者跌倒的情况，在跌倒时74%的患者正使用助行器[60]，27%的患者有工作人员的监督/协助[61]。老年患者髋部骨折术后跌倒的风险更令人担忧，住院期间发生率多达31%[62]。这些统计结果表明，在让患者下地锻炼时，尤其是在髋膝关节置换术后的2~3天，也是跌倒发生最多的时间，需要采用某些补充方法来强化物理治疗师、助手和护理人员的工作[63, 64]。

每年进行的髋膝关节置换手术数量在增加，而物理治疗师面临着短缺，如果我们考虑调和这一问题和术后跌倒风险的需求，那么发展一些术后康复辅助机器人的理由就变得充分明确了。机器人辅助可能会减轻物理治疗师的负担，提高患者康复过程的安全性和效率，或许还会降低跌倒的风险[65]。

自动化康复机器人似乎最适合用于执行和量化具有持续感觉运动反馈的反复的、可重复的和引导性的肢体运动，并监测和量化完成情况。因此应该研究出一件工具，来加强传统物理治疗、避免摔倒[65]、加强步态再训练、促进膝关节活动度和力量的恢复并提高康复计划的效能和效率[66]。机器人技术引入康复领域已经得以实现。实际上，在2015年，全球医疗辅助机器人行业42%的收入份额来自康复领域，预计未来7年的年增长率将超过19%[67]。虽然机器人辅助康复的重点显然是神经肌肉疾病或创伤的患者，如脑瘫、卒中、创伤性脑损伤和脊髓损伤[68, 69]，但髋膝关节置换以及髋部骨折术后的患者也可能是另外一个未开发的群体[70-77]。

虽然机器人技术在骨科康复中的确切应用还不清楚，但它很可能在未来5年内改变康复的模式[78]。1992年，混合辅助肢体（hybrid assistive limb, HAL）（Cyberdyne Corporation, Tsukuba, Japan）问世，它是一种下肢外骨骼套装，可为使用者提供身体支撑和步态辅助。附着在皮肤表面的电极可以检测到肢体周围肌肉收缩产生的生物电信号，然后促使 HAL 动力单元启动辅助力[79, 80]。几项早期研究比较了 TKA 术后使用 HAL 外骨骼的机器人辅助康复与传统方法的效果，发现在术后最初几周内，使用机器人辅助术后物理治疗，患者步行速度、步长和股四头肌力量都有所改善，膝关节疼痛也较少[81, 82]。虽然外骨骼是 TKA 和 THA 术后人工 PT 的一个补充选择，但这一应用不太可能普及。其他形式的辅助机器人，可能在安全行走训练中发挥作用，并有助于降低髋膝关节手术后住院患者的跌倒风险[76, 77]。

总结

辅助机器人有可能使医疗行业发生革命性的变化，远远超出我们目前将机器人简单地视为手术辅助设备的模式。虽然手术机器人领域受到了最大的关注，但相对未开发的、与非手术医疗相关的机器人应用也可能证明其具有不可估量的价值。尽管如此，虽然在理智上我们可以预见医疗领域的下一个机器人前沿应用将出现在流程改进、后勤支持、操作管理和围术期服务方面，但毫无疑问，它的快速应用也将面临重重阻碍。包括对自动化和机器人技术的偏见和怀疑、担心工作被取代，还有对需求程度、安全性和可靠性、机器人性能和职能以及成本和临床有效性相关标准的合理证据诉求[83]。显然，在拥抱新兴和未来的机器人技术之前，有必要进行成本 - 效益分析，并解决其面临的阻碍。最终机器人可能会也可能不会被证明是增强我们在本章中提到的医院内某些后勤和运作流程的有效手段。的确，目前服务和后勤机器人在医院内并不常用，然而，它们积极的发展和商业化仍在继续，未来 5 ~ 10 年内很可能在更多的医院内普及，提供各项服务。无论人们对机器人在医院内扩大应用持何种看法，都没有理由认为目前机器人所产生的社会影响不会很快蔓延到手术室以外的其他医疗领域。鉴于机器人在许多行业中的成功，我们预计，随着更多的医院整合机器人技术，以医院为基础的服务将变得更加精简、高效、安全和具有成本 - 效益，员工和患者的满意度也将得到提高，医疗质量将得到优化。时间会证明一切。

(Jess H. Lonner, Julian Zangrilli,

Sundeep Saini 著　冯　辉 译）

参考文献

1. Peters G, Woolley JT. The American presidency project, https://www.presidency.ucsb.edu/documents/remarks-upon-signing-bill-creating-the-national-commission-technology-automation-and.
2. One Hundred Year Study on Arti cial Intelligence (AI100), Stanford University, https://ai100.stanford.edu/sites/default/files/ai100report10032016fnl_singles.pdf. Accessed Sept 2018.
3. Chui M, Manyika J, Miremadi M. Where machines could replace humans – and where they can't (yet). McKinsey Quarterly July 2016. https://www.mckinsey.com/business-functions/digital-mckinsey/our-insights/where-machines-could-replace-humans-and-where-they-cant-yet. Accessed Sept 2018.
4. Daugherty PR, Wilson HJ. Human + machine. Reimagining work in the age of AI. Boston: Harvard Business Review Press; 2018.
5. https://www.marketresearchengine.com/medical-robots-market Accessed 3 Sept 2018.
6. The 2016 Economic report of the president. National Archives and Records Administration, National Archives and Records Administration, obamawhitehouse.archives.gov/blog/2016/02/22/2016-economic-report-president.
7. Graetz G, Michaels G. Robots at work London School of Economics and Political Science, 2015, Robots at Work, cep.lse.ac.uk/pubs/download/dp1335.pdf.
8. Melanson A. Three ways robots boost wages. Aethon, 11 Mar 2016, www.aethon.com/three-ways-robotics-boost-wages/.
9. Gombolay M, Yang XJ, Hayes B, Seo N, Liu Z, Wadhwania S, Yu T, Shah N, Golen T, Shah J. Robotic assistance in coordination of patient care http://people.csail.mit.edu/gombolay/Publications/Gombolay_RSS_2016.pdf.
10. Bloss R. Mobile hospital robots cure numerous logistic needs. Indust Robot Int J. 2011;38(6):567–71.
11. DiGiose N. Hospitals hiring robots, February 2013. URL http://www.electronicproducts.com/Computer Peripherals/Systems/Hospitalshiringrobots.aspx.
12. Hu J, Edsinger A, Lim YJ, Donaldson N, Solano M, Solochek A, Marchessault R. An advanced medical robotic system augment- ing healthcare capabilities-robotic nursing assistant. In: Robotics and Automation (ICRA), 2011 IEEE international conference on: IEEE; 2011. p. 6264–9.
13. Murai R, Sakai T, Kawano H, Matsukawa Y, Honda Y, Campbell KC, et al. A novel visible light communication system for enhanced control of autonomous delivery robots in a hospital. In: System integration (SII), 2012 IEEE/SICE international symposium on: IEEE; 2012. p. 510–6.
14. Research report: healthcare robotics 2015–2020. Robotics Business Review, 26 Jan 2015, www.roboticsbusinessreview.com/download/

research-report-healthcare-robotics-2015-2020/.

15. US Department of Labor, Bureau of Labor Statistics, Occupational Outlook Handbook, December 10, 2018, http://www.bls.gov/ooh/About/Projections-Overview.htm.

16. Kuehn BM. No end in sight to nursing shortage: bottleneck at nursing schools a key factor. JAMA. U.S. National Library of Medicine, 10 Oct. 2007, www.ncbi.nlm.nih.gov/pubmed/17925507.

17. CSAIL, Adam Conner-Simons I. Robot helps nurses schedule tasks on labor floor. MIT News, 13 July 2016, news.mit.edu/2016/robot-helps-nurses-schedule-tasks-on-labor-floor-0713.

18. Dismukes RK, Berman BA, Loukopoulous LD. The limits of expertise: rethinking pilot error and the causes of airline accidents: Ashgate Publishing; 2007.

19. Dixon SR, Wickens CD. Automation reliability in unmanned aerial vehicle control: a reliance-compliance model of automation dependence in high workload. Hum Factors. 2006;48(3):474–86.

20. Meier E. Ergonomic standards and implications for nursing. Nurs Econ. 2001;19(1):31–2.

21. Hu J. et al. An advanced medical robotic system augmenting healthcare capabilities - robotic nursing assistant. 2011 IEEE international conference on robotics and automation, 2011, https://doi.org/10.1109/icra.2011.5980213.

22. Liu E. Duke engineers, nurses develop robotic nursing assistant. The Chronicle, 22 Nov 2016., www.dukechronicle.com/article/2016/11/duke-engineers-nurses-develop-robotic-nursing-assistant.

23. Ozkil AG, et al. Service robots for hospitals: a case study of transportation tasks in a hospital. 2009 IEEE international conference on automation and logistics, 2009, https://doi.org/10.1109/ical.2009.5262912.

24. Poulin E. Benchmarking the hospital logistics process a potential cure for the ailing health care sector. CMA Manag. 2003;77(1):20–3.

25. "Aethon - TUG™: the automated robotic delivery system," http://www.aethon.com/products/logistics.php.

26. "University of Maryland Medical Center DECREASES CYCLE TIME, INCREASES NURSE SATISFACTION with TUG Robots and MedEx System 'Chain of Custody' Solutions." www.aethon.com/Wp-Content/Uploads/2014/08/UMMC-Case-Study-2011b.Pdf, Aethon.

27. King R, "Soon, that nearby worker might be a robot," Bloomberg Businessweek, June 2, 2010, http://www.businessweek.com/stories/2010-06-02/soon-that-nearby-worker-might-be-a-robotbusinessweek-business-news-stock-market-and-financial-advice.

28. Kirby J. Patent: counting machines. England 8 September 19070. Patent #: GB1358378.

29. Thomsen C. Automation and Robotics - Practical Technology. September 2004. http://thethomsengroup.com/TTGI%20Pages/Articles%20Studies%20&%20Presentations/2005%20Business%20Briefings.pdf. Accessed 5 Apr 2017.

30. Walsh KE, Chui MA, Kieser MA, Williams SM, Sutter SL, Sutter JG. Exploring the impact of an automated prescription-filling device on community

pharmacy technician workflow. J Am Pharm Assoc (2003). 2011;51(5):613–8. https://doi.org/10.1331/JAPhA.2011.09166.

31. Lin AC, Huang Y-C, Punches G, Chen Y. Effect of a robotic prescription-filling system on pharmacy staff activities and prescription-filling time. Am J Health Syst Pharm. 2007;64(17):1832–9. https://doi.org/10.2146/ajhp060561.

32. Chapuis C, et al. Automated drug dispensing system reduces medication errors in an intensive care setting. Crit Care Med. 2010;38(12):2275–81. https://doi.org/10.1097/ccm.0b013e3181f8569b.

33. Jacob M, Li YT, Akingba G, Wachs JP. Gestonurse: a robotic surgical nurse for handling surgical instruments in the operating room. J Robot Surg. 2012;6:53–63.

34. Lingard L, Espin S, Whyte S, et al. Communication failures in the operating room: an observational classification of recurrent types and effects. Qual Saf Health Care. 2004;13:330–4.

35. Firth-Cozens J. Why communication fails in the operating room. Qual Saf Health Care. 2004;13(5):327.

36. Halverson AL, Casey JT, Andersson J, Anderson K, Park C, Rademaker AW, Moorman D. Communication failure in the operating room. Surgery. 2010;149(3):305–10.

37. Carthey J, de Laval MR, Wright DJ, et al. Behavioural markers of surgical excellence. Saf Sci. 2003;41:409–25.

38. Zheng B, Taylor MD, Swanstrom L. An observational study of surgery-related activities between nurses and surgeons during laparoscopic surgery. Am J Surg. 2009;197:497–502.

39. Treat MR, et al. Initial clinical experience with a partly autonomous robotic surgical instrument server. Surg Endosc. 2006;20(8):1310–4. https://doi.org/10.1007/s00464-005-0511-0.

40. Perez-Vidal C, Carpintero E, Garcia-Aracil N, Navarro-Sabater JM, Azorin JM, Candela A, Fernandez E. Steps in the development of a robotic scrub nurse. Robot Auton Syst. 2012;60(6):901–11. https://doi.org/10.1016/j.robot.2012.01.005.

41. Wachs JP, Jacob MG, Li YT, Akingba AG. Does a robotic scrub nurse improve economy of movements? Proc SPIE. 2012;8316:8316E.

42. Levinson DR. Adverse events in Hospitals: National Incidence among Medicare Beneficiaries. Washington, DC: US Department of Health & Human Services, Office of the Inspector General; 2010. Accessed Jan 26, 2013. https://oig.hhs.gov/oei/reports/oei-06-09-00090.pdf.

43. Lefevre F, et al. Iatrogenic complications in high-risk, elderly patients. Arch Intern Med. 1992;152(10):2074–80.

44. Eaton J. Filthy surgical instruments: the hidden threat in America's operating rooms. In: MedTechMentor's value equations. 2012. http://www.ideasforsurgery.com/2012/02/23/filthy-surgical-instruments-the-hidden-threat-in-americas-operating-rooms/.

45. Chobin N. The real costs of surgical instrument training in sterile processing revisited. AORN J.

2010;92:185–93.

46. Blackmore CC, Bishop R, Luker S, Williams BL. Applying lean methods to improve quality and safety in surgical sterile instrument processing. Jt Comm J Qual Patient Saf. 2013;39(3):99–105.

47. AAMI. Reprocessing. 2011 Summit. Priority issues from the AAMI/FDA medical device Reprocessing Summit. https://www.aami.org/meetings/summits/reprocessing/Materials/2011_Reprocessing_Summit_publication.pdf.

48. Azizi J, Anderson SG, Murphy S, Pryce S. Uphill grime: process improvement in surgical instrument cleaning. AORN J. 2012;96:152–62.

49. The TEMPEST - the colossally effective new washer for industry-leading surgical and laparoscopic instrument cleaning. In: Tempest surgical instrument washer - laparoscopic instrument washer. 2011. http://www.fisherbiomedical.com/tempest/surgical-instrument-washer.htm.

50. Automated cleaning technology for cannulated & robotic surgical instruments. In: Southwest Solutions Group. 2017. http://www.southwestsolutions.com/infection-control-systems/automated-cleaning-technology-cannulated-robotic-surgical-instruments.

51. Madhavan R. Robotic tools in hospitals. IEEE Robot Automat. 2011;11:99.

52. Fully automated loading/unloading solution: an ergonomic revelation. 2013. http://ic.getinge.com/Documents/hc/knowledge-education/case-studies/Getinge%20case%20study%20Varberg%20EN.pdf.

53. Munoz-Price LS, Birnbach DJ, Lubarsky DA, Arheart KL, Fajardo-Aquino Y, Rosalsky M, et al. Decreasing operating room environmental pathogen contamination through improved cleaning practice. Infect Control Hosp Epidemiol. 2012;33:897–904.

54. Carling PC, Briggs JL, Perkins J, Highlander D. Improved cleaning of patient rooms using a new targeting method. Clin Infect Dis. 2006;42:385–8.

55. Catalanotti A, Abbe D, Simmons S, Stibich M. Influence of pulsed-xenon ultraviolet light-based environmental disinfection on surgical site infections. Am J Infect Control. 2016;44:e99. https://doi.org/10.1016/j.ajic.2015.12.018.

56. Ellerbe R. A model to project the supply and demand of physical therapists 2010–2025. www.apta.org, 17 Apr 2017, www.apta.org/WorkforceData/ModelDescriptionFigures/.

57. Memtsoudis SG, Dy CJ, Ma Y, Chiu YL, Della Valle AG, Mazumdar M. In-hospital patient falls after total joint arthroplasty: incidence, demographics, and risk factors in the United States. J Arthroplasty. 2012;27:823–8.

58. Wasserstein D, Farlinger C, Brull R, Mahomed N, Gandhi R. Advanced age, obesity and continuous femoral nerve blockade are independent risk factors for inpatient falls after primary total knee arthroplasty. J Arthroplast. 2013;28:1121–4.

59. Vlahov D, Myers AH, al-Ibrahim MS. Epidemiology of falls among patients in a rehabilitation hospital. Arch Phys Med Rehabil. 1990;71:8.

60. Mandl LA, Lyman S, Quinlan P, Bailey T, Katz J, Magid SK. Falls among patients who had elective orthopaedic surgery: a decade of experience from a Musculoskeletal Specialty Hospital. J Orthop Sports Phys Ther. 2013;43:91–6.

61. Pelt CE, Anderson AW, Anderson MB, Dine CV, Peters CL. Postoperative falls after total knee arthroplasty in patients with a femoral nerve catheter: can we reduce the incidence? J Arthroplast. 2014;29:1154–7.

62. Berggren M, Englund U, Olofsson B, Nordström P, Gustafson Y, Stenvall M. Effects of geriatric interdisciplinary home rehabilitation on complications and readmissions after hip fracture: a randomized controlled trial. Clin Rehabil. 2018:1–10.

63. Johnson RL, Duncan CM, Ahn KS, Schroeder DR, Horlocker TT, Kopp SL. Fall-prevention strategies and patient characteristics that impact fall rates after total knee arthroplasty. Anesth Analg. 2014;119:1113–8.

64. Jørgensen CC, Kehlet H. Fall-related admissions after fast-track total hip and knee arthroplasty -- cause of concern or consequence of success? Clin Interv Aging. 2013;8:1569–77.

65. Geok Chua KS, Keong Kuah CW. Innovating with rehabilitation technology in the real world: promises, potentials, and perspectives. Am J Phys Med Rehabil. 2017;96(Suppl):S150–6.

66. Iosa M, Morone G, Cherubini A, et al. The three laws of neurorobotics: a review on what neurorehabilitation robots should do for patients and clinicians. J Med Biol Eng. 2016;36:1–11.

67. https://www.gminsights.com/industry-analysis/healthcare-assistive-robot-market.

68. Marchal-Crespo L, Reinkensmeyer DJ. Review of control strategies for robotic movement training after neurologic injury. J. Neuroeng Rehabil. 2009;6:20. http://www.pubmedcentral.nih.gov/articlerender.fcgi?artid=2710333&tool=pmcentrez&rendertype=abstract (Online).

69. Milot M-H, Spencer SJ, Chan V, Allington JP, Klein J, Chou C, Bobrow JE, Cramer SC, Reinkensmeyer DJ. A crossover pilot study evaluating the functional outcomes of two different types of robotic movement training in chronic stroke survivors using the arm exoskeleton BONES. J Neuroeng Rehabil. 2013;10:112.

70. Ali SA, Miskon MF, Shukor AZ, Bahar MB, Mohammed MQ. Review on application of haptic in robotic rehabilitation technology. Int J Appl Eng Res. 2017;12(12):3203–13. ISSN 0973-4562, © Research India Publications. http://www.ripublication.com.

71. Solis J. Development of a human-friendly walking assisting robot vehicle designed to provide physical support to the elderly. Science Direct IFAC-PapersOnLine. 2016;49-21:656–61.

72. Shirota C, van Asseldonk E, Matjačić Z, Vallery H, Barralon P, Maggioni S, Buurke JH, Veneman JF. Robot-supported assessment of balance in standing and walking. J Neuroeng Rehabil. 2017;14:80. https://doi.org/10.1186/s12984-017-0273-7.

73. Schuck A, Labruyere R, Vallery H, Riener R,

Alexander Duschau-Wicke A. Feasibility and effects of patient-cooperative robot-aided gait training applied in a 4-week pilot trial. J Neuroeng Rehabil. 2012;9:31.

74. Krebs HI, Hogan N. Robotic therapy: the tipping point. Am J Phys Med Rehabil. 2012;91(11 0 3):S290–7. https://doi.org/10.1097/PHM.

75. Henderson KG, Wallis JA, Snowdon DA. Active physiotherapy interventions following total knee arthroplasty in the hospital and inpatient rehabilitation settings: a systematic review and meta-analysis. Physiotherapy. 2018;104:25–35.

76. Esquenazi A, Packel A. Robotic-assisted gait training and restoration. Am J Phys Med Rehabil. 2012;91(11 Suppl 3):S217–27. ; quiz S228-31. https://doi.org/10.1097/PHM.0b013e31826bce18.

77. van Hedel HJA, Severini G, Scarton A, O'Brien A, Reed T, Gaebler-Spira D, Egan T, Meyer-Heim A, Graser J, Chua K, Zutter D, Schweinfurther R, Möller JC, Paredes LP, Esquenazi A, Berweck S, Schroeder S, Warken B, Chan A, Devers A, Petioky J, Paik NJ, Kim WS, Bonato P, Boninger M, ARTIC network. Advanced Robotic Therapy Integrated Centers (ARTIC): an international collaboration facilitating the application of rehabilitation technologies. J Neuroeng Rehabil. 2018;15:30. https://doi.org/10.1186/s12984-018-0366-y.

78. Barry DT. Innovations influencing physical medicine and rehabilitation: adaptation, artificial intelligence, and physical medicine and rehabilitation. PM R. 2018;10:S131–43. www.pmrjournal.org.

79. Lee S, Sankai Y. Virtual impedance adjustment in uncon-strained motion for an exoskeletal robot assisting the lower limb. Adv Robot. 2005;19:773–95.

80. Kawamoto H, Taal S, Niniss H, Hayashi T, Kamibayashi K, Eguchi K, et al., editors. Voluntary motion support control of robot suit HAL triggered by bioelectrical signal for hemiplegia. Conf Proc IEEE Eng Med Biol Soc. 2010; 2010:462–6.

81. Yoshikawa K, Mutsuzaki H, Sano A, Koseki K, Fukaya T, Mizukami M, Yamazaki M. Training with hybrid assistive limb for walking function after total knee arthroplasty. J Orthop Surg Res. 2018;13:163.

82. Tanaka Y, Oka H, Nakayama S, Ueno T, Matsudaira K, Miura T, Tanaka K, Tanaka S. Improvement of walking ability during postoperative rehabilitation with the hybrid assistive limb after total knee arthroplasty: a randomized controlled study. SAGE Open Med. 2017;5:1–6.

83. Riek LD. Healthcare robotics. Commun ACM. 2017;60(11):68–78. https://doi.org/10.1145/3127874.